Edgar W. Harnack

Partner statt Patient

Wie Sie Ihren Arzt richtig behandeln

Reihe **Alltags-Essentials** im
W. Beckert Verlag · Berlin

Bibliographische Information der deutschen Bibliothek

Die deutsche Bibliothek verzeichnet diese Publikation in der Deutschen Nationalbibliographie; detaillierte bibliographische Daten sind im Internet über http://dnb.ddb.de abrufbar.

Bitte besuchen Sie auch
www.w-beckert-verlag.de und www.partner-statt-patient.de

Gedruckt auf säurefreiem, alterungsbeständigem Papier
aus 100% chlorfrei gebleichtem Zellstoff

ISBN 978-3-9813098-0-5

Titeldesign und Zeichnung: Christoph Härringer (www.spottschau.com)
Satz + Druck: G.K.W. Kuhle Werbung GmbH, Florastr. 2, 13187 Berlin

Inhalt

Widmung und Danksagung

Das Buch ist dem Gedächtnis von
Dr. med. Rolf Andreas (*1921 † 1970) und
Cand. med. Edgar Ciupka (*1925 † 1944) gewidmet
sowie allen engagierten Gesundheitsprofis, die ihre Arbeit
als Dienst am Wohl des Kranken begreifen.

Der Autor dankt Willi und Rosemarie Beckert
und Christoph Härringer für ihre tatkräftige Unterstützung
sowie allen, die das Projekt ideell unterstützt haben.

Einleitung

„Ein einsichtiger Mann, der erwägt, dass für die Menschen die Gesundheit von höchstem Werte ist, muss sich darauf verstehen, aus eigener Überlegung in den Krankheiten sich zu helfen; er muss verstehen, was von den Ärzten gesagt und seinem Körper verordnet wird, und muss es beurteilen können. All das muss er verstehen, soweit es von einem Laien zu erwarten ist."

Hippokrates, De affectionibus I
ca. 400 v. Chr.

Kurz vor der Drucklegung dieses Buches sitze ich an einem Krankenbett in der orthopädischen Abteilung einer der Spitzenkliniken Deutschlands, der Charité in Berlin. Der Patient ist ein 75jähriger griechischer Professor und hoher Staatsbeamter. Er erzählt, wie er zu seiner Operation hierher nach Berlin kam: Ein halbes Dutzend anderer Universitätskliniken in seinem Heimatland und im Ausland habe er aufgesucht, mit den dortigen Chefärzten geredet und sich ein genaues Bild von deren Kompetenz verschafft, bevor er sich zur Operation in der Berliner Charité entschlossen habe, weil „die Ärzte hier nicht nur behaupteten, sich mit meinem Problem auszukennen, sie konnten es mir auch plausibel belegen". Wie er als Nicht-Mediziner das beurteilen konnte, will ich wissen. – „Anhand der Zahl der erfolgreichen Operationen gleicher Art, die sie im letzten Jahr durchgeführt haben, und anhand der Sicherheit, mit der sie mir Details meiner Krankheit erläutern konnten" entgegnet er wie selbstverständlich. Und dann fügt er hinzu: „Für Menschen, die keine Akademiker sind, ist es natürlich schwer, das zu beurteilen, die sind dann ganz auf das angewiesen, was man ihnen erzählt". Genau – denke ich bei mir – deshalb habe ich dieses Buch geschrieben.

Patientenkompetenz nenne ich die Fähigkeit, kein Patient mehr zu sein. Denn das Wort »Patient« stammt von dem lateinischen Wort *patiens*, was geduldig und leidend bedeutet. So ist der wahre Patient eben der »geduldig Leidende«, der sich passiv fügt und erduldet, was andere mit ihm anstellen. Das ist keine zeitgemäße Auffassung vom kranken Menschen und es ist nicht dienlich für die Überwindung von Leiden und Krankheit, weil es die Selbstheilungskräfte und Eigenverantwortung des Betroffenen ignoriert und sabotiert. Deshalb wird in diesem Buch möglichst wenig von Patientinnen und Patienten die Rede sein, sondern von Nutzer(inne)n oder Klienten. Wenn wir von Klienten sprechen, benutzen wir einen Begriff, der beispielsweise bei Rechtsanwälten üblich, bei Ärzten aber noch weitgehend unbekannt ist. Er ist in seiner Ursprungsbedeutung angemessener als der Patientenbegriff, aber bedauerlicherweise ebenfalls mit einer Unterordnungsbeziehung verbunden: Klient (lateinisch: *cliens*) bezeichnet ursprünglich den »Schutzbefohlenen« eines adligen Römers, später eines reichen Mannes, der als Gegenleistung für dessen Unterstützung gewisse Dienste und Gefälligkeiten schuldig war. Der Klient im hier gemeinten Sinne ist ein freier Mensch, der von einem anderen Hilfe, Rat und Schutz (z.B. vor Krankheit) erhält.

Wenn umgekehrt von den verschiedenen Dienstleistern auf dem Gesundheitssektor die Rede ist, werden wir den Sammelbegriff Gesundheitsprofi verwenden. Zuweilen ist damit speziell der Arzt / die Ärztin gemeint, aber oft werden alle anderen Gesundheitsberufe (Heilpraktiker, Psychotherapeuten, Physiotherapeuten, KrankenpflegerInnen etc.) mit angesprochen. Ein bewusster Sprachgebrauch ist wichtig, weil Beziehungen sich über Kommunikation gestalten. Gesundheitsprofis scheinen allerdings immer noch oft nicht die nötige Motivation aufzubringen, um sich einer partnerschaftlichen Kommunikation zu bedienen. Bücher über die Kommunikation zwischen Arzt und Patient, die für Ärzte geschrieben wurden, gibt es zwar zuhauf. Die meisten davon werden aber von den meisten Gesundheitsprofis nie gelesen. Das ist schade, aber es markiert nur den geringen Stellenwert, den das Gespräch im ärztlichen Alltag spielt. Dagegen gibt es kaum Bücher, die sich mit der Kommunikation des Nutzers oder der Nutzerin gegenüber dem Arzt beschäftigen. Warum ist das so? Besteht etwa kein Bedarf, dass auch die Kranke, die Klientin wissen muss, wie sie mit ihrem Profi umzugehen hat? Ich meine: Im Gegenteil!

In den Gesprächen, die ich im Rahmen meiner Kliniktätigkeit als Psychologe mit körperlich kranken Menschen geführt habe, wurde mir immer deutlicher, dass ein enormer Bedarf besteht, Menschen zu ermutigen, mit ihren Medizinprofis Klartext zu reden. In zahlreichen Berichten von Klienten über ihre Behandlungen bei Gesundheitsprofis wurde mir immer wieder deutlich, dass Behandlungspannen mit gravierenden Folgen ebenso wie seelische Verletzungen auftreten, wenn Ärzte und andere Profis nicht dazu in der Lage sind, Verantwortung mit ihren Klienten zu teilen. Wenn Profis eigenmächtig und ohne ausreichende Beteiligung ihrer Klienten handeln, lassen sich Fehler oft nicht rechtzeitig verhindern.

Dabei gibt es ethische wie medizinische Gründe, warum Medizinnutzer mithandeln sollten. Der fundamentalste Grund ist ein in der Ethik und Werteordnung unserer Gesellschaft zutiefst verankert: dass nämlich alle Menschen eine unveräußerliche Würde besitzen, aufgrund derer sie über sich und ihren Körper selbst bestimmen können. Sie sollten sich deshalb nicht unnötig in Unfreiheit und Ohnmacht begeben müssen, um sich „behandeln zu lassen" statt selbst zu handeln.

Zweitens helfen eigenverantwortliche Klienten Ärzten und anderen Profis bei der Erfüllung ihrer Aufgaben. Nur wer informiert ist und mitdenkt, kann dem Profi dabei helfen, eine Verantwortung zu tragen, die für einen allein oft zu schwer ist. Nur wer selbst weiß, was er will, kann das Richtige bekommen. Und nur wer in schwierigen Entscheidungssituationen in der Lage ist, ein Risiko informiert und deshalb offenen Auges einzugehen, muss sich hinterher nicht über die Folgen beklagen. Zahlreiche Opfer falscher Behandlung könnten vermieden werden, wenn zwei voneinander unabhängige Gehirne wichtige Behandlungsentscheidungen gemeinsam träfen und sie nicht nur den angeblich immer vollständig informierten Profis überließen.

Noch weitere Argumente kommen hinzu: Manche Patienten sind durch Medizinprofis regelrecht seelisch geschädigt worden, sie sind „iatrogen traumatisiert"*. Solche Menschen brauchen ganz besonders sensible Profis, die sie ernst nehmen und sich nicht über ihre persönlichen Grenzen hinwegsetzen. Viele Patienten werden durch die Art, wie sie „behandelt" werden, an einer raschen Genesung eher gehindert, denn die Psychosomatik, also die Beziehung zwischen Psyche und Körper, hat unbestreitbar ihren Anteil an je-

* iatrogen = durch den Arzt verursacht; traumatisiert = (bleibend) verletzt

dem medizinischen Erfolg oder Misserfolg. Und schließlich liegen die Kosten mangelnder Kooperation zwischen Arzt und Krankem dem Gesundheitssystem schwer auf der Tasche: Eine große Zahl von Patienten (besonders männliche) gehen nicht zum Arzt, weil sie dort demütigende Erfahrungen gemacht haben, nehmen ihre Medikamente nicht oder unvorschriftsmäßig ein (lassen sie aber weiter verschreiben), und verursachen dadurch enorme Kosten in Form von unnötigen Verschreibungen oder Folgekosten.

In letzter Zeit ist von Medizintheoretikern unter dem US-amerikanischen Stichwort *»Patient Empowerment«* viel geschrieben und politisch sowie wissenschaftlich diskutiert worden. Patientenempowerment ist aber noch immer für viele Ärzte und Patienten ein unaussprechliches Fremdwort. Dieses Buch wendet sich deshalb an jedermann – es soll sich durch Verständlichkeit und Lesbarkeit für jeden Interessierten auszeichnen und zugleich die wichtigsten Erkenntnis der *Patient Empowerment* Bewegung nutzbar machen, um den Nutzer zu einem gleichberechtigten Partner im Gesundheitswesen zu machen. Wer eine Kommunikation beherrscht, mit der er seine Ziele erreicht, handelt sozial kompetent. Das vorliegende Buch ist das erste mir bekannte, das die soziale Kompetenz des Medizinnutzers insgesamt zu fördern versucht. Es ist als Ratgeber, als Übungs- und Arbeitsbuch sowie als Kompendium für die unterschiedlichsten Situationen gedacht.

Ein Hinweis zur Nutzung dieses Buches: Sie können von diesem Buch profitieren, wenn Sie es von vorne bis hinten durchlesen, aber keiner zwingt Sie dazu – vor allem nicht dieses Buch selbst. Es ist als ein Kompendium, als Leitfaden aufgebaut und enthält möglicherweise Abschnitte, die erst dann für Sie wichtig sind, wenn Sie sich in der entsprechenden Situation befinden (z.B. im Krankenhaus), oder die für Sie gar nicht wichtig sind, weil Sie sich in diesem Bereich bereits bestens auskennen. Lesen Sie deshalb ruhig kreuz und quer und nur die Kapitel und Abschnitte, die Ihnen gerade interessant vorkommen!

1.
Die Vielfalt der Arzt-Klienten-Beziehungen

Was Sie in diesem Kapitel lernen sollen:

Im Laufe der Geschichte und in der Vielfalt heutiger Kulturen gibt es zahlreiche Varianten, wie Profis und Kranke sich zueinander verhalten können. Deshalb liegt es ganz an Ihnen, wie Sie diese Rollenverteilung gestalten!

Patientenautonomie: Die Grundlage von Medizinethik

Es ist der 31. Mai 1894. Vor dem Reichsgericht in Leipzig wird das Urteil in einem spektakulären Prozess verkündet: Ein Vater hatte seine siebenjährige Tochter in ein Hamburger Krankenhaus gebracht. Das Mädchen litt an Knochentuberkulose, die bereits ein Bein schwer geschädigt hatte. Der zuständige Oberarzt riet zur Amputation. Der Vater aber, ein Anhänger der damals gerade in Mode kommenden Homöopathie, hielt nichts von dieser Verstümmelung – wie er meinte – und untersagte dem Arzt eine Operation. Der Arzt hingegen sah das Wohl und Leben des Mädchens gefährdet und entschloss sich, das Bein kurzerhand abzunehmen. Als der Vater zu seinem nächsten Besuch in die Klinik zurückkam, konnte er nur entsetzt feststellen, dass seine Tochter mittlerweile operiert worden war und ihr eines Bein verloren hatte. Als gebildeter Bürger zögerte er nicht, den Arzt wegen Körperverletzung anzuzeigen und zu verklagen. Vergeblich. Das Landgericht Hamburg, vor dem der Prozess stattfand, entschied, der Mediziner habe nach den Regeln der ärztlichen Kunst völlig richtig gehandelt, deshalb liege keine Körperverletzung vor. Eine solche könne in einem Fall richtiger medizinischer Behandlung auch gar nicht in Betracht gezogen werden. Die Anklage wurde deshalb abgewiesen.

Das aber entmutigte den streitbaren Vater keineswegs. Kurzerhand entschloss er sich, den Instanzenweg weiter zu gehen und es vor dem höchsten Gericht des deutschen Kaiserreichs, dem Reichsgericht in Leipzig, zu versuchen. Und erstaunlicherweise bekam er diesmal Recht: Das Reichsgericht entschied, die ärztliche Kunst stehe zwar nicht in Frage, betonte aber, die Entscheidung zur Behandlung habe keinesfalls über den Kopf des Erziehungsberechtigten hinweg getroffen werden dürfen. Denn – so machte es unmissverständlich klar – die Verfügungshoheit über seine körperliche Unversehrtheit liege nur beim Einzelnen – oder eben dessen gesetzlichem Vertreter – nicht aber beim Arzt, der sich in jedem Fall der Entscheidung des Bürgers zu beugen habe. Ein Meilenstein der Medizinrechtsprechung! Nun hatte man es also schwarz auf weiß und vom obersten Gericht des Staates bestätigt – und bis heute hat sich daran nichts geändert: Ein Arzt, der einen Patienten gegen dessen Willen behandelt, macht sich strafbar!

Dieses Recht, über seinen eigenen Körper zu bestimmen und zu entscheiden, welche Behandlung der Kranke möchte und welche er ablehnt, bezeichnet man als *Selbstbestimmungsrecht* oder *Patientenautonomie.* Der Arzt hat demnach kein ihm selbst zukommendes Recht, über die Behandlung eines Kranken zu entscheiden. Er erhält einen Behandlungsauftrag durch den Kranken – und einzig und allein durch dessen freien Willen wird ihm das Recht zur Behandlung erteilt. Alles andere kann als Vergehen, beispielsweise als Körperverletzung oder Nötigung geahndet werden. Und das ist bereits seit über 100 Jahren gültige Rechtsprechung, ohne dass Kranke wie Profis wirklich Notiz davon nehmen würden.

Medizinethik

Patientenautonomie ist die Grundlage der heutigen Medizinethik, also der Begründung von Entscheidungen und Vorgehensweisen in der Medizin anhand allgemeingültiger Prinzipien. Und sie ist einer der wichtigsten Hintergründe dafür, warum Mediziner sich mit Themen wie Kommunikation und ihrer Beziehung zum Patienten beschäftigen sollten: Der Patient ist kein Objekt, mit dem etwas gemacht werden kann. Er ist ein Gegenüber, ein Partner, mit dem gemeinsam Entscheidungen getroffen werden, ja mehr noch: letztlich ist er allein es, dem das Recht einer Entscheidung über seinen Körper zukommt. Aber gut gemeinte Gesetzestexte und die vollmundigen Broschüren des Gesundheitsministeriums bedürfen der Profis, die aus Absichtserklärungen gelebte Praxis machen und Nutzer des Gesundheitssystems, die ihre Rechte selbstsicher vertreten.

Die berühmten Medizinethiker Tom Beauchamp und James Childress haben das Selbstbestimmungsrecht als eines von vier Prinzipien bezeichnet, an denen sich Ärzte und andere Gesundheitsprofis orientieren sollten. Es sind dies:

1. das Selbstbestimmungsrecht des Kranken (*Autonomie*)
2. das Vermeiden jeglicher Schädigung (*Nicht-Schädigung*)
3. die *Fürsorge* für den Kranken und
4. die *Gleichbehandlung* aller Kranken.

Beauchamp und Childress betonen, dass alle vier Prinzipien gleichberechtigt zur Anwendung kommen müssen, damit eine medizinische Entscheidung und Behandlung ethischen Geboten entspricht. Das Selbstbestimmungsrecht aber ist das Fundament jeder prinzipienorientierten Medizinethik und dasjenige der vier Prinzipien, das unmittelbar vom Kranken selbst wahrgenommen und eingefordert werden muss, wie die Reichsgerichtsentscheidung von 1894 zeigt.

35 Jahre vor der bahnbrechenden Entscheidung des Reichsgerichts macht ein anderer Bericht über Amputationen Furore. 1859 tobt Krieg zwischen dem österreichischen Kaiserreich und Frankreich. Der Schauplatz dieses Krieges ist Norditalien, das zur nationalen Einheit mit dem Süden des Landes und nach Unabhängigkeit von Österreich strebt. Henry Dunant, der spätere Initiator des Internationalen Roten Kreuzes, beschreibt in seinen „Erinnerungen an Solferino“ einige Schreckenszenen dieses Krieges so ungeschminkt, dass er damit in ganz Europa Empörung über die Leiden von Kriegsverwundeten hervorrief. Dunant beschreibt eine Lazarettszene, wie sie sich damals tausendfach abgespielt haben muss: Ein Soldat wird mit zerschmettertem Oberschenkel vom Lazarettarzt begutachtet und dieser entscheidet, dass das Bein abgenommen werden muss – unter den damaligen Umständen ganz ohne Narkose. Dunant schreibt:

„Amputation! Schreckliches Wort für den unglücklichen jungen Mann, der nun keine andere Möglichkeit mehr sieht als einen baldigen Tod oder das elende Leben eines Krüppels. Es bleibt ihm keine Zeit mehr, einen endgültigen Entschluss zu fassen. «Mein Gott, mein Gott, was wollen Sie mit mir machen?» fragt er zitternd. Der

Chirurg gibt ihm keine Antwort. «Wärter, tragen Sie ihn fort, und zwar schnell!»".[1]

Offenbar war es auch zu Dunants Zeit üblich, dass der Behandelte selbst den „Entschluss zu fassen" hatte, nicht der Arzt, wenn nicht eine Notsituation wie die geschilderte vorlag, in der man dem Verwundeten schlicht nicht zumuten konnte, eine Entscheidung zu treffen. Das Beispiel lehrt uns zweierlei: Es zeigt uns, dass jedes Prinzip, auch das der autonomen Entscheidung des Patienten über seinen Körper, sinnvolle Grenzen hat; aber wir sehen auch, dass das Prinzip von Patientenautonomie nicht allein ein Zeitgeistphänomen darstellt, wie oft behauptet wird, sondern dass schon im 19. Jahrhundert (und – wie wir sehen werden: schon immer in der Geschichte der Menschheit) galt: *in der Regel* hatte der Arzt die Entscheidung seines Patienten einzuholen, bevor er handeln durfte. Das legt die Vermutung nahe, dass im Gegensatz zu anders lautenden Behauptungen nicht die Idee der Patientenautonomie, sondern die Geschichte der Machtlosigkeit des Patienten eine sehr junge Geschichte sein könnte. Wenn das wahr ist, müssten wir in der Vergangenheit der Menschheit andere Formen finden, wie Arzt und Kranker zueinander standen, um festzustellen, wie sich das halbgotthafte Betragen des Arztes des 20. Jahrhunderts überhaupt entwickeln konnte.

Heiler – Heilsuchender

Schauen wir dazu in eine Vergangenheit, die noch mitten in unserer Welt lebendig ist: in die Praxis des Schamanismus. Mitten in Nepals Hauptstadt Katmandu praktiziert die Schamanin Mairi Lama. Während sie Reiskörner in ein offenes Feuer wirft und Anrufungsformeln murmelt, versetzt sie sich mit einem gleichförmigen, schnellen Trommelrhythmus in Trance. Dann steht sie schwer atmend auf und umkreist die Patientin, die vor ihr auf dem Boden sitzt, mit einem federgeschmückten Stab. Sie streicht ihr über Kopf und Rumpf, Arme und Beine und zischt dabei unverständliche Worte. Die Diagnose, die die Schamanin aufgrund eines visionären Besuchs in einer anderen Welt stellt, lautet: Erzürnte Nagas, Wassergeister, die besänftigt werden müssen. Ein solches Heilungsritual lässt sich überall auf der Erde bis auf den heutigen Tag in erstaunlich ähnlicher Form antreffen. Überall dort, wo Menschen sich noch nicht ganz von ihren archaischen Wurzeln entfremdet haben, praktiziert man Bräuche, die einander stark ähneln. Sie sind vermutlich so alt wie die Menschheit selbst und stammen noch aus der Steinzeit.[2]

Schamanismus

Am Anfang der Geschichte der Heilkunst gibt es also keinen Arzt, sondern einen Heiler. Entsprechend sollten wir hier besser nicht von Patienten sprechen, sondern von Heilsuchenden. Denn die Menschen in den sehr frühen und archaisch gebliebenen Gesellschaften besitzen ein ganzheitlicheres Bild von Krankheit und Gesundheit als wir: Der kranke Körper und die kranke Seele, die Gesundung des Körpers und die Gesundung der Seele sind im Grunde dasselbe. Wir westliche Menschen haben diese Verbindung erst im 20. Jahrhundert mühsam wieder gefunden in dem, was wir Psychosomatik nennen. Der traditionell lebende Mensch ist sich dieser Verbindung noch immer bewusst. So muss man sich schon den Begriff der Seele in seiner Welt anders vorstellen als in unserer christlich geprägten Auffassung. Die Seele des traditionalen Menschen steht in engster Verbindung zur Welt der Geister und Ahnen sowie zur lebenden Gemeinschaft. Die Verletzung eines Tabus, die Verhexung oder Verfluchung durch einen Lebenden oder der Zorn eines Ahnen können die Seele krank machen, und wenn die Seele erkrankt, ist auch der Körper krank. Deshalb kann die Genesung des Körpers nur über die Heilwerdung der Seele, die Wiederversöhnung mit den Stammesgesetzen, der Geisterwelt und den Mitmenschen geschehen. Der Heilsuchende sucht immer mehr als nur sein körperliches Wohl, er sucht danach, wieder umfassend heil zu werden.

Dazu hilft ihm der Experte für den Kontakt mit der Welt der Geister und Ahnen, der Schamane. Dieser ist ein seltsames Wesen, das nicht als heilig oder übermenschlich betrachtet wird, im Gegenteil: Schamanen können rechte Halunken sein, wie man überall weiß. Aber seine besondere Kenntnis der anderen Welten beruht doch auf einer ganz individuellen Befähigung, die er durch eine Berufung der Geisterwelt erhielt. Dazu muss er selbst erst durch das Stadium des Krankseins hindurchgegangen sein, das sich in einer besonderen Schamanen-Krankheit äußert. Erst durch ihre Überwindung erlangt er die Reife, eine Ausbildung zum Schamanen zu absolvieren. Er wird durch die Erfahrung der Krankheit nicht etwa von den Göttern gestraft, sondern von den Geistern gerufen, um zum Mittler zwischen ihnen und den Menschen zu werden. Um zu heilen wird er in seiner Ausbildung mit uralten Methoden vertraut gemacht, die Heilkräuter ebenso einschließen können wie die Anwendung von Heilungsritualen, während deren der Schamane sich in Trance ins Reich der Geister begibt, um sie davon zu überzeugen, den Kranken in Ruhe zu lassen oder zu unterstützen.

> *„Die ärztliche Handlung beruht offenbar auf der Beziehung von Arzt und Krankem."*
>
> *(Viktor von Weizsäcker, Pathosophie, 264)*

Wie lässt sich das Verhältnis zwischen Gesundheitsprofi und Krankem im Fall von Heiler und Heilsuchendem am besten beschreiben? Ganz besonders die folgenden Merkmale unterscheiden dieses Verhältnis von anderen Arzt-Patient-Beziehungen:

- Der Heilungsprozess erfolgt nicht nur aufgrund technischer Kenntnisse, sondern ist an die persönliche Befähigung des Heilers geknüpft.
- Die Heilung wird weniger durch den Gesundheitsprofi (Schamanen) bewirkt, sie wird eher durch ihn *vermittelt.* Die Rolle des Heilers ist deshalb sowohl bedeutsam als auch bescheiden.
- Der Kranke wird *ganzheitlich* gesehen: sein Körper (biologische Dimension) wird nicht als unabhängig betrachtet von seiner Seele (psychische Dimension), von seinen zwischenmenschlichen Bezügen (soziale Dimension) oder von der Welt der Geister, des Göttlichen (spirituelle Dimension). Man spricht in diesem Zusammenhang von einem bio-psycho-sozio-spirituellen Krankheitsmodell.
- Die Diagnose und Therapie des Schamanen ist mit Deutung und Interpretation verbunden, wodurch der Heiler der Krankheit nicht nur eine Ursache, sondern auch eine Bedeutung verleiht (interpretatives Modell: siehe unten).
- Die Heilung wird entsprechend in allen vier Bereichen vollzogen (Arznei, psychologische Wirkung des Rituals, Verhaltensvorschrift und Versöhnung mit Geistwesen). Die Rolle des Kranken besteht demgemäß darin, eigene Verantwortung für die Krank-

heit (zum Beispiel durch Fehlverhalten) anzuerkennen und sich in die Gesaetzmäßigkeiten des Kosmos zu fügen.
- Der Schamane fühlt sich nicht als überlegenes Wesen und wird auch nicht so wahrgenommen. Er ist nur Mittler zwischen den Welten. Wenn seine Heilkunst versagt, wird er auch schnell von der Gemeinschaft, in der er lebt, geächtet und entwertet. Er muss sich der Kritik seiner Dorfgemeinschaft stellen und lebt als Gleicher unter Gleicher. Allerdings besitzt er durch seine alleinige Deutungshoheit über die Bedeutung der Krankheit eine Überlegenheit, die respektiert wird.

Anklänge an dieses Bild vom Arzt als Heiler finden wir indessen nicht nur bei indigenen Völkern, sondern auch in unserer eigenen Antike und immer wieder bis in unsere heutige Zeit.

Heiler in der europäischen Antike

Herakles oder Herkules galt als der größte Held der antiken Welt. Zu den zahlreichen Abenteuern, von denen die alten Griechen zu berichten wussten, gehörte auch die Einladung zum Gastmahl des Kentauren Pholos. Kentauren (auch: Zentauren geschrieben) waren Gestalten, halb Pferd, halb Mensch, mit teilweise recht rauen Sitten aber durchaus menschlicher Intelligenz. Herakles besteht bei dieser Gelegenheit darauf, von dem Wein kosten zu dürfen, der den Kentauren vorbehalten war. Durch den Duft des Weines angelockt, kommen die Kentauren herbei und fallen wegen des Winediebstahls über Herakles her. Aber Herakles beschießt die wilden Gestalten mit Pfeilen, die er in das giftige Blut der zuvor von ihm getöteten Dämonin Hydra getaucht hatte. Vom Geschrei wird auch der Kentaur Chiron herbeigerufen, der ganz anders als seine Artgenossen als äußerst kultiviert und weise gilt, sogar ein unsterblicher Sohn des Gottes Kronos ist, ein Halbgott also. Chiron war der Lehrer vieler bedeutender Menschen. Vor allem aber war er der größte und erste Heilkundige der Welt. Aber in diesem Moment half Chiron seine Heilkunst wenig. Völlig unbeabsichtigt von Herakles trifft einer der giftigen Pfeile den Chiron und verletzt ihn schwer. Zwar konnte der Pfeil mit dem Gift der Hydra ihn nicht töten, aber er verursacht dem Urvater aller antiken Ärzte solche Qualen, dass er sich schließlich entschließt, freiwillig seiner Unsterblichkeit zu entsagen.

Der Mythos vom verwundeten Heiler ist typisch für die ganze Weltauffassung des antiken Griechentums, das die Unvollkommenheit und Relativität der ganzen sinnlichen Welt bis hin zur (ebenfalls sinnlichen) Götterwelt erkannte: die Heilkunst war ebenso unvollkommen wie die angebliche Gnade der Unsterblichkeit. Selbst die Willensfreiheit von Göttern war unvollkommen und abhängig von einer dunklen Schicksalsmacht. So waren die Griechen stets der Auffassung, dass niemand sich seiner selbst allzu sicher sein sollte: auch der Arzt ist nicht Herr über die Heilung, sondern ihr Werkzeug. Das Leiden des mythischen Arztes Chiron ist das Sinnbild für diese Haltung: Selbst der beste Arzt muss sich mit dem eigenen möglichen Kranksein auseinandersetzen, muss wissen, dass er jederzeit selbst zum Patienten werden und sterben kann. Chiron war als der *verwundete Heiler* jedoch zugleich der beste denkbare Arzt. Vielleicht macht das Wissen um die eigene Verwundbarkeit eben erst den wahrhaft göttlichen Arzt aus – ob mit Pferdekörper oder weißem Kittel. Wie der Schamane erst durch eine Krankheit hindurchgehen muss, um Krankheit heilen zu können, so steht am Anfang unserer abendländischen Kultur ein Kranker als Arzt.

Und noch eines ist Chiron: Er ist der Lehrer des Asklepios, den man vor allem unter seinem lateinischen Namen Äskulap kennt.

Asklepios

Der von zwei Schlangen umwundene Stab, der nach ihm benannt ist, stellt bis heute das internationale Symbol der Heilkunst dar. Ob Asklepios ein später vergöttlichter Mensch war oder ob er von Anfang an als mythologische Gestalt und Gott der Heilkunst existierte, ist unklar. Fest steht, dass er schon in der Antike einen Ruf genoss, der zu einer bestimmten Form des Heilwesens führte: die Heilung durch Rituale zu Ehren des Gottes. Vor allem der so genannte Tempelschlaf erfreute sich großer Beliebtheit: Kranke pilgerten oft weite Strecken in ein Asklepios-Heiligtum, um dort in seinem Tempel zu schlafen und aus dem nächtlichen Traum das für sie angezeigte Heilmittel zu entnehmen. Zahlreiche als Gegenleistung gestiftete Votivtäfelchen zeugen noch heute von der positiven Wirkung. Asklepios steht gewissermaßen in Konkurrenz zu Hippokrates – dem anderen großen Mentor der Ärzteschaft. Denn Asklepios steht für den Heiler, der durch die religiöse Dimension heilt, während Hippokrates bereits den modernen Arzt verkörpert, der sich Arzneien und Heiltechniken bedient.

Das interpretative Beziehungsmodell

Wenn wir uns mit anderen Beziehungen von Gesundheitsprofi zu Nutzer befassen, dann tun wir das, um daraus Lehren für unser eigenes Verhältnis zum Profi hier und heute zu ziehen. Die Rückkehr

1. Interpretatives Modell

zum Heilermodell wird von verschiedenen Medizinprofis mittlerweile wieder offen eingefordert. Aber wie würden Klienten und Heiler/Ärzte ihre Beziehung zueinander nach diesem Modell heute gestalten? Die US-amerikanischen Medizinethiker Linda und Ezechiel Emanuel haben vier Arten der Beziehungsgestaltung zwischen Arzt und Patient beschrieben, die sie interpretierend, informativ, paternalistisch und beratend nennen[3]. Dabei entspricht das Heilermodell am ehesten dem, was die Emanuels als einen interpretierenden Gesprächsstil bezeichnet haben. Interpretierend wirkt der Heiler, insofern er dem Kranken hilft, die Krankheit in ein Ganzes von Weltbild, sozialen Bezügen und Verhaltensmaßnahmen einzuordnen. Die Entscheidung über das, was aus dieser Interpretation folgt, soll nach der Vorstellung der Emanuels allerdings dann der Kranke alleine treffen. In den Asklepioskulten der Antike und den schamanischen Heilweisen können wir ein solches Beziehungsmodell wiederfinden. In unserer Gesellschaft finden wir das interpretierende

Vier Varianten der Beziehungsgestaltung:

- Interpretativ: Heiler und Heilsuchender
- Paternalistisch: Der Arzt als Halbgott
- Informativ: Der Klient als bloßer Kunde
- Beratend: Auf partnerschaftlicher Basis

Heilermodell am häufigsten in psychotherapeutischen Beziehungen, sofern sie die Souveränität des Klienten fördern und nicht einschränken, sowie bei Heilpraktikern, die sich an einem ganzheitlichen Vorgehen orientieren. Sie gestalten ihre Beziehung oft ähnlich wie Heiler: So betonen sie zuweilen den Nimbus des Geheimnisvollen, der es ihnen erlaubt, dem Klienten interpretativ zu verkünden, was ihm gut tut, wie er sein Problem weltanschaulich verorten kann und was er zu ändern hat; andererseits aber sehen sie den Anderen als Kunden, der selbst entscheidet, wie weit er dieses ganzheitliche Angebot für sich übernehmen kann oder mag.

Halbgott und Halbmensch

Paternalismus

Das zweite Beziehungsmodell, das die Emanuels schildern und kritisieren, nennen sie das „paternalistische“ und man kann es heute noch immer viel zu oft in reiner oder abgeschwächter Form antreffen: es geht von einer gewissermaßen naturgegebenen Überlegenheit von Ärztinnen und Ärzten gegenüber ihren Klienten aus. Demnach hat die Ärztin aufgrund ihres Wissensvorsprungs solange die selbstverständliche Entscheidungsgewalt über ihren Patienten, solange sie nur in dessen Interesse – quasi stellvertretend für ihn – handelt. Patientenautonomie und Paternalismus stehen in ihrer Reinform also im Widerspruch zueinander. Dabei meint Paternalismus eine väterlich-wohlwollende und zugleich väterlich-autoritäre Haltung (von lateinisch *pater* = Vater). Es gibt allerdings ebenso viele paternalistische Ärztinnen wie mütterliche-fürsorgliche Ärzte.

2. Paternalistisches Modell

Die Vertreter des Paternalismus argumentieren folglich so, als ginge es um einen Handel: Der Patient gibt seine Freiheit ab und erhält dafür Fürsorge (das dritte Prinzip der Medizinethik, das wir oben kennen gelernt haben). Umgekehrt sagen sie, dass man ohne eine gewisse Unterordnung unter die Autorität des Arztes auch keine Fürsorge, kein Handeln für den Patienten vom Arzt erwarten kann.

Das aber ist das Problem: Bei der *paternalistischen* Kommunikation wird so getan, als wüsste der Arzt genau, was für seine Patienten das Beste ist. Das setzt voraus, dass es eine einzige beste Lösung gibt und dass der Arzt sie kennt. Unter diesen Umständen braucht der Arzt die Patientin nicht einmal zu überzeugen: Die Patientin tut gut daran zu befolgen, was der Arzt gebietet. Da nur der Arzt weiß, was für die Patientin gut ist, hat sie keinen Anspruch auf eine eigene Sicht der Dinge. Dass es verschiedene Alternativen gibt und die Entscheidung von vielen Bedingungen abhängt und dass Patienten sogar ein Recht darauf haben, souverän über den eigenen Körper zu bestimmen, wird dabei ignoriert. Wie war es aber möglich, dass diese Idee vom uneingeschränkt überlegenen Arzt überhaupt entstehen konnte?

Die Geburt des Halbgott-Mythos

Unser modernes Verständnis vom Arzt als einer uns uneingeschränkt überlegenen Autoritätsperson ist eine relativ neue Erfindung. Sie beginnt, sich im 19. Jahrhundert allmählich auszubreiten und hängt eng mit den damaligen Verhältnissen in Gesellschaft und Wissenschaft zusammen. Das 19. Jahrhundert ist eine Zeit starken technologischen Fortschritts und großer wissenschaftlicher Entdeckungen. Das Mikroskop wird wesentlich verbessert, das Stethoskop und der Röntgenapparat werden in dieser Epoche erfunden und schnell von Medizinern und Biologen übernommen, um Krankheiten zu erforschen und Patienten zu behandeln. Dadurch können die Infektionskrankheiten erstmals biologisch verstanden werden: 1880 wird der Erreger der Malaria entdeckt. 1882 entdeckt Robert Koch den Tuberkulose-Bazillus, 1883 den Cholera-Erreger, und bald setzt die mikrobielle Theorie der Infektionskrankheiten sich durch.

Die größten Erfolge der Medizin (und, wie der Medizinsoziologe Ivan Illich meint, die einzigen wesentlichen[4]) wurden jedoch zeitgleich mit der Einführung von Hygienemaßnahmen zur Eindämmung von Infektionen erzielt. Schon 1842 entschloss man sich in Hamburg, das erste unterirdische Kanalisationssystem seit der Antike zu bauen, um den Gestank der Abwässer in der Stadt nicht mehr ertragen zu müssen. Der Berliner Medizinprofessor Ignaz Semmelweiß führte 1847 erstmals ein, dass sich Studenten und Ärzte gründlich die Hände waschen sollten, nachdem sie an Leichen zugange gewesen waren – und wurde überall deshalb belächelt. Und 1854 erkannte der Arzt John Snow in London durch bloße Beobachtung, dass die dort grassierende Cholera durch verschmutztes Trinkwasser verbreitet wurde (allerdings schenkte man ihm noch keinen Glauben). Bemerkenswerterweise waren es also nicht die Entdeckungen von Keimen im Mikroskop, die zur Einführung von Hygienemaßnahmen führten, sondern umgekehrt gingen die Beobachtungen von Männern wie Semmelweiß und Snow dem Nachweis der Keime zeitlich voraus.

Mit diesen sprunghaften Fortschritten war die Medizin eine der aufstrebendsten und für den Fortschritt entscheidendsten Wissenschaften ihrer Zeit geworden. Die Bedeutung ihrer Entdeckungen für das tägliche Leben der damals in Europa und Amerika lebenden Menschen kann kaum überschätzt werden. Sie stießen auf eine Gesellschaft, in der das Leben des Einzelnen von einem stark hierarchischen Denken und einer starken Bürokratie geprägt war. Das Wilhelminische Zeitalter in Deutschland, das Victorianische in England pflegten viel stärker in Begriffen von unter- und überlegenen, dienenden und herrschenden Klassen zu denken und zu reden als unsere Zeit. Die Bedeutung des Arztes machte ihn in dieser Hierarchie allmählich zu einem Beruf, der es gar mit Offizieren und Pfarrern aufnehmen konnte – den bisherigen hohen Herren. Die Steigerung des ärztlichen Ansehens ging folgerichtig sogar mit zunehmenden staatlichen Privilegien einher.

Denn mehrere Staaten gaben jetzt durch gesetzliche Bestimmungen das Heilwesen ganz in die Hände der studierten Ärzte. Waren bisher auch Heilpraktiker und anderen Gesundheitsberufe eigenständige und geachtete Medizinprofis, so mussten sie sich von nun an dem ärztlichen Berufsstand unterordnen. Gut trafen es die ehemals handwerklichen Wundärzte, die jetzt dem akademischen Medizinerberuf als „Chirurgen“ (griechisch sinngemäß: „Handwerker“) eingegliedert wurden. Anders widerfuhr es den einst gleichberechtigten Hebammen, die jetzt zu Erfüllungsgehilfinnen der studierten Gynäkologen wurden. Damit wandelte sich das Arztbild noch in einer weiteren Hinsicht: Zwar gab es schon im 16. Jahrhundert in den Städten öffentlich bestellte Amtsärzte, die oft sogar der Zunft der handwerklich ausgebildeten Chirurgen angehörten.[5] Jetzt aber erhielt der studierte Arzt das Privileg, nicht nur Medikamente zu verschreiben, sondern auch Krankschreibungen auszustellen oder sozialrechtliche Gutachten anzufertigen. Der Arzt wurde zu einer Person mit öffentlichen Befugnissen.

Diesen Stand hat sich die Ärzteschaft bis heute gesichert. In Umfragen, in denen die Bevölkerung gefragt wurde, welcher Beruf in ihren Augen das höchste Ansehen genieße, rangiert der Arztberuf seit 40 Jahren unangefochten an erster Stelle, noch vor dem Beruf des Hochschullehrers oder des Geistlichen[6]. Allmählich wurde so aus dem gelehrten Arzt ein „Halbgott“ des technologischen Zeitalters, der mit seinen Arzneien und zunehmend auch seinen Apparaten das Leben des Patienten vollständig in der Hand hatte. Kaum kann man sich heute noch vorstellen, dass es irgendeine Krankheit geben könne, der gegenüber die Medizin machtlos wäre (während man sich einige hundert Jahre zuvor kaum vorstellen konnte, dass die Medizin bei irgendeiner Krankheit mit Sicherheit wirken würde). Dass auch dies nur ein Mythos ist, darauf haben Kritiker wie Ivan Illich[7] mehrfach hingewiesen: bis heute dürfte die große Mehrheit aller bekannten Krankheiten durch die Schulmedizin nicht heilbar, bestenfalls linderbar sein[8].

Nicht ganz ungerechtfertigt scheint deshalb die ironische Bezeichnung „Halbgott in weiß“, die der Volksmund dem Arzt schon vor Jahrzehnten verlieh. Was aber ist dieser Halbgott eigentlich? Einige der wichtigsten Halbgötter haben wir bereits kennen gelernt: Zum Besipiel Asklepios oder Äskulap, der griechische Urvater der Heilkunst. Halbgötter (auch Heroen und Heroinen genannt) sind laut Wörterbuch solche Wesen, die von einem göttlichen und einem menschlichen Elternteil abstammen oder aber rein menschlicher Herkunft sind und aufgrund besonders herausragender Eigenschaften in den Götterstand erhoben wurden. Sie sind Wesen, die uns Menschen noch irgendwie ähnlich sind, aber so übermenschliche Qualitäten besitzen, dass wir es nicht wagen können, uns mit ihnen zu messen.

Halbgötter

Dabei trifft der religiöse Beigeschmack der Bezeichnung Halbgott auch noch in einer weiteren Hinsicht auf den heutigen Ärztestand zu. Einst waren es die Priester, die das Leben von Mensch und Tier in der Hand hielten. Da schnitt der Aztekenpriester dem Kriegsgefangenen das Herz noch warm und zuckend aus der Brust und der katholische Großinquisitor war nicht weniger zimperlich und entschied mindestens ebenso rigoros über Leben und Tod des Angeklagten wie zuvor die jüdischen Hohepriester über das Leben Jesu gerichtet hatten. Und wenn es nicht um das irdische Leben ging, so hatten und haben die religiösen Sachwalter doch wenigstens das Fortleben der Seele durch ihre Macht über Sündenvergebung und Verdammung symbolisch in der Hand.

Heute aber ist die Religion so weit zurückgedrängt, dass viele Menschen weit mehr an die Religionen des Diesseits glauben: Konsum, Glückshormone – und Gesundheit. Da werden dann auch die

Priesterrollen neu besetzt. Der Priester der Gesundheit, der das Paradies eines langen und unbeschwerten Lebens verheißt, ist der Gesundheitsprofi – die Ärztin, der Physiotherapeut, die Ernährungsberaterin. Als die Oberpriester der Gesundheit nehmen die Ärzte unter den Gesundheitsprofis eine Sonderstellung ein: Sie sind die alleinigen Herren über Leben und Tod, erst recht, seit in allen zivilisierten (!) Ländern die Todesstrafe abgeschafft wurde. Dabei mischt sich in unseren persönlichen Respekt vor der Person der Ärztin oft unsere Ehrfurcht vor ihrer vermeintlichen Priestermacht über Leben und Tod. Aber dabei verwechseln wir etwas: nicht der einzelne Arzt übt diese Macht aus, sondern die Medizin als solche. Niemand wird ernsthaft befürchten müssen, von einem schlecht gelaunten Arzt absichtlich falsch behandelt zu werden. Sollte dies aber geschehen, wäre es gerade ein Grund dafür, sich zu wehren und selbst Verantwortung zu übernehmen.

Deshalb kann der Arzt nur zum Halbgott werden, wo gläubige Schafe ihm hinterherlaufen und ihn zum Halbgott machen. Wenn ein Mensch einen anderen zum Halbgott macht, erniedrigt er aber zugleich sich selbst und macht sich damit zum Halbmenschen. Er verschenkt sein Recht, ganz und gar seine Menschenwürde in Anspruch zu nehmen, inklusive aller Selbstbestimmungsrechte. In der modernen Medizin wird er dann reduziert auf ein einzelnes Organ, das behandelt werden muss. Er wird angesehen als eine Ziffer im System, die gegen möglichst viele Abrechnungspunkte austauschbar sein soll. Dass sich dagegen irgendwann Protest anmeldete und eine selbstbestimmte Sicht auf den Patienten gefordert wurde, ist verständlich. Die Idee vom Patienten als Kunden wurde geboren oder besser gesagt: wieder geboren.

Dienstleister und Kunde: Keine Erfindung des 21. Jahrhunderts!

Wenn der Arzt eine geschäftliche Leistung bringt, die der Patient einkauft, wie er etwa die Leistung des Architekten einkauft, dann haben wir es bei Arzt und Patienten mit einem Dienstleister-Kunden-Verhältnis zu tun. Das ist – genau besehen – keine neue Idee. Bereits in der Antike erscheint uns der Arzt als ein Dienstleister unter vielen, der wie jeder andere Dienstleister und gut ausgebildete Handwerker geschätzt, aber auch in Anspruch genommen wird. So erfahren wir von dem römischen Dichter Plinius dem Jüngeren über den unheilbaren Schmerz seines Freundes Cornelius Rufus, der unter Rheuma oder Gicht litt[9]. So unerträglich war dem immerhin 67jährigen schließlich sein Zustand, dass der den Freitod durch verhungern wählte. Den Arzt, der gerufen wird, um ihn zur Vernunft zu bringen, schickt er einfach davon und nichts kann ihn mehr von seinem Entschluss abbringen, das Essen zu verweigern: keine Psychiatrie, keine Zwangsernährung – nichts von unseren modernen Hilfsangeboten. Das widerspricht allen unseren Vorurteilen, nach denen der Arzt zum Helfen verpflichtet ist und die Verantwortung trägt. In der Antike ist der Arzt noch ein Dienstleister, den man ruft, aber auch wieder wegschickt, wenn man genug von ihm hat.

Aber auch im späten Mittelalter und der frühen Neuzeit war der Kunde König und der Arzt bot seine Dienstleistung feil. Wenn ein Bürger des 16. Jahrhunderts zum Arzt gehen musste – was allein schon dafür sprach, dass er wirklich krank war – so wusste er mit Bestimmtheit eines: Wenn der studierte Herr ihm nicht in seinem Sinne helfen konnte, dann konnte der auf sein Honorar verzichten[10]. Das Honorar bemaß sich am Erfolg eher als an der durchgeführten Handlung. Was der privilegierte Arzt unserer Zeit als Zumutung brüsk zurückwiese, war das Mittelalter hindurch und bis in die frühe Neuzeit hinein selbstverständlich: der Arzt bot seine Dienste an, wie der Barbier (mit dem er zuweilen auch noch identisch war) oder der Tischler. Wenn wir von Dienstleistungsmentalität sprechen, meinen wir, ein ganz modernes Phänomen zu benennen, das den Arzt auf eine ihm nicht gebührende Stufe mit Reisebürokaufleuten und Kellnern stellt. Dabei war ein solches Verhältnis lange Zeit ganz selbstverständlich und es ist nicht selbstverständlich, weshalb es anders sein sollte.

Der Arzt als universitärer Ausbildungsgang ist ohnehin erst eine Erfindung des Hochmittelalters und beginnt im 11. Jahrhundert mit der Gründung zweier berühmter medizinischer Zentren, die später zu Universitäten werden sollten – Montpellier in Frankreich und Salerno in Süditalien. Damit beginnt die Unterscheidung in eine akademische und eine nicht-akademische Medizin, in Ärzte, die von den Universitäten kamen, und solchen Heilberufen, die gar keine geregelte oder aber eine handwerkliche Ausbildung absolviert hatten. Zu letzteren gehörten bis ins 18. Jahrhundert hinein die Wundärzte, die Bader und Barbiere, die nicht nur mit Baden und Haareschneiden befasst waren, sondern in der Frisierstube zugleich chirurgische Eingriffe vornahmen. Die Hebammen waren für die Geburtshilfe praktisch alleinig zuständig, denn den Beruf des Frauenarztes kannte man noch nicht, und sie erfüllten lange Zeit alle gynäkologischen Funktionen, bis ihnen diese Rolle von den akademischen Ärzten streitig gemacht wurde[11]. Auch die Apotheker waren ursprünglich selbständig tätig als Kräuterkundige, die mit der Sammlung von Kräutern und der Herstellung und dem Verkauf von Arzneien befasst waren. Doch bereits ab dem 13. Jahrhundert erschienen sie mehr und mehr als die Beauftragten der Ärzte und durften bald kaum mehr Arzneien ohne ärztlichen Auftrag verkaufen. Zudem gab es ein weites Spektrum inoffizieller Heiler, darunter nicht-studierte „Medikaster“ und „Quacksalber“, heilkundige Mönche, Kräuterfrauen und Wunderheiler.

Erfindung des Arztberufs

Allerdings gab es kaum gesetzliche Regelungen, um die Patienten vom Besuch des Heilpraktikers abzuhalten. Wer sich als fahrender Betrüger erwies, wurde schlicht der Stadt verwiesen – andere rückten nach. Noch war das Medizinsystem nicht so weitgehend staatlich reglementiert, noch wurde über den Kranken nur im Falle von ansteckenden Krankheiten obrigkeitlich verfügt und die Entscheidung über seine Behandlung blieb ihm selbst und seinem Geldbeutel überlassen. Und selbst wenn man sich denn ärztlich behandeln ließ, war es noch lange nicht sicher, dass man sich an die ärztlichen Ratschläge hielt (ganz genau wie heute).[12]

Als Dienstleister unter vielen anderen angesehen zu werden, stellt für das Selbstverständnis des akademischen Arztes nicht nur heute, sondern stellte schon im europäischen Mittelalter eine erhebliche Kränkung dar. Vielleicht ist das der Grund, dass die universitäre Medizin zu dieser Zeit begann, den Kranken mit einem herablassenden lateinischen Wort zu bezeichnen: der *„geduldig Leidende"*, der Patient, kam im 16. Jahrhundert in Mode und setzte sich bald international durch. Vermutlich spiegelt der Ausdruck „geduldig Leidender" recht gut die Erfolgsquote der damaligen Medizin wider.

»Patienten«

Außereuropäische Kulturen

Die „gute alte Zeit", zu der man noch nicht an die Überlegenheit des Arztstandes glaubte, ist auch heute noch nicht überall vorbei. Auch heute ist manch ein „Arzt ohne Grenzen" unversehens mit der Dienstleistungserwartung seiner „Kunden" konfrontiert, wenn er die Grenzen seines eigenen Kulturkreises überschreitet. Denn in vielen außereuropäischen Kulturen hat sich bis heute die Einstellung bewahrt, dass Ärzte eben einfach Anbieter von Heilkenntnissen sind, die ein Produkt verkaufen, das gefallen oder missfallen kann. Ärzte, die mit der Idee in ein afrikanisches oder asiatisches Land gehen, als segensreiche Helfer gefeiert und wie „weiße Götter" verehrt zu werden, erleben dann zuweilen eine Enttäuschung: Die „Kunden" wollen erst einmal wissen, was denn der reisende Gesundheitshändler für ein Produkt zu bieten, was er für eine Wirkung zu versprechen hat, bevor sie sich in seine Hände begeben. Und wenn es etwas zu bezahlen gibt, wollen sie erst die Wirkung beurteilen können, bevor sie Geld für diese angebliche Heilung entrichten. Der Medizinanthropologe Paul Unschuld schreibt in diesem Zusammenhang über viele frühe Kontakte zwischen eingeborenen Völkern und westlichen Medizinern: „Die Bevölkerung sah in den modernen Praktikern potentielle Betrüger, die ihre Ware, ehe man sie begutachten konnte, bezahlt haben wollten. Kein Töpfer oder Schuhmacher konnte sich solches erlauben, geschweige denn ein Mediziner".[13]

Zu Recht sind diese »Patienten« davon überzeugt, dass es schädlich wäre, zu viel Verantwortung an einen Anderen abzutreten, der noch nicht einmal in der eigenen Stammeswelt zu Hause ist.[14] Medizinische Versorgungsprogramme haben deshalb häufig Probleme, die Bevölkerung in solchen Ländern zu erreichen. Wenn beispielsweise Impf- und Vorsorgeprogramme greifen sollen, muss man große Massen von Menschen erst einmal dazu „erziehen", die Vorherrschaft unseres westlichen Medizinsystems als verbindlich zu akzeptieren. Zudem pflegen afrikanische oder asiatische Gesundheitskunden ihre Produkte selbst aus der gesamten Palette der Anbieter auszuwählen. Da wird erstmal die Laien- oder Hausmedizin angewandt, dann der Schamane oder Heiler aufgesucht, bevor man zum westlich ausgebildeten Arzt geht – und wenn der nicht helfen kann, geht man zu einer anderen Sorte von Heilkundigen, mit aller Selbstverständlichkeit.[15] Wer gewohnt ist, sich hier oder da zu bedienen, je nachdem, was gerade zu helfen scheint, lässt sich ungern Vorschriften machen wie: „Nimm diese Pille drei Mal am Tag und dann komm nach einer Woche wieder!". Warum sollte man, wenn man weder an Pillen noch an Ärzte glaubt?

Der Arzt als kapitalistischer Dienstleister

Anders verhielt es sich mit dem, was man in den 1970er Jahren in den westlichen Ländern unter dem Schlagwort vom Arzt als Dienstleister zu diskutieren begann. Die 68er Bewegung, die den Honoratioren allenthalben die Zöpfe abschnitt und in ihrem Gefolge die Bürgerrechtsbewegung, die auch den Verbraucherschutz entdeckt hatte, dachten auch über das Verhältnis Arzt und patient neu nach: Handelte es sich nicht beim „Kunden" eines Arztes ebenfalls um einen Verbraucher, Konsument einer Dienstleistung? Mussten seine Rechte gegenüber den Ärzten nicht ebenso durch Gesetze und Verbraucherschutzverbände vertreten werden wie dies bei anderen Gütern geschah? Und was war mit den Ärzten: Waren sie wirklich die hehren Helden in weiß, die selbstlos um das Wohl und Wehe ihrer Patienten kämpften – oder waren nicht viele von ihnen während des dritten Reichs Parteimitglieder oder sogar SS-Ärzte gewesen? Wie weit war es mit der Moral des Berufsstandes her? Und waren nicht nun – so fragte man sich um 1970 – viele Ärzte nichts als Geschäftsleute, die ihre Sprechstundenhilfen schlecht bezahlten und AOK-Patienten warten ließen, wenn ein Privatpatient im Wartezimmer anklopfte?

Wenn dies aber der Fall war, dann musste der Arzt wie jeder andere Dienstleister betrachtet werden. Er musste sich am selben Maßstab messen und von seinen Kunden behandeln lassen wie ein

Bauzeichner oder eine Floristin. Die Idee des Patienten als Kunden war geboren. Der Kunde sollte als König zu seinem Arzt gehen und verlangen, was er wünschte – und der Arzt sollte das Gewünschte in möglichst zufrieden stellender Qualität ausführen. War das nicht auch ganz im Einklang mit der Idee der Patientenautonomie?

Gewiss, wenn man die Patientenautonomie absolut setzte, so war gar kein anderes Denkmodell möglich. Wenn es so war, dass der Patient ein einziges Grundrecht hatte, das er einfordern musste, nämlich sein Selbstbestimmungsrecht, dann war alles eine Frage der freien Marktwirtschaft: der Patient bestimmte autonom, der Arzt ging den Vertrag ein oder nicht. Aber dann war es auch ganz richtig, dass der Arzt denjenigen am besten behandelte, der am besten bezahlte. Und es war auch folgerichtig, dass der Arzt dem Patienten keinen noch so unsinnigen Behandlungswunsch ausredete, wenn der Kunde dafür gut bezahlte. Das müsste zu absurden Konsequenzen führen. Der Kunde mit seinem mangelnden Fachwissen müsste die Dienstleistung des Arztes bestellen, beurteilen, ob sie ordnungsgemäß ausgeführt worden war – und könnte nur hoffen, nicht übers Ohr gehauen worden zu sein, wie es in der freien Wirtschaft nun einmal geschieht.

Aber erinnern wir uns, was Beauchamp und Childress über das Selbstbestimmungsrecht des Patienten sagten: Es steht gleichberechtigt neben drei anderen Prinzipien der Medizinethik, nämlich dem Verhindern medizinischer Schädigungen, der Fürsorge für den Kranken und der Gleichbehandlung aller Kranken. Wenn der Patient nur noch Kunde war und der Arzt nur noch Dienstleister, dann spielten diese anderen Prinzipien aber keine Rolle mehr. Dass man keinen Kunden schädigen durfte, war so oder so unstrittig. Aber weder musste der Profi, der Arzt, die Krankenschwester sich verantwortlich für ihre „Kunden" fühlen (Fürsorge) noch mussten sie alle gleich behandeln, unabhängig von deren Brieftasche. Das Dienstleisterverhältnis zwischen Kunde und Arzt war auf die Spitze getrieben worden. Die Idee vom allseits informierten Patienten-Kunden ist für die meisten Kranken nicht zu realisieren. Man hat dieses nach den Emanuels so genannte *Informative Modell* deshalb in Fachkreisen verlassen und plädiert dafür, den Arzt als Berater und den Patienten als seinen Klienten anzusehen, einen Ratsuchenden also.

3. Informatives Modell

> *„Lass Liebe zur Kunst und Deinen Geschöpfen mich ganz beseelen. Gib es nicht zu, dass Durst nach Gewinn, Ruhm oder Ansehen sich in meinen Betrieb mische! Denn diese sind der Wahrheit und der Menschenliebe feind, und sie könnten mich irreleiten in dem großen Geschäfte, Deinen Geschöpfen wohl zu tun."*
>
> *Aus dem sogenannten „Gebet des Maimonides",*
> *(„Tägliches Gebet eines Arztes, bevor er seine Kranken aufsucht")*

Berater und Klient: Jeder trägt das Seine bei

Die vierte Form der Arzt-Patient-Beziehung ist nur selten anzutreffen. Doch es gibt sie noch, die Orte, wo die Kranke noch im Mittelpunkt steht. Eine Patientin, nennen wir sie Frau L., war nach drei Jahren andauernden Rückenschmerzes von ihrer Hausärztin in eine Spezialklinik für Manuelle Medizin und Schmerztherapie eingewiesen worden – eine jener seltenen Einrichtungen, in denen der Rotstift und das Regiment der so genannten Qualitätssicherungsmaßnahmen noch nicht zu einer radikalen Verknappung der Ärztestellen geführt hatte. Und nun, nach zwei Wochen Therapie und Diagnostik, hatte die Stationsärztin sie mehr als eine Stunde lang untersucht, befragt und ihr schließlich den Abschlussbefund ihres Klinikaufenthaltes mitgeteilt. Ausführlich erklärte sie ihr die Schlussfolgerungen für das weitere Vorgehen. Sollte sich Frau L. operieren lassen oder doch besser nicht? Was sprach für das eine, was für das andere? Frau L. fühlte sich als Ansprechpartnerin erstmals ernst genommen. Nicht an die Hausärztin, an sie selbst war der Abschlussbericht der Klinik konsequenterweise adressiert, und er enthielt kein Wort, das sie nicht mit ihrer Stationsärztin ausführlich hätte besprechen und klären können. Frau L. fühlte sich nicht nur behandelt, sondern beraten, so gut es ging.

Dass sie bisher nie eine so ausführliche Aufklärung erlebt hatte, liegt nicht nur an den einschneidenden Einsparungen im öffentlichen Sektor. Fast alle Kliniken in Deutschland sind darauf angewiesen, sich Qualitätszertifikate zu besorgen, die nur auf Standardisierung und normierte Kontrollen abzielen. Denn was sich

Qualitätssicherung nennt, ist in der Realität das Ende jeder individuellen Behandlungsmöglichkeit. Wo DIN-Normen herrschen, hat das Einzelne keinen Platz mehr. Und vollends zur Augenwischerei wird Qualitätskontrolle, wenn außer Standards und Normen keine Qualität abgefragt und kontrolliert wird: nicht der reale fachliche Stand der Belegschaft, nicht die subjektive Zufriedenheit der Patienten, nicht reale Erfolge zählen, sondern nur die Erfüllung von Normvorgaben wird gemessen. Das Ideal eines patientenorientierten Gesundheitswesens kann nur verwirklicht werden, wenn Kliniken Qualitätszertifikate bekommen, weil sie sich in ihrer Kommunikation mit dem Patienten auszeichnen und weil sie Patientenautonomie fördern.

Was Frau L. hingegen in ihrer Ausnahmeklinik noch wohltuend erlebte, war eine Form der Kommunikation, wie sie sich eigentlich zwischen gleichberechtigten Menschen gehört. Und doch ist sie historisch niemals in voller Ausprägung zu beobachten gewesen, weil es erst heute vielfältige Möglichkeiten für medizinische Laien gibt, sich selbst zu informieren. Ein Berater soll der Arzt demnach sein, der nicht über den souveränen Kranken verfügt, sondern ihm Vorschläge unterbreitet, die er als medizinischer Experte jedoch selbst auswählt und bewertet. Der Kranke ist in der Rolle eines Ratsuchenden und eines Klienten.

Das beratende Modell

Der von modernen Kommunikationstheoretikern favorisierte Beziehungstypus zwischen Arzt und Patient zeichnet sich aus durch eine ausgeglichene Balance zwischen der Expertenschaft des Nutzers für sich selbst und der Expertenschaft des Profis für das Fachwissen. Aufgabe des Profis ist es demnach, den Kranken zu unterstützen, eine Entscheidung in Übereinstimmung mit eigenen Überzeugungen und fachlichen Aspekten zu treffen. Da ihm das wesentliche Wissen dazu zur verfügung steht, nimmt er eine beratende Funktion ein.

Das Verhältnis von Berater und Klient ist das von *Gesundheitspartnern*, von zwei selbständig denkenden, vernünftigen Menschen, die sich auf gleicher Hierarchieebene begegnen. Aber der Ratsuchende ist letztlich auch der Auftraggeber und somit nicht dem

Berater gegenüber zu Rechenschaft, grenzenloser Dankbarkeit oder Gehorsam verpflichtet. Beide sind aufeinander angewiesen: Erstens auf einer ganz grundsätzlichen Ebene – ohne Patient ist ein Arzt kein Arzt. Zweitens auf der Ebene der Kooperation: Ohne die Mitarbeit des anderen kann kein Gesundheitspartner irgendein Ziel erreichen. Drittens auf einer subtilen zwischenmenschlichen Ebene: denn die meisten Menschen wollen von ihrem Gegenüber gemocht werden. So sind beide gleichermaßen von der Bestätigung des anderen abhängig.

Ein Beispiel: Ein Klient, bei dem eine Biopsie (Gewebeuntersuchung) den Befund eines Prostatakrebses ergeben hat, wird direkt nach der Befundmitteilung von seinem Urologen beraten. Der Urologe klärt den Klienten zunächst beruhigend darüber auf, welche Gefährlichkeit dem Befund zukomme und welche weiteren Schritte (Röntgen) man unternehmen werde, um auszuschließen, dass der Krebs gestreut haben könnte. Er nennt dazu eine sehr geringe Wahrscheinlichkeit, dass dies passiert sein könnte und begründet sie. Dann erläutert er die verschiedenen Möglichkeiten, mit diesem Befund umzugehen (Medikamente, verschiedene Operationsmethoden). Er nennt auch seine eigene Präferenz und erklärt, weshalb er dafür ist. Dann gibt er dem Klienten eine Informationsbroschüre an die Hand und empfiehlt ihm, sich noch einmal im Krankenhaus mit dem dortigen Urologen zu beraten, ob der eine Operation für sinnvoll hält. Insgesamt fühlt sich der Klient sehr gut informiert und dennoch nicht mit der Entscheidung allein gelassen. Er hat eine klare Empfehlung bekommen und Hinweise, wo er sich über die Vor- und Nachteile und Risiken der verschiedenen Vorgehensweisen informieren kann. Zudem hat der ambulante Arzt von sich aus auf die Möglichkeit hingewiesen, eine Zweitmeinung einzuholen.

4. Beratendes Modell

Ein solches Vorgehen nennen wir beratend und werden uns ganz an diesem Idealtyp der Arzt-Klient-Beziehung orientieren. Fassen wir noch einmal ihre wesentlichen Merkmale zusammen:

a) Der Klient wird als vollständig souverän über seinen eigenen Körper angesehen. Deshalb müssen alle Entscheidungen letztlich von ihm allein getroffen werden.
b) Der Klient muss seine Zustimmung (oder Ablehnung) auf sichere Informationen gründen können. Diese müssen ihm seitens des Arztes bereitgestellt werden oder ihm muss die Gelegenheit

gegeben werden, sich vor einer Entscheidung aus anderen Informationsquellen zu informieren. *Umfassende Information und Aufklärung ist deshalb die wesentliche Aufgabe des Arztes im beratenden Modell.*

c) Der Klient wird vom Arzt bezüglich der besten Entscheidungsoption beraten. Der Arzt darf und soll als fachlicher Experte eine eigene Meinung vertreten. Er ist nicht verpflichtet, einen Klienten zu behandeln, der eine Leistung von ihm verlangt, die er nicht verantworten kann oder will.
d) Andererseits ist der Arzt zu weitgehender Objektivität gegenüber den verschiedenen in Frage kommenden Behandlungs- oder Diagnosemethoden verpflichtet und soll sie unvoreingenommen mit allen Vor- und Nachteilen zur Disposition stellen. Die Entscheidung des Klienten für ein in Frage kommendes Vorgehen ist in jedem Fall zu respektieren.

Das beratende Modell ist in der deutschen Bevölkerung die mit Abstand beliebteste Form der Beziehungsgestaltung zwischen Arzt und Patient. In einer repräsentativen Untersuchung an über 1.000 Personen sprachen sich fast 60% der Befragten dafür aus, eine wichtige Entscheidung mit dem Arzt gemeinsam treffen zu wollen. Noch einmal fast ein Viertel der Befragten wollte die Entscheidung nach einer Beratung durch den Arzt alleine treffen. Mehr als 80% also bevorzugten ein Entscheidungsmodell, das dem beratenden, partnerschaftlichen Gesprächsstil entspricht. Nicht einmal 15% hingegen antworteten, ihr Arzt solle allein entscheiden – mit oder ohne vorherige Beratung (paternalistischer Stil). Und nur 5% gaben an, sie wollten ohne Beratung durch den Arzt die Entscheidung selbst treffen (informierter Stil).[16] Dabei zeigte sich ein Bildungs- und Altersgefälle: Wie zu erwarten, zeigten weniger gebildete und ältere Befragte ein geringeres Interesse daran, eine eigenständige Entscheidung zu treffen als gebildetere und jüngere Personen.

Beliebtheit der Beziehungsmodelle

Übung 1.1: Beziehungsstile unterscheiden

Um welchen Beziehungsstil handelt es sich jeweils? (Die Lösung finden Sie am Ende des 2. Kapitels!)

a) Ein Patient kommt in die Klinik, weil er unter starken Bauchschmerzen leidet. Der Aufnahmearzt untersucht den Bauch durch Abtasten, befragt den Patienten nach der Entwicklung der Beschwerden und beauftragt dann eine Schwester, den Patienten zum Ultraschall zu bringen. Nach der Untersuchung wird der Patient vom Arzt darüber informiert, dass er Gallensteine habe und eine Operation unumgänglich sei. Der Arzt veranlasst die Verlegung auf die entsprechende Station. Als der Patient dort ankommt, wird er vom Stationsarzt darüber informiert, dass man ihn gleich am nächsten Tag operieren werde. Auf seine Frage, was denn eigentlich bei dieser Operation gemacht werde, verweist der Stationsarzt auf den Operateur, der später noch vorbeikommen werde. Außerdem solle er sich nicht beunruhigen, wenn der Narkosearzt von ihm einige Unterschriften bräuchte – „nur so pro forma".

b) Eine Patientin kommt in die Klinik, um sich wegen tastbarer Knoten in der Brust untersuchen zu lassen. Der Aufnahmearzt erhebt die Vorgeschichte und schlägt eine Mammographie und eine Ultraschalluntersuchung vor. Er überreicht der Patientin ein Faltblatt mit allen nötigen Informationen über mögliche Befunde. Nach eingehender Lektüre erklärt sich die Patientin mit der Untersuchung einverstanden. Sie vereinbart mit dem Arzt, während der Untersuchung am Bildschirm alles erläutert zu bekommen. Danach erhält sie Informationsmaterial zur Wahrscheinlichkeit der unterschiedlichen Diagnosen „Wie sicher ist der Befund" und eine Broschüre „Möglichkeiten des weiteren Vorgehens", die Sie nach der Lektüre mit dem Untersuchungsarzt nachbespricht. Sie hält aufgrund dieser Informationen eine Gewebeprobe für angemessen und bittet den Arzt, eine solche zu entnehmen. (Beispiel nach Büchi et al. 2000)

2.
Beziehungsgestaltung

Was Sie in diesem Kapitel lernen sollen:
Beziehungsgestaltung ist die Basis partnerschaftlicher Zusammenarbeit. Gestalten Sie die Beziehung zu Ihrem Gesundheitsprofi eigenverantwortlich, indem Sie darauf achten, dass Sie Ihre Interessen wahren und die Kommunikation von *gegenseitigem* Respekt getragen ist.

Rollenspiele

„Wir alle spielen Theater", sagt der Soziologe Erving Goffman in seinem gleichnamigen Buch[17]. Jeder von uns nimmt eine Rolle ein, die er so gut spielt, wie er kann. Mancher Medizinerin ist die Rolle der Halbgöttin in weiß auf den Leib geschrieben, ein anderer Arzt hingegen möchte lieber in all seiner menschlichen Unzulänglichkeit der sein dürfen, der er ist. Während der eine Gesundheitsprofi Patienten braucht, die in die Rolle des demütigen Bewunderers oder des gehorsamen Untergebenen schlüpfen, ist der andere froh, wenn er Klienten gegenüber steht, die sich als souveräne Partner wohl fühlen und von gleich zu gleich mit ihm gemeinsam Entscheidungen treffen. Da muss er sich nicht verstellen und ein Wissen vortäuschen, das er unmöglich in jeder Situation haben kann. Insofern spielen wir immer eine bestimmte Rolle, nicht nur wenn wir dem anderen etwas vormachen, sondern auch dann, wenn unsere Rolle ganz hervorragend zu passt.

Im vorigen Kapitel haben wir verschiedene Möglichkeiten kennen gelernt, wie medizinischer Profi und Ratsuchender miteinander in Beziehung treten können. Wir haben also verschiedene Arten von Arzt- und Patientenrollen betrachtet. Es ist dabei etwas wie mit den Rollen im Theater. Das Stück ist immer das gleiche, aber die Rollen werden unterschiedlich besetzt und unterschiedlich ausgearbeitet.

Die Geschichte geht immer ganz genau gleich: Ein Kranker hat ein Problem, geht damit zum Arzt und hofft, dass dieser ihm helfen kann. Doch das Drehbuch des dann folgenden Dialogs unterscheidet sich erheblich.

Eines Tages kam eine Patientin zu einem psychologischen Beratungstermin und beklagte sich heftig über die Behandlung, die sie von ihrem Hausarzt, dem weiterbehandelnden Facharzt und den Ärzten der Klinik, in der sie operiert worden war, erfahren hatte. Sie empfand es als ungeheuerlich, wie herablassend sie behandelt worden sei, wie man sie entmündigt und obendrein noch mit fachlicher Inkompetenz behandelt habe. Diese Patientin musste es wissen – denn sie war selbst Ärztin. Offensichtlich hatte sich hier auf beiden Seiten eine Rollenkonfusion ereignet: War die Kranke weiterhin Ärztin (durfte sie weiter eine Arztrolle spielen), auch wenn sie Patientin war? Oder war sie als Kollegin zu behandeln? Und sollte sie selbst wie eine Kollegin auftreten oder wie eine Patientin? Wie starr müssen die Rollenvorstellungen einer Berufsgruppe sein, wenn ein Wechsel von der einen in die andere Rolle solche Schwierigkeiten mit sich bringt!

Ärzte sind die schwierigsten Patienten, heißt es unter Gesundheitsprofis, was zweierlei verrät: Ärzte sind besonders skeptisch, wenn sie sich in die Hände der eigenen Berufskollegen begeben sollen und reagieren deshalb kritisch, also „schwierig“; und sie verursachen Schwierigkeiten beim Selbstverständnis ihrer Behandler: Ärzte haben es nicht gern, andere Ärzte behandeln zu müssen, weil sie sich von einem kompetenten „Patienten“ kontrolliert und beurteilt fühlen. Deshalb ist es bequem, Patienten in ihrer Rolle als inkompetent festzunageln und kompetente Kollegen davon strikt zu trennen. Wenn aber beide Rollen in einer Person zusammenfallen, geraten manche Ärzte in einen schweren Konflikt.

Dabei scheitert das Zusammenfallen von Patientsein und Expertesein nicht aus bösem Willen, sondern an dem bloßen Fehlen einer entsprechenden Verhaltensvorschrift, eines dafür geeigneten „Drehbuchs“. Eine Vorstellung davon, wie man einem Patienten auf einer gleichberechtigten, also kollegialen Ebene begegnen, wie man einen Patienten zugleich als Experten betrachten kann, ohne damit die eigene Expertenrolle aufgeben zu müssen, scheint den meisten Medizinern zu fehlen. Helfen wir ihnen ein wenig auf die Sprünge! Das ist der Zweck dieses Buches.

Die Beziehungen zwischen Medizinnutzern und Anbietern sind nach wie vor von einem erheblichen Machtgefälle geprägt. Das liegt nicht zu einem geringen Teil daran, dass Ärzte sich an einer Rolle orientieren, die ein solches Machtgefälle nahe legt. Ich habe viele Ärzte als liebenswerte und umgängliche Kollegen und Privatleute kennen gelernt. Es ist eine erstaunliche Entdeckung, dieselben Ärzte in ihrem täglichen Umgang mit Patienten zu beobachten oder selbst Patient von Ärzten und Ärztinnen zu sein: Sobald sie ihren weißen Kittel anzieht, ist es als wäre sie vor dem Auftritt auf der Bühne in ihre Kostümierung geschlüpft und müsste nun die Rolle der Lady Macbeth verkörpern. Offensichtlich stimmt etwas mit der professionellen Berufsrolle im Gesundheitswesen nicht, wenn sie das Verhalten der Profis in so unschöner Weise formen.

Dass autoritäres Verhalten nur ein Problem der Kommunikationskultur ist und keine sachliche Begründung beanspruchen kann, zeigt die Tatsache, dass die Behandlungsergebnisse von partnerschaftlich kommunizierenden Ärztinnen keinesfalls schlechter sind als die ihrer autoritären Kollegen – nur dem Selbstwertgefühl der Profis mag Herablassung und Arroganz zuträglich sein. Es geht folglich um die Erwartungen, die das Rollenverhalten des Profis formen – Erwartungen, die er selbst in sich trägt und die er durch das spiegelbildliche Verhalten seiner Patienten bestätigt sieht (oder eben nicht). Allerdings fällt den meisten Medizinnutzern nicht viel mehr ein, als unangenehme Behandler fürderhin zu meiden. Kaum einer getraut sich, die Auseinandersetzung offen und ehrlich zu führen, die Ärztin oder Psychologin sachlich, aber deutlich zu kritisieren. So aber kann sich nie etwas verändern. Patienten müssen selbst die Beziehungsgestaltung aktiv in die Hand nehmen, wenn sie sich nicht blindlings dem übermächtigen Profi unterwerfen wollen.

Probleme auf der Seite des Klienten

Das Problem, das eine gleichberechtigte Beziehungsgestaltung verhindert, kann folglich auf der Seite des Profi oder seiner Klientin gesucht werden. Beide können eine Vorstellung von einem richtigen, angemessenen Rollenverhalten besitzen, das einem gleichberechtigten Verhältnis widerspricht. Wenn beide denselben Beziehungsstil bevorzugen, wird es kaum zum Konflikt kommen: Treffen zwei autoritätshörige aufeinander, werden sie sich gegenseitig in ihrer Haltung bestärken. Problematisch sind jedoch unterschiedliche Präferenzen in beide Richtungen: Wenn der Klient sich eine gleichberechtigte Kommunikation mit seinem Profi wünscht, der Profi aber ein paternalistisches, autoritäres Verhalten gewohnt ist, so resultiert daraus das, was man eine *erzwungene Unmündigkeit* genannt hat – ein Verhältnis, das den meisten von uns vertraut ist: Der Patient wird als unmündig betrachtet und muss sich in diese Rolle fügen, wenn es nicht zum Konflikt kommen soll. Ich habe mehrfach erlebt, wie allein die Weigerung, sich in eine unmündige Rolle zu begeben, bei Gesundheitsprofis (nicht nur Ärzten) zu Unmut und Konflikten mit dem Klienten führte. Die Unmündigkeit wird dadurch unterschwellig erzwungen. Allerdings nur, solange der Kranke sich zwingen lässt. Denn wer angefangen hat, selbst mitzudenken, befreit seinen Mediziner vom Druck, einer autoritären Rollenerwartung entsprechen zu müssen.

Aber auch das Gegenteil bereitet Probleme. Wie wir eben gesehen haben, gibt es Patienten (besonders ältere und ungebildete Personen), die erwarten und fordern, dass der Gesundheitsprofi alle Entscheidungen alleine trifft. Solche Patienten haben ein Problem mit partnerschaftlich beratenden Profis. Einmal saß ich in einem Taxi und musste mir anhören, wie der Taxifahrer auf seine Ärztin schimpfte: „Was ist denn das für eine Ärztin! Die wusste ja selbst nicht, was sie will und ich sollte dann sagen, was sie tun soll! Dann brauche ich ja gar keinen Arzt mehr". Es ist wichtig zu verstehen, dass Ärzte tatsächlich nicht immer die eine richtige Lösung kennen können und dass es viel besser für alle Beteiligten ist, eine gemeinsame Lösung zu finden, mit der alle leben können. Andernfalls zwingen Sie Ihren Profi dazu, eine Entscheidung zu treffen, die er nur aufs Geratewohl treffen kann, und die volle Verantwortung für eine unsichere Entscheidung zu übernehmen. Patienten, die mit der beratend-partnerschaftlichen Art ihres Profis ein Problem haben, empfinden eine *erzwungene Autonomie.* Wie kommt es, dass Patienten nicht den Wunsch verspüren, selbst an ihrem Schicksal mitzuwirken?

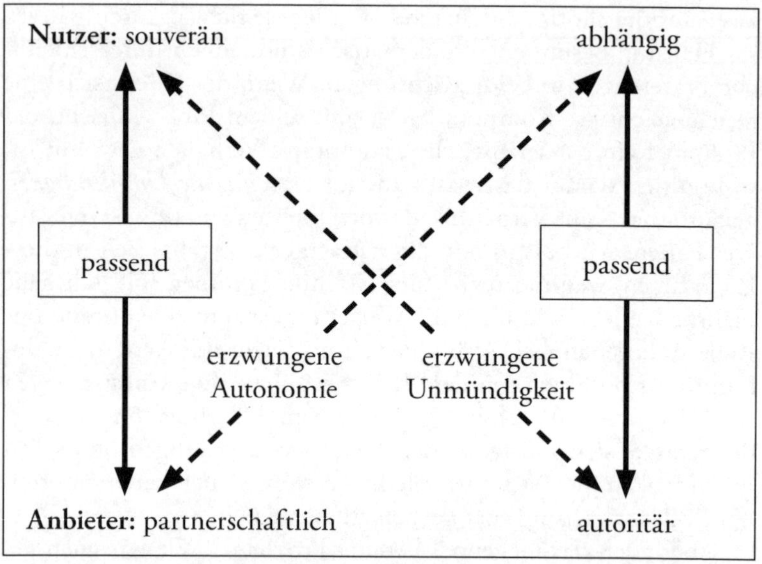

Abb 2.1.: Vier Möglichkeiten, wie Gesundheitsprofi und Klient sich miteinander oder gegeneinander verhalten können

Patienten, die Kinder sein wollen

Krank sein heißt schwach sein. Wer hat diese Erfahrung nicht bereits selbst gemacht? Wer krank ist, wünscht sich, dass eine andere für ihn da ist, die wie (hoffentlich) einst die Mutter den warmen Tee und den Zwieback ans Bett bringt und sich um den Kranken kümmert. Daraus entsteht leicht etwas, das die Tiefenpsychologie mit *Regression* bezeichnet. Regression ist die Rückentwicklung auf frühere Stufen der eigenen Entwicklung. Wer krank ist, fühlt sich hilfsbedürftig wie ein Kind – er regrediert. Kranke Menschen neigen zur Regression besonders dann, wenn sie von anderen wie Kinder behandelt werden oder wenn sie sich hilflos und ohnmächtig *gemacht* fühlen. Ein paternalistisches, autoritäres Verhalten fördert es, dass Patienten regredieren, dass sie sich wie Kinder fühlen und benehmen. Es scheint aber auch Menschen zu geben, die von Hause aus dazu neigen, sich lieber anderen anzuvertrauen als selbst Verantwortung für sich übernehmen zu müssen. Diese Menschen begeben sich gerne in eine abhängige, unselbständige Patientenrolle. Dabei sollte jeder Kranke die Kunst des Genießens üben: Einmal einfach im Bett zu liegen und gute Pflege und Versorgung zu bekommen, sollten kranke Menschen unbedingt genießen statt sich gegen fremde Hilfe aufzulehnen. Die Fähigkeit, etwas mit sich geschehen zu lassen und Abhängigkeit zu tolerieren, ist eben ein Beweis für echte Unabhängigkeit und innere Stärke. Wer jedoch gerne andere für sich entscheiden lässt, hat eine Tendenz dazu, sich wie ein Kind, nicht wie ein Erwachsener zu verhalten. Wer diese Neigung in sich spürt oder sich von autoritären Profis leicht in die Kind-Rolle drängen lässt, braucht zuallererst eines: ein klares Bewusstsein von dem, was er da macht.

Transaktionsanalyse

Klarheit über Beziehungsverhältnisse können wir gewinnen, wenn wir ein Schema besitzen, um unser eigenes Verhalten und das des Anderen deutlicher zu identifizieren. Die Transaktionsanalyse ist

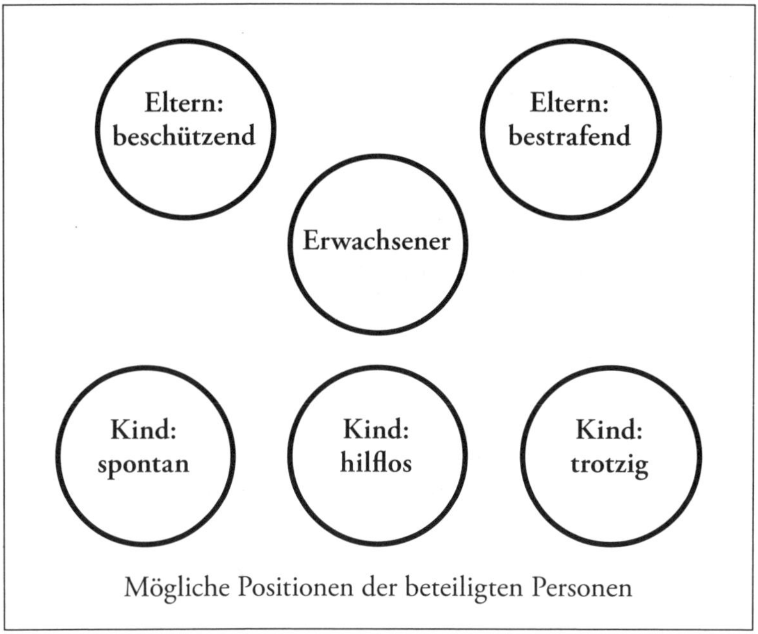

Abb. 2.2.: Das Schema der Transaktionsanalyse: Jede Person nimmt in ihrer Beziehung zu anderen eine dieser Positionen ein

eine psychologische Lehre, die uns ein solches Schema liefern kann. Sie befasst sich mit den Rollen, die zwei Personen zueinander einnehmen, und spricht davon, dass die beiden in drei verschiedenen Positionen (auch „Ich-Zustände“ genannt) zueinander stehen können: die eines Erwachsenen, eines Elternteils und eines Kindes. Wie sind Menschen, die Kinder spielen? Sie sind, wie Kinder eben sind – entweder fröhlich und spontan oder trotzig und bockig oder aber sie benehmen sich hilflos und wollen erreichen, dass man sich um sie kümmert. Das sind die drei Varianten der Kind-Rolle, die häufig von solchen Patienten eingenommen wird, die echte Patienten und nicht Gesundheitspartner sind.

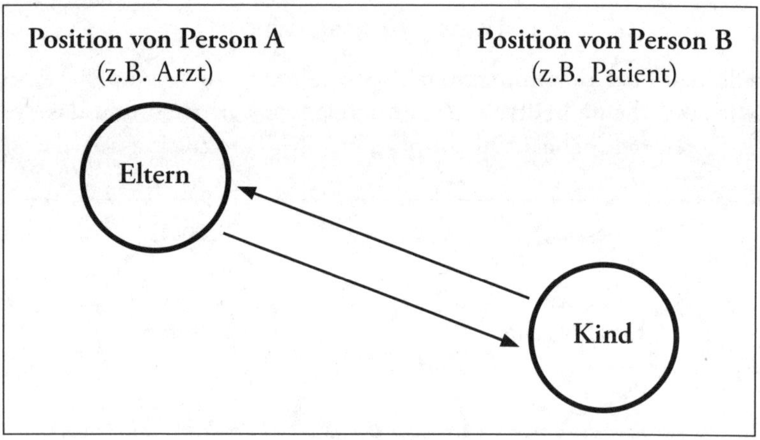

Abb. 2.3.: Die Beziehung ist konfliktfrei, weil jeder auf der Ebene antwortet, auf der er angesprochen wird.

Wenn Menschen sich hingegen als Eltern aufspielen, so stellen sie meist eine von zwei Arten des Eltern-Seins dar: Sie können wohlwollend und hilfreich oder streng und tadelnd auftreten. Beide Varianten der Eltern-Rolle lassen sich oft bei Profis beobachten, die eine paternalistische Beziehungsgestaltung pflegen. Wenn unser Gesundheitsprofi uns wie ein Kind behandelt, dann spielt er vermutlich selbst eine Elternrolle. Wenn wir ihm als Kind antworten, dann sehen wir in ihm wiederum ein Elternteil. Dies wäre eine vollständige und gleichgerichtete Transaktion (wechselseitiger Beziehungsaustausch): Ich sehe mich als Elter und dich als Kind, du siehst mich gleichfalls als Elter und dich selbst als Kind. Dies ist der einfachste Fall, der sich andauernd und überall ereignet, wo Patient und Profi sich auf eine paternalistische Beziehung geeinigt haben: Es entsteht kein Konflikt, weil jeder auf den anderen mit denselben Erwartungen reagiert (vgl. Abb. 2.3.).

Schließlich gibt es eine Rolle, die weder in das elterliche noch in das kindliche Extrem verfällt und die für erwachsene Menschen die einzig angemessene sein sollte: die Erwachsenen-Rolle eben. Sie zeigt sich darin, dass vernünftige statt emotionaler Argumente vorgebracht werden, dass der andere ebenso ernst genommen wird, wie man selbst ernst genommen werden möchte, und dass der Sprecher souverän und gelassen bleibt, statt sich in devote Kind-Rollen oder autoritäre Eltern-Rollenspiele zu flüchten. Die Erwachsenenrolle ist nicht einfach zu spielen – und viele Erwachsene tun sich zugegebenermaßen schwer mit ihr. Sie ist jedoch die einzige der drei Positionen, in der sich Beziehungen auf die Dauer befriedigend gestalten lassen.

Ein Konflikt entsteht, wenn wir uns selbst wie auch den Profi (völlig zu Recht) als Erwachsene sehen, der Profi aber weiterhin he-

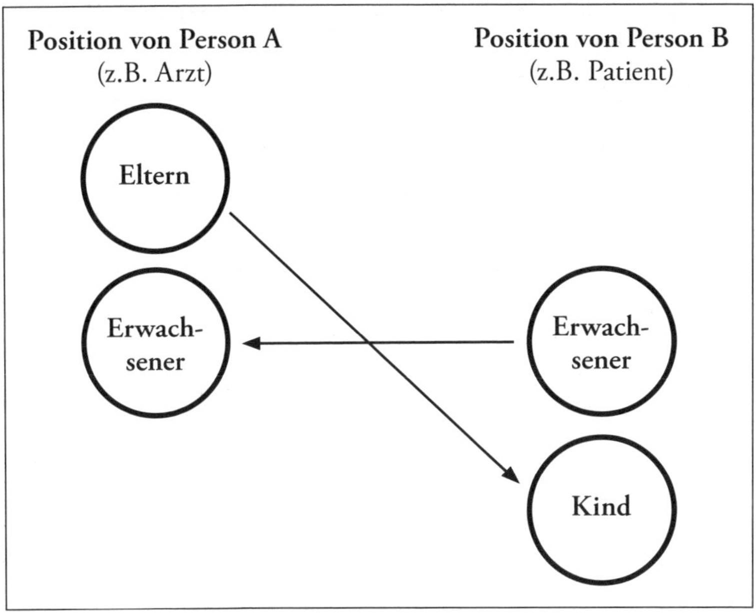

Abb. 2.4.: Die Beziehung ist konfliktreich (durchkreuzt), weil B Person A auf einer anderen Ebene anspricht, als A die Person B.

rablassend mit uns umgeht, als wäre er ein Elter und wir ein Kind. Wenn sie beide Verbindungslinien in das Diagramm einzeichnen, sehen Sie, dass sie über kreuz gehen. Hier wird die passende Beziehungsgestaltung durchkreuzt (Abb. 2.4.). Allerdings wird in diesem Fall auf die Dauer der Klient in der Erwachsenenrolle siegreich bleiben, weil die Erwachsenenrolle auf der Seite der Vernunft, des Wahren und Angemessenen steht, während die Eltern- und Kind-Beziehungen neurotisch sind: Sie passen nicht zu gleichberechtigten Erwachsenen, obwohl sie oft praktiziert werden. Versuchen Sie also, so „erwachsen" und souverän wie möglich zu bleiben und sich nicht in eine Kindrolle oder eine komplementäre Elternrolle drängen zu lassen.

Übung 2.1: Kommunikation auf der Erwachsenen-Ebene
Welche Formulierungen fallen Ihnen ein, die zu der vernünftig-souveränen Erwachsenen-Ebene passen? Wiederholen Sie diese ab und zu, damit Sie sich daran gewöhnen, sie zu verwenden. Solche Formulierungen können zum Beispiel sein:
„Ich habe darüber nachgedacht und bin der Meinung..." [Eigene Überlegung]
„Wenn ich mir das recht überlege..." [Zeigen, dass man mitdenkt]
„Ich denke, das ist ...!" [Eigene Meinung als solche darstellen]
„Was meinen Sie dazu?" [Den Anderen ernst nehmen]
„Wie sehen Sie das?" [Den Anderen ernst nehmen]
„Ich verstehe, was Sie meinen, aber ich denke..." [Zuhören + Argumentieren]

Übung 2.2: Die Erwachsenen-Ebene einnehmen!
Schließen Sie für einen Moment die Augen und stellen Sie sich vor, wie Sie einem Arzt oder einer Ärztin gegenüber sitzen. Wie fühlen Sie sich?
Haben Sie den Eindruck, ein Erwachsener zu sein, der einem anderen Erwachsenen auf gleicher Augenhöhe gegenüber sitzt oder fühlen Sie sich eher wie ein Kind, das einem mächtigeren, größeren Wesen, einem Lehrer oder einer strengen Mutter, einer großen Schwester oder einem beschützenden Großvater gegenüber sitzt? Dann stellen Sie sich jetzt vor, wie an Ihrer Stelle ein anderer Arzt sitzt und mit Ihrem Arzt (Ärztin) spricht. Was ist anders?

Wie spricht der erwachsene, gleichberechtigte Partner mit dem Arzt / der Ärztin? Welche Formulierungen sind typisch für ihn? Versetzen Sie sich jetzt ganz in diese Erwachsenen-Rolle und reden Sie selbst so mit Ihrem Arzt (Ärztin), wie Sie es eben in Ihrer Vorstellung beobachtet haben.
Wiederholen Sie die Übung jedes Mal, bevor Sie Ihren Arzt (Ärztin) aufsuchen.
Erinnern Sie sich daran: Ich bin ein erwachsener Mensch!

Patienten mit nicht-zielführenden Einstellungen

Oft geraten wir aber auch in die Rolle des hilflosen Kindes, weil wir gelernt haben, dass man Autoritäten besser nicht widersprechen sollte, dass man zu gehorchen hat, statt selbst zu denken. Patienten sind dann in Einstellungen verhaftet, aufgrund derer sie kaum Verantwortung für sich übernehmen können, weil sie dann mit der vermeintlichen Autoritätsperson offen sprechen müssten. Einstellungen sind die festgefahrenen Gleise unseres Denkens, die uns ein erneutes Nachdenken ersparen. Wir können von solchen Einstellungen profitieren, weil sie uns die Welt übersichtlicher machen, aber wir können auch riskieren, Einstellungen mit uns herumzuschleppen, die längst nicht mehr zu dem passen, was wir erreichen wollen. Einstellungen, die verhindern, dass wir unsere eigentlichen Ziele erreichen, nennt man *dysfunktional* oder nicht-zielführend. Um nicht-zielführende Denkgewohnheiten zu verändern, müssen wir vor allem anderen eines: sie erkennen. Danach folgt zwar immer noch ein langer Prozess, der aus dem Überprüfen der falschen Einstellung, dem Wiedererkennen, wenn wir ihr im Alltag folgen und schließlich der erst bewussten, dann automatischer Ersetzung durch neue Grundgedanken besteht. Aber der Anfang ist schon einmal gemacht.

Was sind solche eingeschliffenen Glaubenssätze, die uns unbewusst steuern, wenn wir einem Medizinprofi gegenüberstehen? Es sind meistens Sätze von der Art: Sei brav und artig und mach keinen Ärger! Damit können Sie niemandem die Stirn bieten, der selbstverständlich davon ausgeht, dass Sie brav sein und keinen Ärger machen werden, wenn er nur autoritär genug auftritt. Sie brauchen schon eine etwas andere gedankliche Ausstattung, um selbst daran zu glauben, dass es nicht gerechtfertigt ist, alles mit sich machen zu lassen und dass dies genauso für den Arzt gilt wie für den Sporttherapeuten, die Psychologin oder den Apotheker. Wenn ihr wichtigster Glaubenssatz lautet: „Ich lasse mich von niemandem unhöflich anreden!“ haben Sie schon sehr viel bessere Karten. Dann sind Sie schon so weit, dass Sie im Kapitel über die Kommunikation nachlesen können, wie Sie es dann auch tatsächlich schaffen, zu sagen: „Mit mir nicht, liebe Frau Doktor!“. Alle anderen sollten noch einmal in sich gehen und genauestens überprüfen, ob Sie nicht doch einer der folgenden typischen nicht-zielführenden Einstellungen anhängen.

Typische nicht-zielführende Einstellungen gegenüber Gesundheitsprofis lauten:

- „Wenn man eine eigene Meinung äußert, bedeutet dies, dass man unverschämt ist.“
- „Wenn man eine Frage stellt...
  - zeigt dies, dass man dumm ist.“
  - strapaziert man die Geduld des Profis.“
  - nimmt man Zeit für sich in Anspruch, die einem nicht zusteht.“
- „Wenn der Profi sich ungeduldig verhält und man dennoch die eigenen Anliegen anspricht, dann ist man aufdringlich.“
- „Wenn man Bedenken gegen eine Methode äußert, ist man uneinsichtig (das heißt: wenn der Profi einen als uneinsichtig betrachtet, hat er recht).“
- „Wenn man eine Zweitmeinung einholen oder sich erst informieren / erst darüber schlafen möchte, wird der Arzt (zu Recht) gekränkt sein.“

Übung 2.3: Nicht-zielführende Einstellungen entkräften
Überprüfen Sie die Einstellungen aus der Liste: Finden Sie, dass sie richtig sind? Finden Sie dann (besonders wenn Sie zustimmen) zu jeder der nicht-zielführenden Annahmen aus der Liste eine Entkräftung, ein Gegenargument, das Sie überzeugt. Vorschläge finden Sie am Ende dieses Kapitels!

Glauben Sie dass einer oder mehr als einer dieser Sätze wahr ist? Seien Sie ganz ehrlich! Wenn mindestens einer dieser Glaubenssätze Ihnen wahr erscheint, sollten Sie unbedingt daran arbeiten, ihn loszuwerden. Denn in Wirklichkeit wissen Sie natürlich, dass keiner dieser fünf Sätze in irgendeiner Weise wahr ist. Natürlich gibt es Profis, die Sie als aufdringlich und unverschämt ansehen, wenn Sie für Ihre Rechte eintreten. Aber heißt das, dass Sie wirklich aufdringlich und unverschämt sind? Ist immer alles wahr, was ein Mensch im weißen Kittel behauptet? Glauben Sie das wirklich? Dann glauben Sie offenbar an den schlimmsten aller irrtümlichen Glaubenssätze, Sie glauben wirklich daran, dass Autoritätspersonen sich niemals irren. Das ist die fundamentalste nicht-zielführende Einstellung überhaupt, weil sie uns alles andere einredet, das uns im Gesundheitssystem zum Schaden werden kann: Sie redet uns ein, dass wir wirklich dumm und wirklich unbedeutend sind gegenüber dem Anderen, der so unaussprechlich viel wissender und erfahrener ist als wir es sind. Ich werde in diesem Buch alles dafür tun, dass Sie verstehen, dass es sich dabei um einen Irrtum handelt.

Hinter einer nicht-zielführenden Einstellung stecken oft noch andere, tiefer sitzende Glaubenssätze: Was hindert Sie wirklich daran, offen und direkt Ihre Meinung zu sagen, mitzureden, wenn der Profi etwas von Ihnen möchte? Was hindert Sie daran, sich Unverschämtheiten einfach zu verbitten? Was hindert Sie daran, sich mit dem Anderen auf gleicher Augenhöhe zu sehen? Sind das nicht nur Ihre eigenen Vorstellungen und Phantasien: Sie seien klein und er groß, Sie das Kind, er der Vater in weiß? Machen Sie sich klar, was Sie daran hindert, als echte Erwachsene aufzutreten, souverän und gelassen. Und wenn Sie die unnützen Überzeugungen gefunden haben, die in Ihrem Kopf herumschwirren, dann beschließen Sie einfach, an die Wahrheit zu glauben: Ich bin gleichberechtigt, weil es um mich geht! Das ist die einzige wahre Überzeugung im Umgang mit Gesundheitsprofis: Ich bin die Person, um die es geht, und ich bin für mich verantwortlich – in jeder Hinsicht – und niemand anders hat das Recht über mich zu entscheiden. Das ist eine Wahrheit, die zu entkräften schwerlich gelingen wird! Bleiben Sie dabei, wenn Sie einmal erkannt haben, dass sie wahrer ist als das, was Sie bisher geglaubt haben. Bleiben Sie dabei, wenn Sie erkennen, dass das, was Sie in diesem Buch lesen, Sie mehr überzeugt als die Annahme, Sie müssten gegenüber Profis devot und kleinlaut sein! Wenn Sie tiefer in die Kunst der Veränderung nicht-zielführender Einstellungen einsteigen wollen, dann folgen Sie der Anleitung im Kasten oder in Büchern zur Einstellungsänderung oder sprechen Sie mit einem Psychologen darüber.

Tipp: Die eigene Einstellung ändern

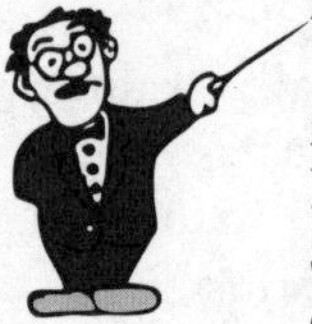

I. Erkennen, wo das Problem liegt

1. Schritt: Schreiben Sie mindestens drei Situationen auf, in denen Sie sich nicht wie ein souveräner Klient benommen haben. Zum Beispiel: „Ich habe Schwierigkeiten, dem Hausarzt zu sagen, dass ich das Medikament nicht nehmen möchte".

2. Schritt: Formulieren Sie zu jeder der Problemsituationen mindestens eine zugrunde liegende Einstellung, indem Sie sich fragen: Warum ist das so? Welche Einstellung bringt mich zu diesen problematischen Annahmen!

Warum: Weil ich dann befürchte, er könnte zornig werden.

Problem-Einstellung: Ich befürchte, er könnte zornig werden.

II. Die störende Einstellung überprüfen

3. Schritt: Wenden Sie auf alle Einstellungen aus Schritt 2 mindestens eine der folgenden Methoden an:

c) Wiederholen Sie das Hinterfragen der Einstellung, indem Sie so oft fragen „Warum ist das so? Welche Einstellung ist dafür verantwortlich?" bis Sie Ihre Motive besser durchschauen.

d) Prüfen Sie die Einstellung durch Fragen wie: Ist meine Annahme realistisch? Ist sie richtig? Ist sie wichtig oder nützlich für mich?

e) Testen Sie das Gegenteil der Einstellung in der Vorstellung aus und beobachten Sie die eigene Reaktion.

III. Sich ein neues Bild machen

4. Schritt: Formulieren Sie zu jeder Einstellung aus Schritt 2 eine bessere Alternative, eine positive Gegeneinstellung! Diese sollte realistisch und glaubhaft, nützlich und zielführend sein (dabei macht es nichts, wenn Sie sie noch nicht als Ihre eigene empfinden können).

5. Schritt: Spielen Sie Ihr eigenes Verhalten mit Ihrer neuen Einstellung mindestens einmal in der Phantasie durch! Stellen Sie sich möglichst plastisch vor, wie Sie sich mit der neuen Einstellung verhalten würden und werden.

6. Schritt: Üben Sie das neue Verhalten mit der neuen Einstellung ein, wo immer es möglich ist. Praktizieren Sie das Verhalten, das Sie sich bisher in der Phantasie vorgestellt haben, in der Realität. Und lernen Sie, sich immer öfter dabei zu ertappen, wenn Sie wieder Ihrer alten Einstellung verfallen!

Oft hört man von Patienten an dieser Stelle den Einwand: „Aber wenn ich mit meinem Arzt so offen reden würde, wie mir der Schnabel gewachsen ist, weigert der sich, mich zu behandeln". Das ist in den meisten Fällen nichts als eine Horrorphantasie, eine Vorstellung in Ihrem eigenen Gehirn. Haben Sie es denn jemals ausprobiert oder bei anderen erlebt? In jedem Fall lohnt es sich, wenn Sie sich mit ihren unhinterfragten Glaubenssätzen auseinandersetzen, indem Sie einige gute Argumente sammeln: Auch Ärzte sind auf Patienten angewiesen. Und auch Ärzte sind Menschen, und Menschen sind durch andere Menschen beeinflussbar. Manche Ärzte lassen sich durch forsche Patienten beeindrucken, andere durch höfliche Patienten überreden. Es kommt nur darauf an, wie ich etwas sage und ob es mir wirklich wichtig ist, dies zu sagen. Dann bin ich auch überzeugend. Wenn es mir wichtig ist und wenn ich überlegt habe, wie ich es sagen könnte, dann sollte ich es zumindest versuchen. Es ist weniger schlimm, wenn ich den Arzt tatsächlich nachhaltig verärgere, als wenn ich es nicht versucht habe. Und wenn ich den Arzt verärgere, heißt das nicht unbedingt, dass ich klein bei geben und mich runter machen lassen muss. Selbst wenn sich ein Streit entwickelt, kann es sein, dass der Arzt mich schließlich weiter gut behandelt. Und sollte auch dies nicht der Fall sein und mein Vertrauen in den Arzt wirklich zerstört sein, kann ich mir einen anderen Arzt suchen (die Ultima Ratio, sie Kasten). All dies ist besser, als meine Meinung nicht zu sagen und dann die negativen Konsequenzen ertragen zu müssen.

Noch ein Tipp zum Schluss: Wenn Sie erst einmal anfangen, Ihr Verhalten zu ändern, werden Sie auf zweierlei Probleme stoßen. Das erste ist Ihre Umwelt und das zweite sind Sie selbst. Diese Probleme gibt es immer, wenn wir etwas verändern, auch wenn die Veränderung absolut richtig und sinnvoll ist. Der Gesundheitsprofi wird Sie als aufmüpfig betrachten und sich zur Wehr setzen und Sie selbst werden entweder noch nicht ganz sicher sein, ob ihr Verhalten richtig ist oder aber Sie werden im Gegenteil am Anfang übertreiben und statt selbstsicher aufzutreten, aggressiv beim anderen ankommen. Glauben Sie mir: Das ist nur ein Grund, noch mehr an einer neuen Beziehungsgestaltung zu arbeiten, aber kein Grund aufzugeben. Nehmen Sie sich vor, niemals nur einmal, sondern mindestens dreimal ein neues Verhalten auszuprobieren. Erst dann können Sie beurteilen, wie es Ihnen damit geht.

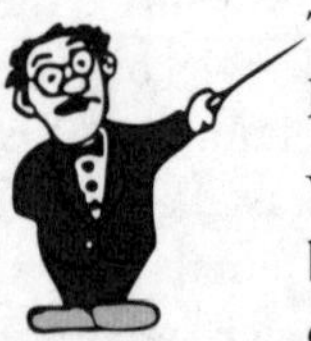

Tipp: Die Ultima Ratio – Den Arzt wechseln, aber richtig

Wenn Sie Ihren Arzt selbst mit Strategien, wie sie beispielsweise in diesem Buch zu finden sind, nicht dahin bringen, Sie als gleichberechtigten Gesundheitspartner anzusehen, kann das zwei Gründe haben. Erste Möglichkeit: Sie machen etwas falsch! Zweiter Grund: Ihr Arzt ist stur und Sie schaffen es trotz allen Bemühens nicht, seinen autoritären Charakter zu einer anderen Haltung zu bewegen! Im ersteren Fall sollten Sie zuerst dieses Buch zu Ende lesen und wenn Sie dann immer noch nicht wissen, was Sie falsch machen, könnten Sie sich selbst und andere Menschen fragen, woran es wohl liegt. Und falls es dann doch an der zweiten Möglichkeit liegt: wechseln Sie den Arzt. Wenn nur zur Wahl steht, ob Sie alles ohne Widerspruch mit sich machen lassen oder ob Sie Ihren Arzt wechseln, dann wechseln Sie auf jeden Fall Ihren Arzt! Aber tun Sie es richtig!

Mit „richtig" ist gemeint: Machen Sie es so, dass Ihr Arzt weiß, weshalb Sie es tun. Es ist der letzte Gefallen, den Sie ihm und seinen Patienten tun können: Geben Sie ihm wenigstens die Chance, etwas daraus zu lernen, dass er Sie als Patienten/Patientin verliert. Schreiben Sie ihm einen Brief mit Ihren Gründen oder sagen Sie sie ihm direkt ins Gesicht. Aber teilen Sie ihm mit, was Sie wirklich gestört hat: „Ich fühlte mich von Ihnen stets von oben herab behandelt und nicht wirklich ernst genommen". Sagen Sie das, wenn es der Wahrheit entspricht.

Wir werden uns in späteren Teilen dieses Buches noch mit der Kommunikation mit dem Profi und der Gestaltung gemeinsamer Entscheidungsprozesse befassen. An dieser Stelle ist es wichtig, dass Sie sich überlegen, wie Sie künftig Ihren Profis ganz grundsätzlich begegnen wollen. Und wenn Sie sich entschlossen haben, als gleichberechtigter Partner aufzutreten, dann tun Sie es: mit aller Selbstverständlichkeit und ohne Hemmungen. Allerdings auch nicht hemmungslos – denn nicht nur Nutzer haben zuweilen echte zwischenmenschliche Probleme mit ihren Profis, auch die Profis haben zuweilen große Probleme, einen Nutzer zu ertragen. Dafür gibt es eine Menge schlechter Begründungen (z.B. „der Patient fordert zu viel", nämlich Aufklärung, Kommunikation, sinnvolle Behandlungen etc.). Die guten Gründe, weshalb Profis sich von Patienten belastet und belästigt fühlen, sind ein Kapitel für sich, das Sie sich unbedingt bei Ihrer Beziehungsgestaltung zu Herzen nehmen sollten.

Patienten, die den Profi belasten

Es gibt viele Gründe, warum manche Patienten manche Profis belasten. Jeder Gesundheitsprofi hat da so seine Spezialitäten. Es gibt wirklich Ärzte, die echte Probleme damit haben, Patienten zu untersuchen, die schlecht riechen oder unhygienisch sind. Es gibt Krankenpflegerinnen, die Patienten ablehnen, die ihnen in den Ausschnitt starren. Es gibt Ärztinnen, die nicht mit Patienten können, die sie an ihren Vater erinnern. Gesundheitsprofis sind Menschen, das sollten Sie niemals vergessen, und Menschen können manches mehr leiden und anderes weniger. Dennoch sollte das professionelle Handeln davon unbeeinflusst bleiben. Es sei denn, die Nutzerin des Gesundheitssystems benimmt sich so problematisch, dass die professionelle Beziehung nicht mehr aufrechterhalten werden kann. Damit das nicht geschieht, sollten Sie sich an einige einfache Spielregeln halten:

1. Höflich bleiben!

Bleiben Sie höflich, auch wenn Sie sich durchsetzen und abgrenzen müssen, und versuchen Sie, selbst dann noch Höflichkeit zu wahren, wenn Sie unhöflich oder gar unverschämt behandelt werden. Zuweilen kommt es vor, dass Menschen aus Gewohnheit unhöflich sind oder weil sie glauben, alle anderen seien unhöflich zu ihnen. Sie haben es aufgegeben, objektiv zu prüfen, ob der andere wirklich unfreundlich zu ihnen ist, sie setzen es einfach voraus und reagieren entsprechend permanent mürrisch und unfreundlich. Wenn Sie dazu neigen, mürrisch und unhöflich zu reden, versuchen Sie sich einen anderen Umgangston anzugewöhnen. Kein Gesundheitsprofi kann es leiden, wenn er in einem schnoddrigen oder rüden Ton angesprochen wird. Selbst das eigene Kranksein sollte nicht als Vorwand für aggressive Redeweise missbraucht werden (das gilt auch gegenüber Angehörigen!).

2. Bleiben Sie auf dem Teppich!

Da sagt ein Patient zu seinem Psychologen: „Meine Schwiegermutter leidet unter Alzheimer. Wissen Sie, was das ist?“. Ebenso könnte man einen Klempner fragen, ob er weiß, was eine Muffe ist. Und was ist mit dem Patienten, der dem Stationsarzt die Hand schüttelt und gleich berichtet, dass er bei seinem letzten Aufenthalt „vom Professor“ persönlich behandelt worden ist (soll heißen: „Ich weiß nicht, ob Sie das auch können“). Und die Privatpatientin, die sich beschwert, dass kein Obstteller in ihrem Zimmer steht und sie nicht häufiger als die Kassenpatienten die Bettwäsche gewechselt bekommt? Es gibt unendlich viele solcher Beispiele und jeder Gesundheitsprofi kennt sie, die vielen Formen von echter Überheblichkeit und von überspielter Unsicherheit. Seien Sie nicht unsicher! Sagen Sie direkt, was Sie vom Anderen wollen, aber fühlen Sie sich nicht als etwas Besseres. Das zahlt sich nicht aus.

3. Stellen Sie keine unmöglichen Forderungen!

Es gibt Menschen, die in einer so großen emotionalen Not sind, dass Sie von Ihren Mitmenschen Dinge fordern, die unmöglich zu erfüllen sind. Gute Gesundheitsprofis können zwar die dahinter steckenden Ängste und Krankheitssorgen erkennen und entsprechend wohlwollend reagieren. Es gibt jedoch Grenzen. Eine Patientin versuchte mich im psychologischen Beratungsgespräch regelrecht zu nötigen, ihren Exfreund anzurufen, um ihm zu erzählen, wie schlecht es ihr ginge. Es war offensichtlich, dass ich ein Werkzeug für ihre Gefühlsturbulenzen sein sollte, über die sie zu reden jedoch nicht bereit war. Probleme zu besprechen aber ist der Sinn einer psychologischen Beratung, Telefonaufträge zu erledigen nicht. Manche Anliegen sind unmöglich zu erfüllen, und es nervt und frustriert Gesundheitsprofis, damit belästigt zu werden. Es ist auch nicht angemessen, von den Krankenschwestern Dienstbotentätigkeiten zu verlangen, zu erwarten, dass sie Besorgungen erledigen, die man selbst ebenso gut erledigen kann. Das hat nichts damit zu tun, dass man als kranker Mensch ein Recht auf angemessene Betreuung und Pflege, auch auf angemessene Aufmerksamkeit von allen Profis besitzt. Dies ist *keine* unberechtigte Forderung!

4. Respektieren Sie die persönliche Grenze des anderen!

Auch Gesundheitsprofis haben eine Grenze dessen, was sie als zumutbar erleben. Diese Grenze können Sie nicht kennen, aber Sie können sich bemühen, sich an allgemeine Standards zu halten. Wenn Ihre körperliche Grenze zu einem Profi des anderen Geschlechts überschritten wird (z.B. bei der Körperpflege), sollten Sie dies als das sehen, was es ist: ein rein professionelles Geschehen. Versuchen Sie nicht, die Situation durch anzügliche Bemerkungen zu „entschärfen" oder ihr einen erotischen Kick zu geben. Krankenpfleger/innen schätzen das im Allgemeinen keineswegs. Achten Sie auch auf Hygiene, soweit es Ihnen körperlich möglich ist, und entblößen Sie sich nicht völlig ungehemmt gegenüber den Profis: Patienten im Krankenzimmer anzutreffen, die sich wie am FKK-Strand nackt auf dem Bett räkeln, ist selbst für Krankenhaus-Mitarbeiter ein ungewohnter Anblick.

5. Seien Sie nicht enttäuscht, wenn der Profi nicht auf Sie eingehen kann!

Eine besondere Schwierigkeit für viele Profis stellen Probleme aus anderen Fachgebieten dar. Insbesondere fühlen sich Psychologen bei der Schilderung körperlicher Gebrechen oft unwohl, während Körpermediziner oft überfordert reagieren, wenn Klienten emotional aufgelöst sind und einen starken Rededrang an den Tag legen. Menschen, die sich in einer gefühlsmäßigen Krise befinden, zu trösten und ihnen ein offenes Ohr zu schenken, scheitert leider oft nicht nur am Zeitmangel vieler Profis. Im Gegensatz zu einem verbreiteten Vorurteil ist es auch nicht so, dass Ärztinnen und Ärzte die Kommunikation mit verstörten und aufgewühlten Patienten in ihrem Studium gelernt hätten. Oft haben sie gar keine speziellen Kommunikationstechniken erlernt! Darauf sollten sie also nicht setzen. Emotional schwierige Situationen können Sie nicht immer gut bei ihrem Arzt anbringen. Das heißt nicht, dass Sie nicht traurig oder verwirrt sein und das auch zeigen dürften, wenn Sie nur nicht zu viel vom Anderen erwarten.

Problematischer ist es, wenn Sie zu den Menschen gehören, die kaum von alleine wieder mit dem Reden aufhören können und eine Unterbrechung von außen brauchen. Die Beziehung zum Arzt ist eine Arbeitsbeziehung, und es ist wichtig, sich auf das zu konzentrieren, was man gemeinsam erreichen will. Es kann nicht Sinn des Arztgesprächs sein, alles zu erzählen, was man „gerne mal loswerden möchte". Nur der Psychoanalytiker wird nichts dagegen haben, wenn Sie ihm eine Stunde lang ungefiltert erzählen, was Ihnen in den Sinn kommt.

6. Erwarten Sie nicht, dass Ihre Ärztin Sie liebt!

Viele Patienten erwarten von ihrem Arzt Mitgefühl und emotionale Wärme. Die Literatur zur Arzt-Patienten-Beziehung fördert diesen Anspruch auch auf Seiten der professionellen Helfer: Dieser solle Empathie und bedingungslose Wertschätzung für seine Klienten aufbringen, wird in manchen Büchern für ärztliche Kommunikation gefordert. Erst dadurch werde eine Beziehung heilsam. Dabei wird unterstellt, dass jeder professionelle Helfer dazu in der Lage sein müsse, jeden Klienten gleichermaßen zu lieben. Dieser Anspruch setzt den Helfer unter einen moralischen Druck, der nur in eine von zwei Richtungen entweichen kann: in einen starken Widerstand gegen einen Klienten, der Ansprüche auf emotionale Wärme signalisiert. Oder in die übersteigerten eigenen Ansprüche des Helfersyndroms[18], das oft in ein so genanntes Burn-out-Syndrom und schließlich in Zynismus und Aggressivität umschlägt. Um das zu verhindern, müssen sich Helfer wie Patienten ihrer zumutbaren menschlichen Grenzen bewusst werden. Deshalb: Erwarten Sie nicht, von einem Profi geliebt zu werden, mit echter Warmherzigkeit beschenkt und stets mit offenen Armen empfangen zu werden.

Was Sie aber erwarten können, ist Fairness, Höflichkeit und Respekt sowie eine gewisse emotionale Ausgeglichenheit, die zumindest die eigene schlechte Laune für sich behält. Sie dürfen erwarten, dass man einen angemessenen Umgangston mit Ihnen wahrt, dass man Ihnen zuhört und dass man Sie als ganzen Menschen ansieht. Keinesfalls aber müssen Sie sich lächerlich machen oder unverschämt ansprechen lassen. Diese Selbstverständlichkeiten einer guten professionellen Beziehung dürfen Sie von jedem Arzt, Psychologen, Ergotherapeuten oder Apotheker erwarten. Und es liegt nicht an Ihnen, wenn er diese Selbstverständlichkeiten vermissen lässt! Möglicherweise liegt es an einem psychischen Problem, das ich mit einem kleinen Augenzwinkern als „Schüchternheit" bezeichnen möchte.

Probleme auf der Seite des Profis

Der schüchterne Profi

Gesundheitsprofis sind nur Menschen und sie haben die gleichen Probleme wie wir alle. Manche sind selbstsicher, andere sind es nicht. Unter den ängstlichen, um ihr Selbstwertgefühl ringenden Profis gibt es solche, die offen zeigen, dass sie ein wenig schüchtern sind, und andere, die ihre Ängstlichkeit überspielen. Letztere sind besonders schwer zu durchschauen. Und doch treffen wir sie an allen Enden des Gesundheitssystems. Da gibt es den cholerischen Chefarzt, der schier überkocht, wenn irgendjemand ihn in Frage stellt: Wie wenig Selbstvertrauen muss ein Mensch haben, der sich nur gut fühlt, wenn er seinen Kritikern den Mund verbieten kann? Da haben wir die Krankenschwester, die den verbissenen Hausdrachen spielt: Wann hat der das letzte Mal jemand gesagt, dass sie eine gute Pflege leistet? Da gibt es den Physiotherapeuten, der den Mund nicht aufbekommt und nichts davon erklärt, was er mit Ihnen macht: Er scheint nicht einmal zu wissen, wie viel es Ihnen bedeuten würde, wenn er etwas kommunikativer wäre. Irgendwie sind die doch alle schüchtern, nicht wahr?

Haben wir erst einmal verstanden, dass Menschen ihre eigene Schüchternheit – ihr Gefühl nicht zu genügen oder sich schützen und verteidigen zu müssen – auf unterschiedliche Weise zeigen, können wir besser damit umgehen. Was machen wir also, wenn uns ein Gesundheitsprofi überheblich oder abweisend vorkommt und wir sofort spüren, dass wir seine Diagnosen und Anweisungen nicht ungestraft in Frage stellen dürfen? Das erste, was ich Ihnen an dieser Stelle raten möchte, lautet: Verständnis zeigen! Erst einmal zu begreifen, dass der Andere krampfhaft versucht, souverän zu wirken, sich die Rolle des immer Überlegenen nicht von Ihnen rauben lassen will, dass er mit aller Gewalt bemüht ist, oben auf zu bleiben.

Lassen Sie ihn – erst einmal. Lächeln Sie, atmen Sie tief durch und bleiben Sie souverän gelassen. Nur wenn Sie das zu

Ihrer ersten Übung machen, drohen Sie nicht in das Eltern- oder Kindschema zu fallen: „Ich werde dich schon klein kriegen!" (Elternrolle) oder „Ich bin doch so hilflos!" (Kindrolle) hilft Ihnen auch nicht weiter. Verständnis schon. Indem Sie souverän lächelnd darüber hinwegsehen, dass Ihr Gesundheitsprofi sich wie ein schüchterner Junge vor Ihnen profilieren muss, reagieren Sie selbst nicht schüchtern. Da kann sich der andere eine Scheibe von Ihrem Verhalten abschneiden! So können Sie milde und großmütig manchen zwischenmenschlichen Fehler Ihres Gesundheitsprofis übersehen. Während Sie bei dem, worauf es wirklich ankommt, keine Nachsicht üben sollten: bei den medizinisch wichtigen Entscheidungen. Denn die darf Ihnen niemand aus der Hand nehmen!

Die Columbo-Technik

Zuweilen allerdings kann es sogar sinnvoll sein, sich aus strategischen Gründen etwas schüchtern zu geben. Wenn Sie einen besonders schüchternen Profi vor sich haben, der ganz besonders große Probleme mit einem selbstsicheren Gegenüber hat, ist es besser, ihn nicht gleich von Anfang an total zu verunsichern. Seien Sie ruhig erst einmal strategisch schüchtern. In diesem Fall macht es nichts,

Taktische Bescheidenheit

wenn Sie bei der ersten Chefarztvisite stramm stehen, mit den Händen an der Pyjamanaht und nur noch „Jawohl, Herr Chefarzt" stammeln können. Sie haben Ihre Rolle hervorragend gespielt! Sie haben die Rolle des Schüchternen eingenommen, wie es von Ihnen erwartet wurde und der Chefarzt meint nicht, sich gegen Sie verteidigen zu müssen. Super! Dann haben Sie wohl die so genannte Columbo-Technik angewandt. Erinnern Sie sich an Inspektor Columbo aus der gleichnamigen Krimiserie? Seine Verhörmethode ist in der Psychologie zu einem Fachausdruck avanciert: Die *Columbo-Methode* besteht darin, dass man sich eine ganze Portion unbeholfener anstellt, als man es in Wirklichkeit ist. So wiegt man den Anderen in Sicherheit und Überlegenheit. Dann können Sie den Chefarzt höflich und scheinbar naiv um die Gnade bitten, Ihnen alles noch einmal zu erklären, wie Inspektor Columbo es mit seinen Verdächtigen tat.

Der Grund, warum Columbo immer ein Auto fuhr, das andere Menschen für verkehrsgefährdend ansahen, und in einem Trenchcoat herumlief, in dem man ihn für einen Obdachlosen hielt, liegt in der Wirkung, die Columbo dadurch auf seine „Kunden" hatte: Nur so konnte er sich seinen meist gesellschaftlich hoch gestellten Verdächtigen *von unten her* nähern und Sie dadurch in Sicherheit wiegen. Beachten Sie, dass Inspektor Columbo nicht unter einem Minderwertigkeitskomplex litt! Wenn Sie die Szenen erinnern, in denen er seine Verdächtigen endgültig überführte, bemerken Sie eine erstaunliche Verschiebung seines Auftretens hin zu einem selbstsicheren, gelassenen Zigarrenraucher, der die Situation in jeder Hinsicht im Griff hat. Sein devotes Verhalten war also nur eine Taktik und der Situation angemessen, vielleicht aber auch seiner eigenen Persönlichkeit, die sich so besser zu präsentieren wusste als mit (gespielter) Überlegenheit.

Humor

Zur gespielten Unterlegenheit gehört aber auch Humor. Ohne diesen wäre Columbo nicht halb so sympathisch und interessant anzusehen. Er wäre einfach ein schrulliger, aber geschickter Psycho-Stratege. Die Tatsache, dass er sich selbst weniger ernst nimmt als den Fall, macht ihn so sympathisch. Columbo ist sich nicht zu schade, Dinge über sich selbst zu erzählen, die andere zum Schmunzeln bringen. Er kann auch darüber lächeln, wie andere mit ihm umgehen. Weil er innerlich weiß (und wir es jede Sekunde mit ihm wissen), dass er zum Schluss stets Sieger bleiben wird, hat er nur ein Lächeln übrig für jeden, der ihn herablassend behandelt.

Ich habe einmal eine Patientin erlebt, die mehrere Jahre ihres Lebens in Krankenhäusern verbracht hat, nachdem sie durch (gewöhnliches, nicht besonders fahrlässiges) Versagen des Medizinsystems fast gestorben wäre. Sie war seitdem stark gehbehindert und frühberentet, aber wenn sie von sich selbst erzählte, machte sie einen Scherz nach dem anderen und lächelte einen verschmitzt an. Als ich ihren Humor bewundernd hervorhob, sagte sie mit einer winzigen Träne im Auge: „Was bleibt mir denn anderes übrig, in meiner Situation?" Dabei wären ihr noch viele andere Reaktionen übrig geblieben: Verbitterung, Depression, ängstliche Verschüchterung; aber Humor war die beste.

Und natürlich gehört noch ein drittes Element zu Inspektor Columbo wie zu keinem anderen: Entschlossenheit. Er lässt sich niemals von einer Fährte abbringen, wenn er meint, dass diese zum Ziel führt, auch wenn man ihm Steine in den Weg zu werfen ver sucht, ihm droht oder ihn hinters Licht führt. Er weiß einfach, was

Entschlossenheit

er will und dass es niemanden geben kann, der das zu verhindern vermag. Denn letztendlich siegt die Wahrheit über alle Zweifel und alle Vertuschungsversuche. Man könnte sagen: Weil er so entschlossen ist, nicht locker zu lassen, braucht er die Bescheidenheit und den Humor als Werkzeug.

Wenn Sie sich nun fragen, ob denn ein solches Columbo-Verhalten nicht unredlich ist, ob es zu Ihnen passt und ob es denn nicht sehr ungeschickt wäre, sich selbst „klein" zu machen, dann sollten Sie wissen, was Psychologen unter „sozialer Kompetenz"

Soziale Kompetenz

verstehen: die Fähigkeit, sich in vielen zwischenmenschlichen Situationen so zu verhalten, dass diese Situationen ein für die eigenen Ziele und Interessen günstiges Ergebnis hervorbringen. Wenn wir gemocht werden wollen und verscherzen es uns regelmäßig mit unseren Gesprächspartnern, ist das ebenso wenig sozial kompetent wie wenn wir uns durchsetzen wollen und es stattdessen „nur" schaffen, gemocht zu werden. Weil die Ziele unterschiedlich sein können, kann ein Teil der sozialen Kompetenz auch darin bestehen, sich nicht herablassend und überlegen zu zeigen, sondern so, dass der *Andere* sich dabei gut fühlt, wie Columbo es aus rein taktischen Gründen mit seinem Gegenüber machte. Das ist äußerst geschickt, wenn man etwas Bestimmtes erreichen will, und es ist nicht besonders unehrlich, denn wir alle versuchen unbewusst dauernd, einen bestimmten Eindruck bei anderen hervorzurufen. Erinnern Sie sich an die Worte E. Goffmans: Wir alle spielen Theater – dauernd. Wir können gar nicht anders, als dauernd die Meinung der Anderen über uns manipulieren zu wollen, nur dass wir das meist unbewusst und automatisch tun. Wenn wir uns bewusst darauf einlassen, uns bescheidener zu geben, als wir es vielleicht sind, mag uns das unehrlich vorkommen. Aber ist es ehrlicher, so selbstsicher aufzutreten, wie wir es gerne wären, oder ist es nicht oft einfach nur ungeschickt? Wichtig ist nur: Seien Sie nicht schüchtern – seien Sie strategisch schüchtern und setzen Sie sich immer zugleich dabei durch!

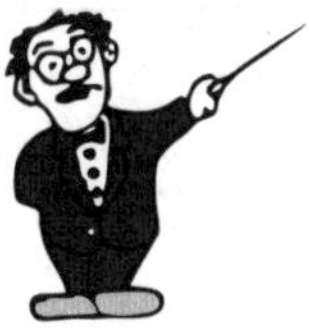

Tipp: Die Columbo-Technik

Hinweis: Diese Technik ist für den Umgang mit Profis gedacht, die nicht dazu fähig sind, irgendeinen Menschen über sich zu dulden – außer ihren Kollegen!

- Machen Sie sich klar, dass Sie bei einem Profi mit unkorrigierbarem Überlegenheitsgefühl nicht dadurch punkten können, dass Sie Ihre eigene Überlegenheit zur Schau stellen. *Seien Sie taktisch bescheiden!*
- Drücken Sie diese Bescheidenheit aus, indem Sie dem Profi höfliche Fragen stellen, die ihm bedeuten, dass Sie sein überlegenes Wissen akzeptieren und schätzen.
- Bedanken Sie sich für seinen Rat und seine Geduld mit Ihnen. Sagen Sie ruhig, dass Sie wissen, dass er wenig Zeit hat und Sie es sehr zu schätzen wissen, dass er sich mit Ihnen abgibt.
- Wenn Sie besonders geschickt sind, irritieren Sie ihn zusätzlich dadurch, dass Sie trotz aller Bescheidenheit hin und wieder beiläufig eine Bemerkung fallen lassen, die ihm klarmacht, dass Sie doch nicht so dumm sind, wie Sie wirken.
- Reagieren Sie auf alle möglichen Unverschämtheiten mit unverhohlenem *Humor.* Lachen Sie lieber laut los, wenn der Profi etwas sagt, das Sie wütend machen könnte. Lachen kann etwas ebenso Befreiendes haben wie Schreien und ist sozial viel verträglicher – und eine sehr souveräne Waffe, um den anderen aus der Fassung zu bringen.
- Seien Sie aber auch *entschlossen,* sich nicht von der Fährte abbringen zu lassen, auf der Sie sich befinden. Bleiben Sie hartnäckig, bis Ihre Fragen beantwortet sind. Bleiben Sie aber auch, während Sie ihn nerven, schön bescheiden.

Lösungen der Übungsaufgaben

Übungsaufgabe 1.1. aus Kapitel 1:

a) Paternalistischer Stil
b) Informierter Stil

Übung 2.3.:

Widerspruch wird oft nicht gerne gehört, aber heißt das schon, dass er falsch ist? In unserer Kultur ist das Recht auf eine eigene Meinung allgemein anerkannt und die Freiheit, diese Meinung zu äußern, ist sogar in der Verfassung verankert. Man kann also nicht unverschämt sein, nur weil man eine eigene Meinung äußert. Unverschämt kann man nur dadurch sein, dass man diese Meinung auf eine unverschämte Art und Weise äußert.

a) Eine Frage zu stellen, zeigt dem anderen vor allem, dass man mitdenkt und interessiert ist. Es kann auch bedeuten, dass man kritisch ist und nicht alles hinnimmt. Was soll eine dumme Frage sein? Ein Laie kann schließlich nicht alles wissen und es ist normal, dass er Fragen hat. Deshalb ist es die Aufgabe des Arztes als Experte, Erklärungen zu geben und die Fragen des Patienten zu beantworten. Es steht vielleicht nicht immer so viel Zeit zur Verfügung, wie man möchte, aber der Nutzer hat einen Anspruch darauf, ausreichend informiert und aufgeklärt zu werden.
b) Menschen lassen sich leicht durch die Körpersignale anderer Menschen steuern. Schaut jemand unfreundlich, wirkt er hektisch und drängt einen, zum Ende zu kommen, dann neigen viele Menschen dazu, diesem Drängen nachzugeben, weil sie nicht aufdringlich wirken wollen. Es gibt aber keinen objektiven Maßstab, ab wann man aufdringlich ist. Deshalb ist es wichtig, selbst eine Entscheidung zu treffen, ob man noch ein wichtiges Anliegen hat oder nicht und sich nicht nur fremdgesteuert von den Wünschen des Anderen bestimmen zu lassen.
c) Wenn der Patient nicht mitdenkt, gehen Arzt wie Patient das Risiko ein, dass mehr Fehler gemacht werden. Wenn man Bedenken gegen eine Behandlung oder Untersuchung hat, können diese grundsätzlich unbegründet oder begründet sein, sie können aus einer sicheren Intuition stammen oder aus einer vernünftigen Überlegung oder aus keinem von beiden. In jedem Fall dürfen sie nicht vom Tisch gewischt werden, sondern müssen

durchdacht werden. Uneinsichtig ist jemand, der wider besseren Wissens Schaden verursacht. Wer sagt einem, dass nicht der Arzt uneinsichtig ist und man selbst mit seinen Bedenken Recht hat?

d) Der Arzt mag gekränkt sein, wenn wir eine Zweitmeinung einholen wollen, aber wessen Problem ist das? Es ist nur dann unser Problem, wenn wir von unserem Arzt geliebt werden wollen und es nicht aushalten, wenn er gekränkt reagiert. Ansonsten hat das Gekränktsein wenig mit uns zu tun, denn es ist unser Recht, eine Zweitmeinung einzuholen, eine Sache noch mal zu überdenken oder uns irgendwo genauere Informationen einzuholen. Wenn der Arzt das nicht versteht, können wir ihm allenfalls erklären, warum dieses Vorgehen für uns wichtig ist und nichts mit einer Geringschätzung seiner Personen zu tun hat.

3.
Das Gesundheitssystem

Was Sie in diesem Kapitel lernen sollen:

Sie sollten wissen, aus welchen Institutionen unser Gesundheitssystem besteht und welche Rechte Sie darin haben.

Bisher haben wir uns mit Gesundheitsprofis beschäftigt und darunter alle gefasst, die im Gesundheitssystem ihre Arbeit tun. Aber natürlich bezogen sich die meisten Abschnitte unweigerlich auf den Arzt / die Ärztin, deren Rolle im Gesundheitssystem unbestritten die zentrale ist. Nun wollen wir diesen zentralen Gesundheitsprofi noch einmal näher unter die Lupe nehmen, ohne dabei die anderen Professionen zu vergessen. Wir wollen uns ansehen, wie unsere Gesellschaft die Arztrolle definiert, wie sie dafür sorgt, dass Ärzten bestimmte Privilegien zustehen. Damit wollen wir dreierlei erreichen: Wir wollen kritischer werden gegenüber unhinterfragten Annahmen über die Natur des Arztberufes. Wir wollen auch mehr Verständnis für seine Situation aufbringen, um auf diese Situation in der Begegnung mit Ärzten eingehen zu können. Und wir müssen wissen, wie das Gesundheitswesen funktioniert, um als kompetenter Gesundheitspartner eigenverantwortlich damit umgehen zu können.

Arzt und Klient: Nicht gleich, aber gleichwertig

Arztrechte und Patientenpflichten

Obwohl es uns in der Praxis oft nicht so erscheint, sind die Rechte und Pflichten von Gesundheitsprofis und ihren Patienten juristisch eindeutig ungleich verteilt – und zwar zu Lasten des Profis. Die Gesellschaft billigt dem examinierten Mediziner hingegen nur wenige verbriefte Rechte zu, die nur er ausüben darf. Es handelt sich also um echte Privilegien, die dem Arzt, nicht aber anderen Gesundheitsberufen zustehen. Dazu gehört, dass er in Deutschland das alleinige Recht hat, Medikamente zu verschreiben, bestimmte Atteste zu erstellen und chirurgische Eingriffe durchzuführen. Kliniken müssen unter ärztlicher Leitung stehen, wenn Sie von Krankenkassen und Versicherungen anerkannt werden sollen (ausnahmsweise dürfen z.B. Geburtshäuser unter Leitung von Hebammen stehen). Und orthopädische Hilfsmittel oder Krankengymnastik werden nur bezahlt, wenn der Arzt sie verordnet. Im Unterschied zu anderen Gesellschaften ist es bei uns der Arzt und nicht der Priester, der den Tod eines Menschen feststellt und mit seinem Urteil über die natürliche Verursachung des Todes das weitere Vorgehen der Behörden bestimmt.

Diese Privilegierung des Arztes vor anderen Gesundheitsberufen gründet sich sachlich auf seine Ausbildung. Der Soziologe Eliott Freidson hebt die besondere Expertenschaft des Arztes gegenüber anderen Gesundheitsberufen hervor: Weil der Arzt eine entsprechende Ausbildung nachweisen kann, steht ihm das Recht zu „entsprechend solcher Kriterien zu diagnostizieren und zu verschreiben, die in seinem medizinischen Wissen begründet sind, und seine Tätigkeit von Kollegen, aber nicht von Laien bewerten zu lassen“.[19] Tatsächlich betonen insbesondere die Ärzte-Berufsordnungen, dass Ärzte sich nur der fachlichen Anleitung durch andere Ärzte unterordnen dürfen, nicht aber der anderer Professioneller. Darin drückt sich die Idee aus, dass Ärzte sich von allen anderen Gesundheitsberufen nach oben hin deutlich abheben.

Demgegenüber gibt es kaum gesetzliche Normen, die Pflichten von Patienten regeln – und wenn, dann beziehen sie sich auf versicherungsrechtliche Vorschriften. So muss der Kranke eine Krankschreibung rechtzeitig an die Krankenkasse schicken und auch in anderen Details mit dieser zusammenarbeiten, wenn er seinen Versicherungsschutz nicht verlieren will. In einem Punkt wird er sogar über das rein Formale hinaus verpflichtet, seiner Versicherung unnötige Kosten zu ersparen: Es besteht nämlich eine Mitwirkungspflicht des Kranken an seiner Genesung. Das bedeutet, dass die Krankenkasse die Bezahlung der Behandlungskosten in einem konkreten Behandlungsfall verweigern kann, wenn es Belege dafür gibt, dass der Versicherte sich ohne guten Grund einer Behandlung verweigert hat. Ein guter Grund liegt beispielsweise bei unzumutbaren Nebenwirkungen oder einem nicht tragbaren Aufwand in Form von Fahrtzeiten oder finanziellen Aufwendungen für die Behandlung vor. Und damit haben wir das Feld der Patientenpflichten bereits umrissen. Demgegenüber sind die Rechte des Nutzers erheblich umfangreicher.

Patientenrechte und Arztpflichten

Das Recht auf Selbstbestimmung

Das wichtigste Recht des Nutzers haben wir bereits kennen gelernt, das Recht auf Selbstbestimmung. Dabei handelt es sich um ein Recht höchsten Ranges, ein verfassungsmäßig garantiertes Recht, das in den Artikeln 1 I und 2 I des deutschen Grundgesetzes sowie im Recht auf *körperliche Unversehrtheit* (Art. 2 II GG) niedergelegt ist. Das Recht auf Selbstbestimmung garantiert Ihnen, dass niemand über Sie und Ihren Körper verfügen darf und dass Sie nach Ihren eigenen Vorstellungen leben dürfen, insofern Sie dadurch nicht die Rechte Anderer verletzen. Daraus folgt ein für den Klienten eines Arztes enorm wichtiger Rechtsanspruch: Sie haben ein Hoheitsrecht über sich selbst!

Das damit eng verknüpfte Grundrecht der körperlichen Unversehrtheit gilt so weitgehend, dass in Deutschland jede Verletzung der Hauthülle des menschlichen Körpers durch einen Anderen potentiell eine Straftat darstellt. Somit handelt es sich auch bei jedem ärztlichen Eingriff – und sei es auch nur der Nadeleinstich einer Spritze – prinzipiell um eine Körperverletzung im juristischen Sinne. Ärzte werden wegen dieser Körperverletzung nur deshalb nicht strafrechtlich belangt, weil im Allgemeinen davon ausgegangen wird, dass der „Verletzte" der ärztlichen Handlung zuvor ausdrücklich oder indirekt zugestimmt hat, er also die „Körperverletzung" gewollt oder gebilligt hat. Wenn der Arzt Sie darüber informiert, dass er Ihnen eine Spritze geben möchte und Sie darauf hin Ihren großen Gesäßmuskel frei machen, darf davon ausgegangen werden, dass sie mit der Körperverletzung einverstanden sind.

Aus der Tatsache, dass Sie vor einem ärztlichen Eingriff Ihre Zustimmung geben müssen, resultiert natürlich, dass der Arzt Sie zuvor darüber informiert haben muss, was er zu tun gedenkt. Der so genannte *Einwilligungsvorbehalt* des Patienten bedingt also unmittelbar die *Aufklärungspflicht* des Arztes. Vor größeren Eingriffen muss eine ausführliche Aufklärung über die Art des Eingriffs und seine Risiken erfolgen, da Sie ansonsten nicht wirklich beurteilen können, welcher Art von Körperverletzung Sie zustimmen, und Ihre Zustimmung muss dann in der Regel schriftlich erfolgen. Selbst wenn ein Arzt Ihnen durch einen Eingriff das Leben rettet und an Durchführung und Resultat des Eingriffs keine Mängel erkennbar sind, könnte der Arzt im Nachhinein wegen Körperverletzung strafrechtlich belangt werden, wenn er versäumt hat, Ihre Einwilligung zu dem Eingriff in einer der Situation angemessenen Form einzuholen beziehungsweise Sie angemessen aufzuklären. Denn der Einwilligungsvorbehalt schließt selbstverständlich ein, dass Sie ein Recht darauf haben, eine medizinische Behandlung oder Untersuchung zu verweigern, selbst wenn alle Ärzte erklären, dies sei ihr sicherer Tod.

Tatsächlich ist es aber so, dass viele Ärzte voraussetzen, der Patient sei mit mehr oder weniger jeder Behandlung einverstanden, sobald er sich in ärztliche Hände begeben hat. Es ist für den Patienten leicht, demselben Irrtum aufzusitzen. Machen Sie sich deshalb klar: Wenn Sie einen Arzt aufsuchen, haben Sie damit noch längst keiner konkreten Behandlung zugestimmt. Und Sie sind es, die oder der über den eigenen Körper zu entscheiden hat, nicht Ihre Ärztin! Lassen Sie sich von dem forschen Auftreten und dem Drängen eines Arztes nicht irritieren und überrumpeln. Der bekannte US-amerikanische Internist Bernhard Lown[20] erzählt von Patienten, die ihr Leben einbüßten oder deren Lebensqualität zerstört war, nachdem sie einer eiligen Operation zugestimmt hatten, ohne eine Zweitmeinung einzuholen, weil sie von Ärzten unter Druck gesetzt worden waren. Insofern Sie keine andere Möglichkeit haben, vor einer als eilig dargestellten Operation eine Zweitmeinung einzuholen, sollten Sie zumindest versuchen, vom Krankenbett aus eine Patientenberatungsstelle oder einen Freund anzurufen und die Angelegenheit mit einer außenstehenden Person zu besprechen. Wenn Sie Zweifel haben, ob Sie das gleiche wollen, was der Arzt von Ihnen will: lassen Sie es nicht mit sich geschehen, bevor Sie sich nicht ausreichend aufgeklärt fühlen, um eine eigene Entscheidung zu treffen!

Einschränkungen von Einwilligungsvorbehalt und Aufklärungspflicht

Die eben genannten Rechte können Sie nur in wenigen Situationen nicht wahrnehmen. Zum einen gibt es praktische Grenzen der Ausübbarkeit des Selbstbestimmungsrechts. Wenn Sie bewusstlos sind und Eile geboten ist, wird man jede notwendige medizinische Maßnahme auch ohne Ihre Einwilligung ergreifen. Man geht dabei davon aus, dass dies in Ihrem Sinne sein wird. Es gibt jedoch Menschen, die damit nicht einverstanden sind. Aus weltanschaulichen Gründen lehnen sie Bluttransfusionen oder die Reanimation (Wiederbelebung) ab. Wenn Sie in Notfällen nicht wollen, dass Ihnen in der standardmäßigen Weise geholfen wird, empfiehlt es sich, einen entsprechenden Hinweis in der Brieftasche zu tragen, eine Verfügung bei Angehörigen zu hinterlegen und Ihre behandelnden Ärzte (vor allem im Krankenhaus) von sich aus darauf hinzuweisen. In allen Fällen, in denen Sie Ihren Willen bezüglich Ihrer medizinischen Behandlung schriftlich niedergelegt haben, ist dieser verbindlich!

Über Patientenverfügungen für alle Fälle können Sie im letzten Kapitel etwas erfahren. Schriftliche Patientenverfügungen treten also an die Stelle des mündlich ausgesprochenen Willens und nehmen Ihr Selbstbestimmungsrecht in einer Situation wahr, in der Sie Ihren Willen nicht mehr äußern können. Was aber ist, wenn Sie Ihre Einwilligung zu einer Operation erteilt haben und während des Eingriffs unter Narkose stellt sich heraus, dass der ursprüngliche Plan erweitert oder geändert werden muss? Müssen Sie noch einmal aus der Narkose geweckt werden, um Sie zu einer neuen Unterschrift unter den Aufklärungsbogen zu bewegen? Ja, tatsächlich, das müssen Sie, es sei denn die Gefahren und Nachteile durch die Unterbrechung der OP sind nicht tragbar!

Juristische Einschränkungen des Selbstbestimmungsrechts kommen im Wesentlichen in drei Situationen vor: Wenn Sie aufgrund Ihres psychischen Zustands, aufgrund eines Deliktes oder einer Erkrankung für sich selbst oder andere eine Gefahr darstellen. Nehmen wir einmal an, Sie wollen sich das Leben nehmen und können gerade noch von einer Polizeistreife vom Dach eines Hochhauses gerettet werden. Werden Sie dann auf freien Fuß gesetzt werden, damit Sie gleich das nächste Hochhausdach erstürmen, sobald die Polizisten sich auf den Weg gemacht haben? Natürlich nicht. Da

Sie aufgrund einer eingeschränkten psychischen Wahlfreiheit als selbstgefährdend gelten, werden Sie in eine geschlossene psychiatrische Station gebracht. Das gleiche gilt, wenn Sie aufgrund Ihres psychischen Zustandes, beispielsweise einer Vergiftung Ihres Gehirns durch Drogen oder Alkohol oder wegen einer schweren psychischen Störung andere gefährden. Dort muss ein Richter innerhalb einer bestimmten Frist (die je nach Staat/Bundesland variiert) prüfen, ob die Zwangsunterbringung oder weitere medizinische Maßnahmen rechtens sind. Dabei gilt, dass eine Zwangsunterbringung noch nicht zugleich andere zulässige Zwangsmaßnahmen einschließt (etwa die unfreiwillige Gabe von Medikamenten, die Fesselung oder das Einsperren in eine Einzelzelle).

Ihre freie Verfügungsfähigkeit über Ihren Körper wird auch dann eingeschränkt, wenn die Allgemeinheit ein höheres Interesse hat. So werden Sie sich nicht auf Ihr Selbstbestimmungsrecht berufen können, wenn Ihnen der Polizeiarzt Blut abnehmen möchte, weil Sie im Pustetest beim Fahren unter Alkohol aufgefallen sind. In diesem Fall wiegt das Interesse der Behörden nach Ansicht des Gesetzgebers schwerer. Sie müssen sich auch untersuchen lassen, wenn die Untersuchung für ein Strafverfahren wichtig sein könnte (§ 81a (1) StPO). Und falls der Verdacht besteht, dass Sie unter einer Krankheit leiden, die unter die Seuchenschutzgesetzgebung fällt, will der Staat ausschließen, dass Sie andere anstecken können. Dieses Rechtsgut wiegt höher als Ihr Selbstbestimmungsrecht, weshalb Sie hinnehmen müssen, dass man Sie ohne Ihre Zustimmung ärztlich untersucht oder in Quarantäne legt. Das ist nicht sehr schön, aber um Ihrer Mitmenschen willen, sollten Sie höhere Güter als die eigenen Freiheitsrechte akzeptieren. Über weitere Rechte im Gesundheitssystem informiert Sie der folgende Kasten:

Information: Patientenrechte

Als Patient haben Sie gesetzlich verbürgte Rechte. Dazu gehört vor allem:

– *Das Recht auf Selbstbestimmung:* Niemand darf eine Behandlung, eine Untersuchung oder eine sonstige medizinische Maßnahmen erzwingen.

Zu jeder Behandlung ist demnach Ihre Einwilligung unbedingt erforderlich. Dies betrifft auch Ihr Recht, eine lebenserhaltende

- Maßnahme abzulehnen. Ausnahmen bestehen nur bei geistiger Einwilligungsunfähigkeit oder wenn das Interesse der Allgemeinheit berührt ist
- *Das Recht auf körperliche Unversehrtheit:* hängt mit dem Selbstbestimmungsrecht zusammen und bedeutet, dass niemand ohne Ihre Einwilligung Ihren Körper verletzen darf.
- *Das Recht auf Aufklärung.* Jeder Patient hat das Recht, vor einer Behandlung oder diagnostischen Maßnahme über deren Nutzen und Risiken, Auswirkungen und notwendige Verhaltensregeln aufgeklärt zu werden. Zudem hat er das Recht, seine Diagnose zu erfahren. Der Patient kann diese Rechte an einen Angehörigen abgeben oder ganz darauf verzichten. Die Aufklärung hat in einem Gespräch zu erfolgen beziehungsweise so, dass Rückfragen möglich sind.
- *Das Recht auf freie Arztwahl:* Sie dürfen Ihren Arzt nach Ihrem persönlichen Geschmack aussuchen und jederzeit (!) wechseln. Dieses Recht kennt versicherungsbedingte Einschränkungen, etwa wenn Sie Leistungen der Unfallversicherung beziehen. Im Krankenhaus haben Sie aus organisatorischen Gründen ebenfalls keine freie Arztwahl, sie haben dafür aber (außer im Strafvollzug) eine *freie Krankenhauswahl!*
- *Das Recht auf Vertraulichkeit:* schließt die Schweigepflicht von Ärzten, Psychologen und ihren Mitarbeitern gegenüber *allen* anderen Personen ein: auch gegenüber Behörden (Zeugnisverweigerungsrecht vor Gericht), gegenüber Ihren Angehörigen und gegenüber anderen Ärzten, es sei denn dass Ihre Schweigepflichtentbindung vorliegt. Ausnahmen von der Schweigepflicht gelten gegenüber den Kostenträgern bezüglich abrechnungsrelevanter Informationen, bei drohenden Straftaten und „gewohnheitsrechtlich" auch gegenüber Mitbehandelnden (Ärzten, Psychologen, Krankenschwestern etc., die ein Team bilden)
- *Das Recht auf angemessene medizinische Behandlung:* Der Arzt handelt fahrlässig, wenn er Sie nicht nach dem gerade gängigen medizinischen Standard behandelt. Ein Recht auf eine hervorragende medizinische Behandlung über den zur Zeit allgemein üblichen Standard hinaus gibt es allerdings nicht.

– *Das Recht auf Akteneinsicht:* Patienten haben ein Recht, ihre Krankenakten vollständig einzusehen oder Fotokopien der Krankenakte (auf eigene Rechnung) anzufordern. Dabei dürfen dem Patienten nur solche Teile der Krankenakte vorenthalten werden, die rein subjektive Eindrücke der Behandelnden oder fremde Patientendaten enthalten oder Informationen, die den psychischen Zustand des Patienten gut begründbar gefährden.

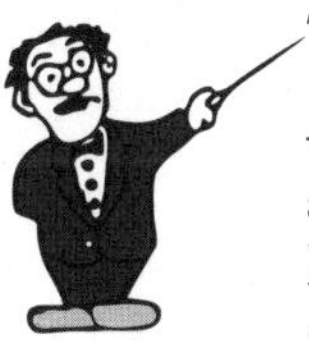

Tipp: Wahren Sie Ihre Rechte!

– Sie haben als Patient Rechte, die Ihnen per Gesetz zustehen. Lassen Sie sich diese Rechte nicht leichtfertig nehmen, indem Sie sich von einem forschen Arzt überrumpeln lassen!
– Bleiben Sie wachsam in Bezug auf das, was der Profi von Ihnen möchte! Prüfen Sie, ob Sie das auch wollen!
– Wenn Sie das Gefühl haben, dass der Arzt nicht in Ihrem Interesse handelt: Sagen Sie das offen! Diskutieren Sie ruhig und sachlich und sagen Sie, was Ihnen nicht gefällt!
– Weisen Sie den Arzt darauf hin, wenn er Sie vor einer Behandlung nicht ausreichend aufgeklärt hat! Sagen Sie ihm, wenn Sie den Eindruck haben, er setzt sich über Ihre Selbstbestimmungsrechte hinweg!
– Wenn Sie etwas nicht wollen, das man mit Ihnen tun will, haben Sie das Recht sich zu weigern, einer Aufforderung nachzukommen, und sich der Behandlung zu entziehen!

Die Gesundheitsberufe

Einmal traf eine Patientin mir gegenüber ein bezeichnendes Urteil über ihre behandelnde Ärztin: „Die ist ja gar keine richtige Ärztin“, sagte sie. „Die hat ja nicht mal einen Doktortitel“. Hatte die Patientin nun recht oder nicht? Was macht eine Ärztin eigentlich zur Ärztin – und welche unterschiedlichen Ärztegruppen gibt es? Und was ist mit den anderen Gesundheitsberufen, etwa den Psychotherapeuten? Sind das auch Mediziner?

Was alle Ärzte gemeinsam haben...

Wodurch wird man Arzt (Ärztin)?

Voraussetzung für die Tätigkeit als Arzt/Ärztin ist ein Medizinstudium, das mit einem Staatsexamen abgeschlossen wird (Deutschland und Schweiz) bzw. der Promotion zum Arzt (Österreich). Entscheidend für das Recht der Berufsausübung ist die *Approbation*, die Berechtigung zur selbständigen heilkundlichen Tätigkeit. Diese wird in Deutschland mit dem Staatsexamen am Ende des Studiums von den Behörden automatisch erteilt. In *Österreich* und der *Schweiz* ist der Arzt nach Abschluss des Studiums hingegen nur zur Berufsausübung unter Aufsicht berechtigt und erst durch Erlangung eines Facharzttitels darf er eigenständig arbeiten.

Zulassung

Hat eine richtige Ärztin einen Doktortitel?

Manche Menschen nehmen tatsächlich an, Herr oder Frau Doktor sei die korrekte Anrede für alle Ärzte, weil ein fertiger Arzt einen Doktortitel besitzen müsse. Das ist aber keineswegs der Fall. Ein Doktortitel wird im Wesentlichen durch das Anfertigen einer schriftlichen Doktorarbeit (der Dissertation) erworben. Diese steht aber mit der Berufsausübung als Arzt in Deutschland und der Schweiz in keinem Zusammenhang und sagt deshalb über die Qualifikation der Ärztin im Grunde genommen nichts aus. Der einzige Unterschied zwischen einem Arzt mit und einem ohne Doktortitel ist also kurz gesagt – der Doktortitel.

Ist ein Dipl.-Med. ein Arzt?

Diplom-Mediziner (Dipl.-Med.) sind Ärzte, die in der DDR ihren Abschluss gemacht haben und die natürlich auch nach bundesdeutschem Recht Ärzte sind. Das heutige deutsche Recht kennt keinen Titel für Personen, deren Studium nur mit einem Staatsexamen abschließt, so dass Ärzte, die in der Bundesrepublik Deutschland ihr Examen gemacht haben, im Unterschied dazu kein Diplom und auch sonst keinen Titel vor dem Namen tragen.

Was ist eine Kammer?

Akademische Berufe, also solche, die ein Universitätsstudium voraussetzen, müssen sich zu Kammern zusammenschließen, wenn der Gesetzgeber ein besonderes Interesse daran hat, dass die Berufsausübung streng geregelt wird. Das gilt im Gesundheitssektor in Deutschland für Psychologische Psychotherapeuten und Kinder- und Jugendlichenpsychotherapeuten; Tierärzte; Zahnärzte; Apotheker; und Ärzte. Jeder, der einem dieser verkammerten Berufe angehört, hat die Pflicht, der für seinen Beruf zuständigen Kammer seines Bundeslandes beizutreten. Die Ärztekammern der Länder sind in der Bundesärztekammer zusammengeschlossen.

Die Kammern wirken dabei in zwei Richtungen: Einerseits als Interessenvertretung des Berufsstandes nach außen; andererseits als rechtliches Aufsichtsorgan gegenüber den Mitgliedern. Eine Verkammerung gibt es auch in *Österreich*, nicht aber in der *Schweiz*, in der Ärzte freiwillig in Ärzteverbänden wie der FMH (Foederatio Medicorum Helveticorum) organisiert sind.

Was ist ein Berufsverband?

Ein Berufsverband ist die Interessenvertretung eines Berufes. Die ärztlichen Berufsverbände nehmen teilweise gewerkschaftsähnliche Funktionen wahr und treten in letzter Zeit immer dann in der Öffentlichkeit verstärkt in Erscheinung, wenn die Politik die Verdienstmöglichkeiten für Ärzte beschneidet und die gesetzlichen Bedingungen verändert. Niemand ist verpflichtet, einem Berufsverband anzugehören. In Deutschland ist der *Hartmannbund* der führende Berufsverband für selbstständige Ärzte, für angestellte Ärzte hat sich zudem der *Marburger Bund* profiliert. In der *Schweiz* hat der bereits erwähnte FMH die Funktion eines Dachverbandes, während viele Ärzte in kantonalen Verbänden organisiert sind.

Was Ärzte von Ärzten unterscheidet...

Was ist ein Facharzt?

Anders als beim Doktortitel macht der Erwerb einer Facharztbezeichnung meist einen realen Unterschied. Voraussetzung, um sich Facharzt/Fachärztin nennen zu dürfen, ist eine mehrere Jahre dauernde praktische Ausbildung im Krankenhaus und eine theoretische Prüfung im jeweiligen Fach. Wer noch kein Facharzt ist, darf zwar im Krankenhaus als Assistenz- oder Stationsarzt arbeiten, er darf aber in der Regel weder leitende Positionen im Krankenhaus innehaben noch eine eigene Praxis eröffnen. Neben den einzelnen medizinischen Spezialfächern kann auch ein Facharzt im „Überblicksfach" der Allgemeinmedizin erworben werden. Der früher übliche praktische Arzt als Hausarzt ohne Facharzttitel stirbt hingegen aus, weil Nicht-Fachärzte keine Zulassung als Kassenärzte mehr erhalten. Zahnärzte sind übrigens nicht etwa Fachärzte für Zahnmedizin, sondern eine eigene Berufsgruppe mit einem unabhängigen Studiengang, ähnlich wie Psychologen (siehe unten).

Was bedeuten die anderen Bezeichnungen auf einem Praxisschild?

Zusatz- und Schwerpunkt-Bezeichnungen

Alle Angaben, die auf einem Praxisschild stehen dürfen/müssen, sind in Deutschland streng geregelt. Außer der Facharztbezeichnung gibt es noch andere Zertifizierungen, die ein Arzt auf sein Praxisschild schreiben darf, weil die jeweilige Ärztekammer diese Bezeichnung offiziell anerkannt hat. Solche so genannten *Zusatzbezeichnungen* haben nicht den Status einer Facharztausbildung und sind als bloße Weiterbildungszertifikate aufzufassen, die aber oft die Abrechenbarkeit entsprechender Leistungen bedingen. Gleiches gilt für die *Schwerpunktbezeichnungen*, die meist umfangreicher sind als die Zusatzbezeichnungen, aber ebenfalls nur Teilgebiete von Facharztgebieten abdecken. Die verschiedenen zugelassenen Bezeichnungen können übrigens von Ärztekammer zu Ärztekammer und zwischen den deutschsprachigen Staaten variieren.

Facharztbezeichnungen (Beispiel: Berlin) (Stand: 2007)	
Allgemeinmedizin Anästhesiologie (Schmerz- und Narkosemedizin) Anatomie Arbeitsmedizin Augenheilkunde (Ophtalmologie)	Biochemie Chirurgie Fachzahnarzt für Mikrobiologie Fachbiologe der Medizin Frauenheilkunde und Geburtshilfe (Gynäkologie)

Facharztbezeichnungen (Beispiel: Berlin) (Stand: 2007)	
Hals-, Nasen-, Ohrenheilkunde (HNO) Haut- und Geschlechtskrankheiten (Dermatologie) Herzchirurgie Humangenetik Hygiene und Umweltmedizin Immunologie Innere Medizin (Internist) Kinder- und Jugendpsychiatrie und -psychotherapie Kinderchirurgie Kinder- und Jugendmedizin (Pädiatrie) Klinische Chemie und Labordiagnostik Klinische Pharmakologie Kristallographie Laboratoriumsmedizin Lungen- und Bronchialheilkunde (Pulmologie) Mikrobiologie u. Infektionsepidemiologie Mund-, Kiefer-, Gesichtschirurgie Nervenheilkunde / Neurologie u. Psychiatrie Neurochirurgie	Neurologie (Nervenheilkunde) Neuropathologie Nuklearmedizin Orthopädie Öffentliches Gesundheitswesen Pathologie Pharmakologie u. Toxikologie Phoniatrie und Pädaudiologie Physikalische und Rehabilitative Medizin Physiologie Physiotherapie Plastische und Ästhetische Chirurgie Psychiatrie Psychiatrie und Psychotherapie Psychosomatische Medizin und Psychotherapie Radiologie (Röntgenologe) Rechtsmedizin Sozialhygiene Sportmedizin Strahlentherapie Transfusionsmedizin Urologie

Schwerpunktbezeichnungen für das Beispiel Berlin (Stand: 2007) (in Klammern: Erläuterung und Zugehörigkeit zum Facharztgebiet)	
Angiologie (Gefäße; Innere Medizin) Audiologie (Gehör; Hals-Nasen-Ohrenheilkunde)	Diabetologie (Zuckerkrankheit; Innere Medizin) Endokrinologie (Drüsen/Hormone; Innere Medizin)

Schwerpunktbezeichnungen für das Beispiel Berlin (Stand: 2007) (in Klammern: Erläuterung und Zugehörigkeit zum Facharztgebiet)	
Forensische Psychiatrie (Gerichtspsychiatrie; Psychiatrie und Psychotherapie) Gastroenterologie (Magen-Darm; Innere Medizin) Gefäßchirurgie (Chirurgie) Geriatrie (Alte Menschen) Gynäkologie (Frauenheilkunde und Geburtshilfe) Hämatologie u. Internist. Onkologie (Blut und Krebs; Innere Medizin) Infektiologie (Infektionen) Infektions- und Tropenmedizin Herz- und Gefäßchirurgie Kardiologie (Herz; Innere Medizin) Kinderchirurgie (Chirurgie) Kinderdiabetologie Kindergastroenterologie Kinderhämatologie (Kinderheilkunde) Kinderkardiologie, Kindernephrologie (Kinderheilkunde) Kinderlungen- und Bronchialheilkunde (Kinderheilkunde) Kinderneonatologie Kinderneuropsychiatrie (Nerven-, Kinderheilk., Kinder/Jugendpsychiatrie)	Kinderradiologie (Radiologie) Klinische Pharmakologie (Medikamente; Pharmakologie und Toxikologie) Lungen- und Bronchialheilkunde/Pneumologie (Innere Medizin) Neonatologie (Neugeborene; Kinderheilkunde) Nephrologie (Nieren; Innere Medizin) Neuropathologie (Pathologie) Neuropädiatrie (Kinder- und Jugendmedizin) Neuroradiologie (Radiologie) Phoniatrie u. Pädaudiologie (Gehör; Hals-Nasen-Ohren) Pneumologie (Lunge) Plastische Chirurgie (Chirurgie) Pulmologie (Lunge) Rheumatologie (Rheuma; Innere Medizin, Orthopädie) Strahlentherapie (Radiologie) Strahlentherapie Thoraxchirurgie (Brustkorb; Chirurgie, Herzchirurgie) Thoraxchirurgie und Kardiovaskularchirurgie Unfallchirurgie (Chirurgie) Visceralchirurgie (Chirurgie)

Ärztliche Zusatzbezeichnungen in Berlin (Stand: 2007) (in Klammern: Erläuterung)	
Akupunktur Allergologie (Allergien) Arbeitsmedizin Ärztliches Qualitätsmanagement Badearzt Balneologie und Med. Klimatologie Betriebsmedizin Bluttransfusionswesen Chirotherapie Diabetologie Flugmedizin Geriatrie (Alte Menschen) Hämostaseologie (Blutgerinnung) Handchirurgie Homöopathie Infektiologie Intensivmedizin Kinder-Pneumologie Manuelle Medizin/ Chirotherapie Medizinische Genetik Medizinische Informatik	Naturheilverfahren Notfallmedizin Palliativmedizin (Sterbende) Phlebologie (Venen) Physikalische Therapie Plastische Operationen Proktologie (Mastdarm) Psychoanalyse Psychotherapie Psychotherapie – fachgebunden – Rehabilitationswesen Rettungsmedizin Röntgendiagnostik Schlafmedizin Sozialmedizin Spezielle Schmerztherapie Sportmedizin Stimm- und Sprachstörungen Suchtmedizinische Grundversorgung Transfusionsmedizin Tropenmedizin Umweltmedizin

Übung 3.1: Fachärzte-Quiz

Hier sind einige Quizfragen zur Überprüfung Ihrer Kenntnisse der verschiedenen Facharzt- und Zusatzbezeichnungen. Schreiben Sie am besten erst alle Lösung auf, damit Sie beim Kontrollieren nicht abschauen können. Die Lösung finden Sie wie immer am Ende dieses Kapitels. Viel Spaß!

1. An welchen Facharzt wendet man sich mit Schmerzen beim Wasserlassen?

2. An welchen Facharzt mit welcher Schwerpunktbezeichnung wendet man sich mit Herzbeschwerden?
3. An welchen Facharzt wendet man sich bei Ohrenschmerzen?
4. Wie heißt das Arbeitsgebiet (= Schwerpunktbezeichnung), das sich um den Magen-Darm-Trakt kümmert?
5. Welcher Facharzt außer dem Orthopäden beschäftigt sich in manchen Bundesländern mit der konservativen (nicht operierenden) Orthopädie?
6. Wie heißt der Kinderarzt mit dem Fremdwort?
7. Welche Facharztbezeichnung heißt wörtlich übersetzt: Erziehung zum Richtigen?
8. Für welches Organ ist der Pulmologe zuständig?
9. Wenn Sie zum Schönheitschirurgen gehen wollen, werden Sie auf dem Praxisschild eher welche Bezeichnung finden?
10. Mit welchen Geräten beschäftigt sich der Radiologe?

Was ist ein niedergelassener Arzt?

Die Arbeitsplätze von Ärzten unterteilt man in den *ambulanten* und den *stationären* Bereich. Ambulant sind alle Behandlungen, bei denen sie „mal eben vorbeischauen" (so die Bedeutung des lateinischen *ambulare* = spazieren gehen, vorbeigehen). Stationär arbeiten Ärzte, die Ihnen erlauben, bei ihnen Station zu machen und Quartier zu beziehen. Ambulant und stationär sind Behandlungsformen, nicht Ärzte, denn ein „ambulanter Arzt" wäre einer, der umherzieht und seine Dienstleistung auf den Markt trägt, was heutigen Ärzten laut Berufsordnung ausdrücklich verboten ist. Die meisten ambulant praktizierenden Ärzte sind niedergelassen, das heißt, sie betreiben eine Praxis, in der man sie aufsuchen kann. Dabei kann es sich um eine Privatpraxis handeln (außer in absoluten Notfällen werden nur Selbstzahler oder Privatversicherte behandelt) oder um eine Kassenpraxis (es kann mit den gesetzlichen Krankenkassen abgerechnet werden).

ambulant / stationär

Psychotherapie und Psychotherapeuten

Bislang haben wir uns vor allem mit körperlich orientierten Ärzten befasst. Es gibt aber auch Mediziner und Psychologen, die sich um die Behandlung psychischer Problematiken bemühen. Psychotherapie lässt sich vielleicht am Kürzesten definieren als eine Behandlung *der Psyche durch die Psyche* (statt beispielsweise durch Medikamente oder Operationen am Gehirn). Mittlerweile gibt es eine Fülle psychotherapeutischer Verfahren, deren Wirksamkeit oft auf ähnlichen Prinzipien beruht und deshalb ähnlich hohe Werte erreicht (je nach Passung mit Klient und Problematik). Um die Flut möglicher Anbieter einzudämmen, hat der *Gemeinsame Bundesausschuss** bislang jedoch nur drei Psychotherapiemethoden zur Kassenabrechnung zugelassen (Tiefenpsychologisch fundierte Psychotherapie, Psychoanalyse und Verhaltenstherapie). In der *Schweiz* und in *Österreich* ist die Bandbreite der abrechenbaren Verfahren hingegen erheblich größer.

Übrigens benötigen Sie, um Psychotherapie machen zu können, nicht unbedingt eine Überweisung eines anderen Arztes. Suchen Sie sich einfach bei einer der verschiedenen Informationsquellen (Internet, Telefonbuch bzw. Gelbe Seiten, Krankenkasse) zwei oder drei in Frage kommende Psychotherapeuten heraus und rufen Sie sie an. Fragen Sie nach den Bedingungen für die Therapie (Wartezeiten, Bezahlung, praktiziertes Verfahren, Häufigkeit und Dauer der Sitzungen) und ob der Betreffende sich mit Ihrem Problem auskennt. Dann vereinbaren Sie einen Termin und lernen sich persönlich kennen. Nehmen Sie Ihren Eindruck, ob eine gewinnbringende und vertrauensvolle Zusammenarbeit möglich sein wird, unbedingt ernst und lehnen Sie ruhig einen nicht zu Ihnen passenden Psychotherapeuten ab. Innerhalb der ersten fünf Sitzungen (bis zur Antragstellung bei der Kasse) können Sie den Therapeuten noch ohne weiteres wechseln. Aber wer bietet überhaupt Psychotherapie an und was machen all die anderen Psycho-Berufe? Weil so gut wie niemand, der nicht selbst im psychotherapeutischen Umfeld arbeitet, den Durchblick in diesem Dschungel behalten kann, informiert Sie der nachfolgende Kasten über die Psycho-Berufe.

---

* Der *Gemeinsame Bundesausschuss* ist das höchste Selbstverwaltungsgremium im deutschen Gesundheitswesen und besteht aus Delegierten der Anbieter (Mediziner, Psychotherapeuten etc.), der Krankenhäuser und der Krankenkassen.

Überblick: Die Psycho-Berufe

Psychologen haben Psychologie studiert. Das Psychologiestudium ist vom Medizinstudium unabhängig und enthält auch ganz andere Gebiete wie Arbeits- und Organisationspsychologie, Pädagogische Psychologie oder Sozialpsychologie. Schnittmengen zur Medizin finden sich jedoch ebenfalls, nämlich in Bereichen wie der medizinischen Psychologie, Biopsychologie, Neuropsychologie, Gesundheitspsychologie, klinischen Psychologie oder Verhaltensmedizin.

Psychologische Psychotherapeuten: So dürfen sich Psychologen (siehe oben) bezeichnen, die zusätzlich zu ihrem Psychologiestudium eine Ausbildung zum Psychotherapeuten abgeschlossen haben und approbiert worden sind, das heißt, die Berechtigung zur eigenständigen heilkundlichen Tätigkeit erworben haben.

Psychiater sind hingegen Mediziner, also Absolventen eines Medizinstudiums, die daran eine Facharztausbildung für Psychiatrie angeschlossen und sich damit für die Behandlung der „kranken Psyche" spezialisiert haben. Psychiater sind an und für sich keine Psychotherapeuten, wenn sie nicht auch noch eine entsprechende Zusatzausbildung absolviert haben. Die für sie heutzutage typische Behandlungsmethode ist nicht primär die Heilung der Psyche durch die Psyche, sondern die Verordnung von Medikamenten (Psychopharmaka).

Neurologen sind ebenfalls Mediziner und beschäftigen sich nicht mit der Psyche, sondern mit den Nervenzellen und -bahnen im Gehirn und den übrigen Körperteilen. Sie sind also reine „Körperärzte" und haben an und für sich mit Psychotherapie nichts zu tun.

Nervenarzt ist eine etwas ungenaue Bezeichnung, die manchmal als deutsche Übersetzung des Begriffs Neurologe verwendet wird. Manchmal ist aber auch der früher übliche „große Nervenarzt" damit gemeint, der Facharzt für Psychiatrie *und* Neurologie ist.

Der **Facharzt für psychotherapeutische Medizin** beziehungsweise der **Facharzt für Psychosomatische Medizin und Psycho therapie** ist wiederum ein Mediziner, der sich in einer Facharztweiterbildung aber nicht auf die medikamentöse, sondern auf die psychotherapeutische Behandlung seelischen Leidens konzentriert hat.

Der **Facharzt für Psychiatrie und Psychotherapie** (und entsprechend für Kinder: **Facharzt für Kinder- und Jugendpsychiatrie und –psychotherapie**) ist sowohl Psychiater als auch Absolvent einer Psychotherapieausbildung.

Der **Kinder- und Jugendlichenpsychotherapeut** hat eine spezialisierte Ausbildung für die Psychotherapie von Kindern und Jugendlichen absolviert. Zuvor muss er ein Studium als Psychologe oder Pädagoge/Sozialpädagoge abgeschlossen haben.

Die **Zusatzbezeichnung Psychotherapie** dürfen Ärzte anderer Facharztgruppen nach einer Weiterbildung führen, die allerdings nicht so umfassend ist wie eine eigene Facharztweiterbildung. Dies erkennen Sie daran, dass auf dem Praxisschild „Psychotherapie" ohne weitere Angaben wie „Facharzt für..." zu lesen ist.

Heilpraktiker für Psychotherapie sind Heilpraktiker (siehe unten), die eine Heilerlaubnis (nur) für den psychischen Bereich erworben haben.

Psychoanalytiker sind kein eigener Heilberuf, sondern Anbieter eines tiefenpsychologischen Psychotherapieverfahrens, eben der Psychoanalyse. Es gibt unterschiedliche Formen von Psychoanalyse (z.B. nach Adler, Freud oder Jung) und es gibt unterschiedliche Berufsgruppen, die Psychoanalyse ausüben (meist jedoch Psychologen und Ärzte).

Andere Gesundheitsberufe

Neben den bereits erwähnten gibt es noch Berufsgruppen wie Arzthelferinnen, Medizinisch-Technische Assistenten, Röntgen- und Laborassistenten (MTAs), Apothekenhelfer, Kranken- und Altenpfleger, Pflegehelfer, Rettungssanitäter und -assistenten, Physiotherapeuten und Sporttherapeuten, Ergotherapeuten, Logopäden und andere mehr, die man zu den Gesundheitsberufen rechnet. Sie dürfen zwar meist eigenständig arbeiten (auch ohne ärztlichen Auftrag, zum Beispiel gegen Honorar), können aber nicht ohne ärztliche Verschreibung eine Behandlung bei der Krankenkasse abrechnen. Zudem sind sie in Krankenhäusern an eine fachliche Federführung (aber nicht Fachaufsicht) von Ärzten gebunden.

Heilpraktiker

Nicht mit den Krankenkassen, wohl aber mit manchen Privatversicherungen können die 16.000 in Deutschland tätigen *Heilpraktiker* abrechnen. Heilpraktiker spielen eine Sonderrolle, deren Freiheiten manchen ein Dorn im Auge sind, während andere jede rechtliche Beschränkung der Heilkunde ablehnen. Heilpraktiker besitzen zwar die Erlaubnis, heilkundlich tätig zu sein, weil sie eine staatliche Prüfung abgelegt haben, ohne die in Deutschland niemand eine heilende Tätigkeit öffentlich oder gegen Geld anbieten darf. Jedoch gibt es keine inhaltlichen Bestimmungen über die Art ihrer Ausbildung oder Tätigkeit: ein letzter Wildwuchs von Anarchie also im sonst so durchgängig geregelten öffentlichen Gesundheitswesen. Folglich sind mit diesem freien Heilerstatus einerseits Vorteile für die Bevölkerung (Bereitstellung von Alternativangeboten) andererseits Nachteile sowohl für den Heiler (kein Zugang zum öffentlichen Gesundheitswesen, beispielsweise keine Heilerlaubnis in öffentlichen Krankenhäusern) wie seine Klienten (wenig Qualitätskontrolle) verbunden. Wenn die Schulmedizin immer die nebenwirkungsärmste und zugleich wirksamste Medizin anzubieten hätte, bräuchte man allerdings wohl keine Heilpraktiker.

Finanzierung

Während in der Schweiz jeder Arbeitnehmer automatisch privat versichert ist, sind in Norwegen oder Großbritannien alle Bürger automatisch staatlich versichert. In Österreich und Deutschland aber gilt weiterhin, dass es gesetzliche Krankenkassen und Privatversicherungen gibt. Letztere sind bei den Anbietern medizinischer Leistungen weitaus beliebter, weil sie das Doppelte und mehr der gesetzlichen Tarife bezahlen – wenn sie denn bezahlen, denn bei Privatversicherern gilt: Lesen Sie das Kleingedruckte! Da wird dann im Versicherungsvertrag schnell einmal eine Leistung ganz oder teilweise von der Zahlung ausgenommen oder nur widerwillig gewährt. Weil dieser Sektor noch immer im dauernden Umbruch begriffen ist, folgen hier nur einige Antworten auf die wichtigsten Fragen.

Hat jede Krankenkasse einen Medizinischen Dienst?

Nein. Die medizinischen Fachleute des *Medizinische Dienstes der Krankenkasse (*MDK) stellen keine Abteilung der Krankenkasse dar, sondern eine eigene behördenähnliche Körperschaft, die sämtliche Krankenkassen fachlich berät. Schwierige Einzelfallentscheidungen *müssen* vom MDK oder einem eigens beauftragten Gutachter entschieden werden, weil die Krankenkasse nur formale Entscheidungen zu treffen berechtigt ist.

Was ist eine Kassenzulassung?

Kassenärztliche Vereinigung (KV)

Wer in Deutschland gesetzlich Versicherte behandeln möchte, braucht eine so genannte Kassenzulassung. Das ist nicht dasselbe wie eine Approbation (siehe oben). Denn ein Behandler kann sehr wohl berufsrechtlich dazu berechtigt sein, Patienten auf Privatrechnung zu behandeln (*Privatpraxis*), aber deswegen noch lange nicht mit den gesetzlichen Kassen abrechnen. Denn dieses Privileg wird in Deutschland (noch) von einer Institution gehütet und bewahrt, die sich *Kassenärztliche Vereinigung* (KV) nennt und die als starke Lobby der Ärzteschaft gegenüber den Krankenkassen in den unruhigen Jahren der Weimarer Republik gegründet wurde. Sie sollte garantieren, dass alle Ärzte eines bestimmten Gebietes für die gleichen Leistungen das gleiche Geld erhalten. Noch heute (Stand: 2009) ist es die Aufgabe der KVen der Bundesländer, für jeden Versicherten einen festgelegten Beitragssatz von den Krankenkassen einzusammeln und diesen auf die eingereichten Leistungsrechnungen aller Ärzte und Psychotherapeuten umzuverteilen. Ob diese staatlich geförderte Lobbyorganisation zeitgemäß funktionsfähig ist, darf jedoch bezweifelt werden.

Der Preis für die Verteilungssicherheit der ihr angeschlossenen Ärzte und Psychologen besteht nämlich unter anderem in den so genannten *Zulassungsbeschränkungen*. Die KV wacht darüber, dass nur eine bestimmte, genau festgelegte Anzahl von Medizinern und Psychologen eines Fachgebietes in einem Gebiet Deutschlands auf Krankenkassenkosten praktiziert, damit die Preise stabil bleiben. Ganz im Widerspruch zum marktwirtschaftlichen Prinzip von Angebot und Nachfrage wird also die Nachfrage der Patienten durch eine Begrenzung des Angebots an Ärzten reduziert. Genau dies aber soll nicht der Fall sein. Nach den Worten des Gesetzgebers hat die KV nämlich eine ausreichende medizinische Versorgung der Bevölkerung sicherzustellen. Nur: wie viele Ärzte pro Region eine ausreichende Versorgung darstellen, sehen Patienten, Behandler und Behörden oft unterschiedlich.

Was mache ich, wenn ich keinen kassenzugelassenen Arzt finde?

Falls Sie in dem Gebiet, in dem Sie leben, keinen für Sie erreichbaren Mediziner oder Psychologen finden, der in zumutbarer Zeit einen Behandlungstermin für Sie hat, so liegt dies eventuell nicht an einem Mangel an qualifizierten Anbietern, sondern an den Zulassungsvorgaben der KV. Das gilt insbesondere für Psychotherapien. Immer wieder erlebe ich es, dass Patienten nach Jahren psychischen Leidens noch keinen Psychotherapeuten aufgesucht haben, weil sie keinen Therapieplatz bekamen und deshalb die Suche aufgaben. Damit geht die Rechnung der Politiker auf, Kosten durch eine faktische Unterversorgung zu sparen. Da Sie jedoch ein gesetzlich garantiertes Anrecht auf ausreichende medizinische Versorgung haben, könnten Sie sich in diesem Fall gemäß §13 Abs. 3 SBG V eine Psychologin/Medizinerin suchen, die nur privat abrechnen kann und Ihre Kasse um Kostenübernahme bitten. Nach diesem Gesetz haben Sie ein Anrecht darauf, dass die Krankenkasse Kosten durch Privathonorare erstattet, wenn sie Ihnen für eine unaufschiebbare Leistung keinen Leistungserbringer bieten kann.

Recht auf Kostenübernahme

Ist es besser, privat versichert zu sein?

Die nahe liegende Behauptung, man müsse Privatversicherter sein oder, sofern einem dies verwährt ist, selbst in die Brieftasche greifen, um überhaupt noch ordentlich behandelt zu werden, entkräftete bereits in den 70er Jahren der Mediziner Josef Szimak[21]. Denn, so Szimak, *jeder* Patient hat ein Recht auf angemessene zwischenmenschliche und medizinische Behandlung – und wenn er dieses Recht nicht geltend zu machen versteht, wird ihm das auch als Privatpatient nicht gelingen. Manchen Patienten „gibt nicht einmal das auf den Tisch gelegte Geld den Mut, vom Arzt das Selbstverständliche zu fordern: Erkaufte Mündigkeit ist scheinbare Mündigkeit“[22]. Und zum anderen, warnt der Internist und Sportarzt Szimak, leben Privatpatienten in der ständigen Gefahr, von skrupellosen Ärzten zu unsinnigen, aber kostspieligen Behandlungen oder Untersuchungen überredet zu werden. Tatsächlich konnte ein statistischer Zusammenhang nachgewiesen werden zwischen der Zahl der Operationen, die ein Patient über sich ergehen lassen muss, und der Höhe der Beträge, die seine Versicherung zu zahlen bereit ist: Privatpatienten werden häufiger operiert als Kassenpatienten.[23]

Habe ich als gesetzlich Versicherte(r) ein Recht auf alle medizinisch notwendigen Leistungen?

Ja. Als Versicherter einer gesetzlichen Krankenkasse haben Sie noch immer das volle Recht auf Behandlung bei jedem kassenzugelassenen Arzt – und zwar im vollen Spektrum der Kassenleistungen. Kein Kassenpatient sollte sich damit abspeisen lassen, dass eine notwendige medizinische Leistung, die gesetzlich nicht ausdrücklich ausgeschlossen ist, ihm nicht zukommt, weil sein Arzt sie für zu teuer hält. Es ist aufgrund der Vertragsbedingungen, an die sich kassenzugelassene Ärzte halten müssen, keinem Arzt gestattet, Sie mit Hinweis auf sein knappes Budget dazu zu drängen, eine Kassenleistung privat zu bezahlen. Schon gar nicht ist ein Kassenarzt dazu berechtigt, Sie als Patienten abzuweisen, weil sein Budget überschritten ist. Wenn die Politik nicht dazu in der Lage ist, die Gesundheitskosten zu drosseln, so sollte sie das Problem nicht auf dem Rücken von Ärzten und Patienten austragen, indem Ärzte für zu viele und zu teure Medikamentenverschreibungen selbst bezahlen müssen. Wenn ein teureres Medikament für Sie medizinisch hilfreicher ist als ein billigeres Präparat einer anderen Wirkstoffklasse, sollten Sie Ihr Recht geltend machen, angemessen (nicht: überdurchschnittlich) behandelt zu werden. Wenn dadurch das Budget Ihres Arztes überschritten wird, könnte es daran liegen ist, dass allein in Deutschland die Politik vor der Pharmalobby und ihren Preisvorstellungen nahezu kapituliert hat.

Was bezahlt die Krankenkasse nicht?

Es gibt allerdings medizinische Leistungen, die die Krankenkasse nicht bezahlt. Nicht verschreibungsfähige chemische Medikamente, Naturarzneien und so genannte Individuelle Gesundheitsleistungen (IGL) beispielsweise werden von den gesetzlichen Kassen in Deutschland nicht mehr bezahlt. Hinter IGLn verbergen sich gesundheitsförderliche Maßnahmen, deren Nutzen wissenschaftlich kaum oder nicht belegt ist und die – wie immer – dem einen etwas bringen und dem Anderen nicht. Verfahren wie Magnetfeldtherapie, Sauerstoff-Mehrschritt-Therapie, Ozontherapie oder Thymustherapie haben erklärte Verfechter ebenso wie vehemente Gegner, die darin nichts anderes sehen, als modernen Wundermittelchen und Quacksalberei. Trotz aller berechtigten Skepsis gegenüber der Ware „Gesundheitsleistung", dürfte es unter den IGLn auch nützliche Verfahren geben. Verfahren wie Biofeedback oder Akupunktur und Naturarzneimittel beispielsweise sind bei einigen Erkrankungen als gesundheitsförderlich nachgewiesen.

Lösung der Übungsaufgaben:

Übung 3.1: Fachärzte-Quiz

1) Urologe
2) Facharzt: Innere Medizin; Schwerpunktbezeichnung: Kardiologie / Kardiologe
3) Hals-Nasen-Ohren-Heilkunde / HNO-Arzt
4) Gastroenterologie
5) Facharzt für Physikalische und Rehabilitative Medizin (auch: Facharzt für Physiotherapie)
6) Pädiater
7) Orthopädie
8) Lunge, Bronchien
9) Plastische und ästhetische Chirurgie
10) Geräte für apparative Diagnostik: Röntgengeräte, auch MRT, CT

4.
Ärztliches Handeln

Was Sie in diesem Kapitel lernen sollen:

Sie sollten so gut wie möglich durchschauen, was Ihr Arzt mit Ihnen auf dem Weg vom Symptom zur Therapie macht (und was er unterlässt) und die soziale und berufliche Situation von Ärzten sachlich verstehen.

Ärztliche Kernaufgaben

Ärztinnen und Ärzte beschäftigen sich mit drei Kernaufgaben: Diagnose, Therapie und – nicht zu vergessen – Verwaltung, die zum Leidwesen vieler Mediziner heute einen beträchtlichen Teil ihrer Arbeitszeit ausmacht. Wie aber kommt eine Diagnose überhaupt zustande? Was macht Ihr Arzt, wenn er eine Therapie für Sie vorschlägt? Oder ordnet er sie etwa doch an? Wir wollen uns mit den fundamentalen Fragen der ärztlichen Tätigkeit beschäftigen, damit Ihnen nie mehr unklar ist, was eigentlich beim Arzt mit Ihnen geschieht.

Diagnostik und Diagnose

Anamnese, Symptom

Am Anfang der ärztlichen Tätigkeit steht der Klient mit seinem Anliegen. Dieses Anliegen (die Beschwerden) wird hoffentlich in systematischer Weise erfragt. Man spricht von *Anamnese*, wenn die aktuellen Beschwerden und die Vorgeschichte im Gespräch oder Fragebogen erfasst werden. Die Beschwerden tragen den Namen *Symptom*, besonders, wenn es sich um objektiv feststellbare Beschwerden handelt, etwa einen sichtbaren Hautausschlag. Solange ein Symptom nur subjektiv bleibt, bemühen sich Ärzte und Patienten oft intensiv um eine *Objektivierung*: Sie versuchen überprüfbare Anhaltungspunkte dafür zu finden, dass die Beschwerden (der Schmerz, der Schwindel, das Ohrensausen) wirklich existieren. Vermutlich tun sie dies in den meisten Fällen wohl nur, weil das natürliche Misstrauen gegenüber der Genauigkeit der Beobachtungsgabe anderer Menschen und ihrer Ehrlichkeit auch in jeder Ärztin und jedem Arzt tief sitzt. Mancher Patient reagiert mit großer Erleichterung, wenn sein Schwindelgefühl oder sein Augenflimmern endlich „objektiviert" wurde, weil er dann zumindest den Eindruck hat, dass andere ihm nun seine Krankheit glauben werden.

Manchmal wird allerdings viel Mühe darauf verwendet, subjektive Symptome künstlich zu objektivieren. So wird dem Schmerzpatienten ein Lineal gegeben, auf dem er seine Schmerzstärke von null bis zehn einschätzen soll (so genannte Visuelle Analogskala). Damit ist der Schmerz zwar in seiner Stärke quantifizierbar, aber noch längst nicht bewiesen. Dennoch hat eine solche Methode einen unbestreitbaren Nutzen, denn der andere kann sich immerhin etwas unter der Schmerzbelästigung des Patienten vorstellen, und Veränderungen der Schmerzintensität lassen sich nachvollziehen.

Um einem Symptom auf den Grund zu gehen, gibt es neben der dem Gespräch in der Anamnese direkte sowie apparative Untersuchungsmethoden. Leider werden die aufwändigen labor- und apparatemedizinischen Methoden heute gegenüber der gründlichen Anamnese weit überschätzt, was wohl an der besseren Objektivierbarkeit und Respektabilität der technologischen Befunde liegt. Dabei werden wertvolle Informationen bei einem mangelhaften Anamnesegespräch verschenkt: „Bis zu 80 % aller Diagnosen lassen sich – bei guter Anamnesetechnik – allein aufgrund einer ausführlichen Anamnese stellen" schreibt der Medizinprofessor Torsten Haferlach[24].

Zu den direkten Untersuchungsmethoden und damit zum Standard der hausärztlichen Untersuchung im Sprechzimmer gehört das Blutdruckmessen und Pulsfühlen, die betrachtende Untersuchung (*Inspektion*), das Abhorchen (*Auskultation*), Abklopfen (*Perkussion*) und Abtasten (*Palpation*) des Leibes. Für manche Ärzte scheinen diese Grundtechniken jedoch in die Mottenkiste der Medizin zu gehören. Dabei können sie viele wichtige Informationen auf unkomplizierte Weise liefern. Die Stars unter den Diagnosemethoden sind aber unbestreitbar jene technischen Errungenschaften, die der modernen Medizin zu ihrem zweifelhaften Ruf als effizient, aber unmenschlich verholfen haben: Apparatemedizin am Patienten und ohne ihn im Labor. Labor ist auch der Mediziner-Ausdruck für die bekannte Blutuntersuchung (und nicht, wie Laien oft meinen, „Blutbild", was einen bestimmten Teil des Labors darstellt). Diese „Apparatediagnostik" ist sehr viel präziser als alles, was im Laufe der Medizingeschichte an Diagnoseverfahren zur Verfügung stand. Aber sie hat auch – mehr oder weniger viele – Nachteile und Risiken. Der möglichen Risiken wegen sollten Klienten selbstverantwortlich mitentscheiden, welche Untersuchungsmethoden sie über sich ergehen lassen wollen und welche nicht.

Der Vorgang des Untersuchens, wie wir ihn bisher kennen gelernt haben, wird als *Diagnostik* bezeichnet. Das Ergebnis, das eine Untersuchung erbringen soll, nennt man *Befund*. Der Befund ist nur ein Befund, wenn die Untersuchung tatsächlich ein Ergebnis hervorgebracht hat. Eine Untersuchung, bei der nichts von Interesse herauskam, ist deshalb „ohne Befund". Ein anderer Sprachgebrauch unterscheidet zwischen einem positiven Befund (das ist ein Befund) und einem negativen Befund (das ist keiner). Befunde sind objektive Symptome, weil sie Untersuchungsergebnisse darstellen und nicht nur auf Aussagen des Kranken beruhen. Wenn sich Befunde oder Symptome in ein zusammenpassendes, bekanntes Muster ordnen, bezeichnet man das als *Syndrom*. Ein Syndrom ist also ein Bündel von Symptomen. Von einer *Krankheit* oder Erkrankung (lateinisch *Morbus*) hingegen spricht man genau genommen erst dann, wenn mit dem Syndrom auch eine bestimmte Ursache festgestellt werden kann. Denn Krankheit stellt sich der Mediziner wie eine Pflanze vor, deren Blüten und Blätter nur die sichtbaren Auswirkungen, die Symptome, sind, während unsichtbar darunter tief in der Erde die Wurzel steckt, die Ursache der Krankheit. Eine anständige Krankheit besteht also aus einer Ursache oder *Ätiologie* (z.B. der Malariaerreger *Plasmodium*), einem krankmachenden Vorgang (dem *Pathomechanismus*: zum Beispiel der Art wie *Plasmodium* und der Körper aufeinander einwirken), einem Erscheinungsbild (*Symptomatik* oder *Klinik* genannt: bei Malaria die Fieberschübe) und einem typischen Verlauf mit Vorhersagemöglichkeit über den Krankheitsausgang (*Prognose*).

Befund

Syndrom

Die *Diagnose* ist der letzte Schritt der Diagnostik. Das Wort Diagnose bedeutet keineswegs „Krankheit" oder „letzte Wahrheit", wie manche glauben mögen, denen die Diagnose wie eine heilige Offenbarung erscheint. Diagnose leitet sich vielmehr ab vom griechischen Wort *diagnosis*, das *Entscheidung* bedeutet. Statt einer hehren Wahrheit haben wir es also mit einer bloßen Entscheidung zu tun: nämlich ob wir etwas als einen Schnupfen bezeichnen oder als Erkrankung der oberen Atemwege, eine Person etwas pummelig nennen oder ihr eine Adipositas* bescheinigen, „Osteochondrose“** sagen oder „das ist in Ihrem Alter normal“. Demnach ist eine Diagnose nichts weiter als eine Einteilung, auch wenn viele Laien, aber auch Ärzte, Psychologen und andere Diagnostiker, insgeheim davon überzeugt sind, eine „richtige“ Diagnose sei eine Tatsachenfeststellung und deshalb unumstößlich. Leider ist die Realität so komplex, dass „Wahrheiten“ sich ändern oder Widersprüche enthalten können. Warum das in der Realität immer wieder vergessen wird, diskutieren wir im untenstehenden Kasten.

Diagnose

Das Erstellen der Diagnose kann man sich als *Entscheidungsbaum* vorstellen, einen Stammbaum von Ja-/Nein-Entscheidungen also. Wie sich die Äste eines Baumes immer weiter verzweigen, so verzweigen sich die Entscheidungen bei einer Diagnosestellung immer weiter, bis das Ergebnis (mehr oder weniger) eindeutig vorliegt. Wenn dies nicht möglich sein sollte und die Diagnose noch nicht hinreichend feststeht, verleihen sorgfältige und ehrliche Diagnostiker sowohl ihren Zweifeln als auch der Gründlichkeit ihrer Überlegungen Ausdruck, indem Sie noch eine *Differenzialdiagnose,* das heißt, eine noch nicht sicher ausgeschlossene Alternative anführen. Sie könnten auch durch den Zusatz „Verdacht auf“ kenntlich machen, dass Sie sich nicht wirklich sicher sind, ob sie mit ihrer Diagnose richtig liegen. In Deutschland müssen Ärzte und Psychologen im ambulanten Sektor gesicherte von ungesicherten Diagnosen durch die Buchstaben *G* für gesichert und *V* für „Verdacht auf...“ unterscheiden. Es ist allerdings beliebt, eine nur mögliche Diagnose als gesichert zu bezeichnen, um sich nicht die Blöße der Unsicherheit zu geben.

Differenzialdiagnose

Mit der Entscheidung für einen Namen (= Diagnose) sind jedoch längst nicht alle Unklarheiten beseitigt. Es wäre zu schön, wenn jeder unter einem bestimmten Namen für eine Krankheit

* medizinisch für: Übergewicht

** medizinisch für: Abnutzung von Knochen und Knorpeln

dasselbe verstünde. So kann ein und dieselbe Krankheitserscheinung (z.B. „Erkältung") mehrere verschiedene Namen schon in ein und derselben Sprache haben (z.B. grippaler Infekt, Rhinitis, Erkrankung der oberen Atemwege etc.), umso schwieriger, wenn man sich international verständigen möchte. Aus diesen Gründen hat man sich bei der *Weltgesundheitsorganisation* (WHO) schon vor Jahrzehnten international darauf geeinigt, Diagnosen weniger mit Begriffen zu bezeichnen als mit Buchstaben-Nummern-Codes (z.B. F10.21), die jeweils verschiedenen Namen entsprechen können. Die Codes lassen sich anhand eines Diagnosehandbuchs (*ICD* – für: *International Classification of Diseases*) den einzelnen Krankheitsbildern mehr oder weniger eindeutig zuordnen.

ICD

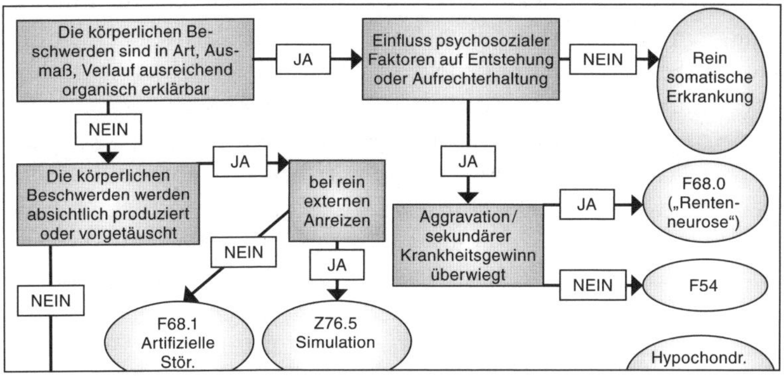

Abb.: Beispiel für einen diagnostischen Entscheidungsbaum (Ausschnitt) (© E. W. Harnack)

Damit wäre die merkwürdige Folge aus einem Buchstaben und mehreren Ziffern erklärt, die Sie auf einer Krankschreibung oder Überweisung finden werden. Es handelt sich um nichts anderes als um die verschlüsselte Bezeichnung Ihrer Diagnose. Vielleicht machen Sie eine spannende Entdeckung, wenn Sie Ihre Ärztin einmal fragen, was der Code auf Ihrem Überweisungsschein im Klartext bedeutet. Sie finden die Diagnoseschlüssel aber auch im Internet. Die codierte Schreibung soll nämlich *nicht den Kranken* davor behüten zu wissen, was er hat, sondern vor allem die Mitarbeiter der Krankenkassen. Denen gegenüber besteht nämlich zwar keine uneingeschränkte Schweigepflicht – sie dürfen die Diagnosen sehr wohl erfahren und können die Codes ja ebenfalls nachlesen -, aber doch eine Verpflichtung, nur die nötigsten Daten zu offenbaren. Deshalb werden Mitteilungen an die Krankenkasse oft ohne Klartext, also ohne ausgeschriebene Diagnose verschickt. Der Patient hingegen hat selbstverständlich das Recht, alles zu erfahren, was der Arzt über ihn schreibt!

Es ist immer wieder erstaunlich, wie viele Patienten weder wissen, dass sie ein Recht haben, ihre Diagnose zu erfahren, noch wie diese lautet. Doch es kommt noch schlimmer: Zuweilen habe ich Patienten zur psychologischen Beratung gesehen, die von ihrer Ärztin mit Unterlagen geschickt wurden, in denen die Diagnose offen und in buchstäblicher Schreibweise nachzulesen war. Dennoch wussten etliche dieser „geduldig Leidenden" nicht, wie das Leiden heißt, das sie befallen hat. Und von denen, die den Namen ihrer Diagnose immerhin schon einmal gelesen hatten, wusste noch einmal ein Drittel nicht, was er bedeutete. Das finde ich wirklich erschreckend, und wir können die mangelnde Aufklärung nicht nur der Medizinerin oder Psychologin anlasten, die die Diagnose gestellt und vielleicht nicht ausreichend erklärt hat. Offenbar will die Patientin selbst zuweilen von ihrer Krankheit nichts wissen. Deshalb ist eine neue Art der Kommunikation zwischen Arzt und Krankem vonnöten, in der die Besprechung der Diagnose selbstverständlich wird und der Kranke dazu in der Lage ist, durch eigenes Nachfragen den Arzt zum Erläutern der Diagnose anzuregen.

Exkurs: Die Magie der Diagnose

Was glauben Sie, wie viele Menschen schon einmal eine Chronisch-obstruktive Lungenerkrankung (Abkürzung COPD oder COLD) *beobachtet* haben? Oder den komplex ausstrahlenden Rückenschmerz namens Pseudoradikulärsyndrom? Antwort: Keiner! Sie glauben es nicht? Dann lassen Sie sich eines besseren belehren: Diagnosen kann man nicht beobachten. Alles, was man sehen kann, sind Symptome. Die Diagnose gibt es nicht in der beobachtbaren Welt, denn sie ist eine Entscheidung im Kopf eines Diagnostikers.

So gibt es außerhalb unserer Köpfe nur bestimmte Reaktionen der Lunge, die zu bestimmten Beschwerden (z.B. Atemnot) führen. Wenn mehrere typische Elemente zusammen treffen, lässt sich das, was der Patient und sein Körper erleben, mit Namen wie COPD versehen. Und wenn ein international anerkanntes Expertenteam in zehn Jahren auf die Idee kommt, dieselben Erscheinungen ein wenig anders zu beurteilen und die Symptome ein wenig anders zusammenzufassen, wird es keine COPD mehr geben, sondern statt dessen eine ganz andere Krankheit mit einem ganz anderen Namen, so als wäre die COPD plötzlich ausgerottet worden. Solche Verschiebungen hat es tatsächlich mehrfach gegeben. Manche Krankheiten sind verschwunden, andere plötzlich aufgetaucht. Homosexualität beispielsweise ist aus dem Katalog der Krankheiten in den 1980er Jahren ersatzlos verschwunden, in dem sie zuvor vorkam. So genannte posttraumatische Störungen sind dazu gekommen und die gute alte Hysterie hat einfach ein paar neue Namen bekommen.

Ein anderes Problem lässt sich beim so genannten ADHS (Aufmerksamkeits-Defizit-Hyperaktivitätssyndrom) aufzeigen, das bei Kindern, mittlerweile aber auch Erwachsenen diagnostiziert wird, die nicht lange still sitzen und sich schwer konzentrieren können. Die Störung „existiert" erst seit etwa den 1990er Jahren – wie böse Zungen behaupten: seit die Pharmafirma Novartis ein Medikament entwickelte, für das es noch keine passende Krankheit gab. Seitdem wird unruhigen, schwer erziehbaren und leicht ablenkbaren Kindern mit Medikamenten chemisch geholfen. Praktisch ist nicht viel dagegen einzuwenden, das Leiden der Betroffenen medikamentös zu lindern, aber dahinter steckt die Theorie, dass alles, was mit Medikamenten behandelbar ist, körperliche Ursachen haben muss – und alles, was körperliche Ursachen hat, eine echte Krankheit ist wie eine Virusinfektion oder ein Beinbruch. Dass es gesellschaftliche Ursachen für die unruhigen Kinder geben könnte wie überfüllte Städte, Stress, Fernsehen, Bewegungsmangel, emotionale Probleme, überforderte Eltern und ungesunde Nahrungsmittel lässt sich dadurch hervorragend verdrängen. Und diese Verdrängung ist Eltern, Lehrern und Politikern wie den Betroffenen selbst meist sehr willkommen.

Eine Diagnose ist oft auch eine Möglichkeit, etwas Abweichendes sozial akzeptabel zu machen. Wer eine Diagnose hat, ist wirklich krank und tut nicht nur so, ist nicht nur komisch oder faul. So kann eine

Diagnose eine enorme Entlastung für jeden darstellen, der bisher nicht wusste, was mit ihm los ist. Die Vehemenz, mit der manche Kranken dafür kämpfen, dass ihr Leiden als eigenständige Diagnose anerkannt wird, ist nur der Tatsache geschuldet, dass auch Ärzte der Zauberkraft der Diagnose erliegen und die Beschwerden eines Patienten oft erst ernst nehmen, wenn diese sich in eine „richtige" Diagnose einfügen lassen. Patienten, die über Beschwerden klagen, die in unserem Kulturkreis keinen Namen haben, können ein Lied davon singen.

Doch diese Funktion der Diagnose hat leider auch eine andere Seite: Wer einmal als krank abgestempelt ist, gerät leicht in die Krankenrolle. Er wird dann abhängig vom Medizinsystem, macht sich selbst von dessen Hilfeleistung abhängig, statt weiter selbst für sich zu sorgen. So berichten Medizinsoziologen, dass in manchen ländlichen Regionen Europas Rückenschmerz bis vor kurzem in Arztpraxen kaum vorkam. Das lag nicht etwa daran, dass in Bergbauernhöfen beim Milchkannenschleppen keine Rückenschäden verursacht würden, sondern dass man Rückenschmerz einfach als einen normalen Bestanteil des Alterungsprozesses ansah. Aber fast überall hat sich das mittlerweile geändert und Rückenschmerzpatienten zählen heute zu den weitverbreitetsten Patientengruppen. Aber welcher Patient gibt sich mit der meist völlig zutreffenden Diagnose *Rückenschmerz* (*Dorsalgie*) zufrieden? Es soll dann, bitte schön, wenigstens *Pseudoradikulärsyndrom* heißen, was zwar nichts anderes besagt, aber viel mehr nach einer *echten* Diagnose klingt.

Die Therapie

konservativ – operativ

„Vor die Therapie haben die Götter die Diagnose gestellt" lautet ein bekannt gewordener Ausspruch des Frankfurter Medizinprofessors Franz Volhard. Haben wir also eine Diagnose, können wir lege artis (nach den Regeln der Kunst) ans Heilen gehen. Das griechische Wort, von dem sich Therapie ableitet, bedeutet neben „heilen" auch „dienen", „für jemanden sorgen" und „die Götter verehren". Obwohl bezweifelt werden darf, dass sich unsere heutigen Gesundheitsprofis dieser anderen Bedeutungsnuancen bewusst sind: die Therapie ist das zweite medizinische Kerngeschäft nach der Diagnose. Bei der

Therapie unterscheidet der Profi konservative und operative Methoden. Konservativ heißen nicht etwa diejenigen Verfahren, die nicht so recht fortschrittlich sind, sondern alle, die den Körper erhalten, wie er ist (lateinisch *conservare* = erhalten), während operative Methoden den Körper mit roher Gewalt bearbeiten (lateinisch *operari* = arbeiten). Um konservative Methoden handelt es sich, wenn Medikamente eingenommen, Krankengymnastik durchgeführt oder mit Akupunkturnadeln gestochen wird.

Um die Eigenverantwortung des Klienten zu betonen, wäre indessen eine Einteilung wünschenswert, die in der Physikalischen Medizin angewandt wird: die Unterscheidung zwischen aktiven und passiven Verfahren. Die passivsten unter allen Behandlungsmethoden – etwa Massage, Güsse und Bäder – erfordern vom Patienten nur, dass er rechtzeitig bei seinem Physiotherapeuten erscheint. Die weniger passiven Verfahren – das Einnehmen von Medikamenten und das regelmäßige Einschalten einer Rotlichtlampe – erfordern schon einen höheren organisatorischen Aufwand. Die aktivsten Verfahren – Entspannungsverfahren, gymnastische Übungen, gesunde Ernährung oder Sport – sind die bei echten „Patienten" unbeliebtesten medizinischen Maßnahmen überhaupt – und die nachgewiesenermaßen wirkungsvollsten!

> *„Während der letzten Generationen hat das ärztliche Monopol über das Gesundheitswesen sich unkontrolliert ausgedehnt und unser Recht an unserem eigenen Körper beschnitten. Den Ärzten hat die Gesellschaft das alleinige Recht übertragen, zu bestimmen, was Krankheit ist, wer krank ist oder sein darf und was für ihn getan werden soll."*
>
> *Ivan Illich, Die Nemesis der Medizin*

Verwaltung

Dass der Arzt im deutschsprachigen Raum nicht nur eine Autoritätsperson, sondern auch eine Amtsperson ist, wird im Sprachgebrauch deutlich, mit dem die medizinische Therapie ausgerüstet ist. Wenn der Arzt ein Medikament für Sie aufschreibt, dann schreibt er es nicht etwa nur auf, er *verschreibt* es Ihnen. Grimms Wörterbuch bemerkt zu dieser Vokabel: *„Die in der älteren deutschen Sprache gewöhnliche Anwendung ist: ‚durch Aufschreiben festlegen, bestimmen'; besonders bezieht sich das Wort deshalb auf rechtlich bindendes Aufzeichnen…"*. Eine Verschreibung ist nicht nur für den Apotheker oder die Krankenkasse rechtlich verbindlich – etwas von einer verbindlichen Bestimmung über Sie als Patient schwingt nicht zufällig mit. Damit nicht genug: wenn Ihr Arzt Ihnen Stützstrümpfe verschreibt, dann ist das eine *Verordnung*. Verordnen bedeutet laut Grimms Wörterbuch so viel wie „anordnen", „befehlen". Von einer ärztlichen Anordnung wird dann ja auch tatsächlich gesprochen. Manche Therapien werden nicht einfach angesetzt oder „genehmigt", was dem Sachverhalt eigentlich ebenso entspräche, sondern *angeordnet*. Und wenn Sie sich an eine Therapie nicht halten, die „verordneten" Medikamente also nicht einnehmen, so bescheinigt Ihr Arzt Ihnen gerne eine geringe *compliance*. Dieses englische Wort soll in der medizinischen Fachterminologie angeblich die „Mitarbeit" des Patienten bezeichnen, so meinen manche Ärzte, die es verwenden. Tatsächlich stammt es jedoch aus einem ebenso obrigkeitlichen Sprachgebrauch wie die „Therapieverordnung" oder die „Anordnung". Laut Oxford Dictionary bedeutet *compliance* im Englischen nämlich nicht Mitarbeit, sondern „eine exzessive Zustimmung", „Unterordnung" oder „Befolgung des Willens eines Anderen".

Autoritäre Medizinersprache

Wenn Kranke zu souveränen Partnern werden sollen, muss die Sprache dazu in der Lage sein, das abzubilden, was sich in der Realität wieder finden soll: dass Begriffe nicht Hierarchie und Autorität, sondern Gleichberechtigung und Freiheitlichkeit widerspiegeln. Wenn der Arzt Ihnen gegenüber eine Therapie anspricht, so handelt es sich um eine Therapieempfehlung, keine Therapieanordnung. Wenn Sie ein Rezept für Medikamente bekommen, so schreibt er Ihnen die Medikamente vielleicht auf, aber er schreibt Sie Ihnen nicht vor, er „verschreibt" sie nicht. Und wenn er sich für Ihre Mitarbeit interessiert, dann versucht er für seine Therapievorschläge Ihre Zustimmung (englisch: *concordance*) zu gewinnen, nicht aber Ihre Unterordnung unter seine Vorstellungen (englisch: *compliance*). Es wäre wünschenswert, wenn Ärzte und Patienten gemeinsam zu einem solchen neuen Sprachgebrauch gelangten.

Aber nicht nur weil der Arzt eine Quasi-Amtsperson ist, machen Verwaltungsaufgaben heute zum Leidwesen vieler Ärzte einen erheblichen Anteil ihrer Arbeitszeit aus. Dabei geht es nicht allein um das Abrechnen der Tätigkeitshonorare oder das Erstellen der Entlassungsberichte im Krankenhaus, obwohl diese oft ein gutes Viertel der Arbeitszeit von Krankenhausärzten ausmachen. Auch das Ausstellen von Überweisungen und Krankschreibungen oder gar das Verfassen mehrseitiger Gutachten sind Verwaltungsakte und Organisationstätigkeiten, die zum Arztberuf gehören. Ärzte bekommen von der Gesellschaft eine Kontrolleursfunktion zugewiesen: Jeder Arzt, der eine Krankschreibung ausfüllt oder einen Antrag auf Rehabilitationsmaßnahmen stellt, übt eine gesellschaftliche Ordnungsfunktion aus. Ärztinnen und Ärzte (und nur sie) haben die Macht, jemandem wegen einer Krankheit Arbeitsunfähigkeit zu bescheinigen, einen psychisch gestörten Straftäter für schuldunfähig zu erklären oder einen jungen Mann vom Wehrdienst auszusondern.

Übung 4.1.: Mini-Fachwissen

Beantworten Sie die folgenden Verständnisfragen (Lösungen am Kapitelende):

1. Wenn Sie wegen ständigem Nasenbluten zum Arzt gehen und der in ihrem Labor eine verminderte Blutgerinnung feststellt, was ist dann das Symptom und was der Befund? Ist eines davon eine Krankheit oder eine Diagnose?
2. Ist Blutbild und Labor das gleiche?
3. Ist ein Syndrom
   a. Das gleiche wie ein Symptom
   b. Das gleiche wie eine Krankheit (Morbus)
   c. Ein Bündel von Symptomen?
4. Wie nennt man eine Behandlung, die den Körper nicht direkt bearbeitet, also zu. B. durch Medikamente oder Physiotherapie im Unterschied zu einer Operation?
5. Ist die Aussage „ohne Befund" (abgekürzt „o. B.") gleichbedeutend mit
   a. „Der Befund ist negativ"
   b. „Der Befund ist positiv"
   c. „Es wurde kein Befund erhoben"

Die Situation des Gesundheitspartners Arzt

Überforderung durch verschiedene Rollenerwartungen

Der Arzt befindet sich heute in einem unlösbaren Rollenkonflikt. Der eine Teil seiner Patienten erwartet weiterhin, dass er die traditionelle Arztrolle des „Halbgott-Modells" einnimmt, während andere ihn als Dienstleister oder Berater ansehen, der sich partnerschaftlich verhalten soll. Viele junge Ärzte fühlen sich mit den alten Rollenbildern auch längst nicht mehr wohl und wollen eigenverantwortliche Klienten, wodurch sie in Widerspruch geraten mit den paternalistischen Erwartungen mancher abhängiger Patienten. Diese alten Rollenerwartungen hat der Soziologe Talcott Parsons 1951 folgendermaßen beschrieben: Der Arzt soll jedem Patienten ohne Unterschied helfen und dabei jedem gegenüber gleichermaßen wohl gesonnen sein (diese Prinzipien nannte er *Universalismus und affektive Neutralität).* In seiner Berufsausübung sollen persönliche Interessen, auch wirtschaftlicher Art, keine Rolle spielen *(Kollektivorientierung).* Er soll für die Ausübung seines Berufs kompetent sein und nur solche Handlungen durchführen, die innerhalb seines Kompetenzgebiets liegen, also seine Kompetenzen weder gegenüber anderen Fachgebieten noch in seinen Privilegien (z.B. Begutachtung) überschreiten *(Respektieren des Auftrags und funktionale Spezifität).*[25] Damit hätten wir den perfekten Helfer vor uns, eine Erwartung an die Arztrolle, die kaum ganz zu erfüllen sein dürfte.

Veränderte Rollenerwartungen

Dagegen beschreibt der Mediziner Axel W. Bauer[26] als das *Trilemma* der Medizin* drei neue Rollenerwartungen, die nicht einmal an Stelle der alten Erwartungen, sondern oft noch zusätzlich zu ihnen an den Arzt herangetragen werden: *Wissenschaftlichkeit, Kostendämpfung und Kundendienst.* So müssen Ärztinnen heute begründen können, warum sie tun, was sie tun *(Wissenschaftlichkeit),* und das, obwohl der größte Teil operativer Methoden und auch viele schon seit Jahrzehnten zugelassene Medikamente noch gar nicht wirklich wissenschaftlich überprüft sind. Wissenschaftlichkeit wird für den praktizierenden Arzt heute zum

* Ein Zustand der Zerrissenheit nicht zwischen zwei (Dilemma), sondern drei Alternativen

Thema, weil kritische Klienten und kostenbewusste Politiker mit juristischen Konsequenzen drohen, wenn Ärzte sich nicht entsprechend den höchsten Standards ihrer Kunst (oder: Wissenschaft?) verhalten. Daraus entsteht die ständige Bedrohung, sich haftbar zu machen. Vor allem ist Politikern heute aber nichts so wichtig wie eine kostengünstige medizinische Versorgung *(Kostendämpfung)*. Ständig neue Verwaltungsvorschriften sollen Ärzte deshalb mit in die Pflicht nehmen, sich die öffentlichen Kosten zu Herzen zu nehmen. Die Forderung, sich dabei auch noch patientengerecht zu verhalten *(Kundendienst)*, erscheint vielen überforderten Ärzten als Zumutung.

Zu all dem kommt eine völlig überzogene Erwartungshaltung vieler mitteleuropäischer Patienten hinzu, die zu dem Mythos beiträgt, dass zwar nicht mehr der Mediziner als Mensch, aber doch seine Gerätschaften und Mittel allmächtig seien und die völlige Heilung sämtlicher Krankheiten bewirken müssten (mit Ausnahme stigmatisierter Erkrankungen wie Krebs und HIV-Infektion, deren Ruf als sofortiges Todesurteil der Realität ebenso wenig gerecht wird). Die Möglichkeiten der Linderung von Leiden, die wir heute in Europa nutzen können, sind historisch und geographisch auf dieser Erde einmalig. Ein wenig mehr Zufriedenheit und Dankbarkeit würde uns allen gut zu Gesicht stehen.

Die äußeren Umstände und die innere Motivation

Ärzte reagieren auf die Überforderung durch vielfältige Rollenerwartungen zunehmend mit Stress statt mit Gelassenheit, die offenbar in der Medizinersozialisation nicht erlernt wurde. Für die Zuwendung zum Kranken fehlt angesichts des straffer werdenden Budgets für Krankenhaus- wie Praxisärzte angeblich die Zeit. Das liege, so wird man belehrt, daran, dass der Arzt pro Fall heute weniger Geld bekomme. Deshalb müsse er mehr Patienten behandeln, um gleich viel zu verdienen. Die Patienten gingen heute auch häufiger zum Arzt, also gebe es noch mehr Patienten. Außerdem gebe es weniger Ärzte, seit die Ärzte weniger verdienen, weil fertige Ärzte in die Industrie oder ins Ausland gingen und keine jungen Leute mehr Medizin studieren wollten. Deshalb müssten jetzt die noch viel mehr Patienten zu viel weniger Ärzten gehen. Eine schöne Argumentationskette, die nur das eine belegen soll: Ärzten in

Deutschland geht es so schlecht, dass nur noch Lamentieren hilft! Wenn Ärzte selbst an diese Behauptungen glauben, ist es kein Wunder, wenn sie sich mies fühlen. Denn den Tatsachen entspricht so gut wie keines dieser Argumente.

> *Es ist ein Geheimnis,*
> *dass wir auch unsere Heilbegabung verbergen,*
> *wenn wir unseren Schmerz verbergen.*
>
> *Henry Nouwen*

Haben Ärzte weniger Geld und weniger Zeit?

Eines ist sicher: Die Zeiten werden härter – aber sicherlich nicht nur für Ärztinnen und Ärzte. Und das gilt nicht erst in letzter Zeit. Die Klage über die geringe Bezahlung und die knapper werdende Zeit ist erstaunlicherweise kein neues Phänomen, sondern ein altes Lied, das so schon in den 1970er Jahren gesungen wurde. Trotz erheblicher Klagen der Ärzteschaft, lässt sich kaum leugnen, dass das Durchschnittseinkommen eines Mediziners im Mittel immer noch über dem vergleichbarer akademischer Berufe liegt. Das gilt für die Krankenhausärzte mit ihren in den letzten Jahren hervorragenden Tarifabschlüssen ebenso wie für Fachärzte in eigener Praxis und selbst die Armen unter den Reichen, die Hausärzte, liegen noch gut im Bevölkerungsdurchschnitt: Laut offizieller Statistik lag das durchschnittliche Monatseinkommen eines niedergelassenen Arztes (Mittelwert aller Arztgruppen) in Deutschland im Jahre 2003 bei 10.517 € *nach* Abzug üblicher Betriebskosten und vor Steuern (also entsprechend einem Bruttoeinkommen)[27]. Im Jahre 1997 lag derselbe Wert in Westdeutschland bei umgerechnet 6.200 € und in den neuen Bundesländern bei 5.700 €. Selbst wenn man die Erhöhung der allgemeinen Lebenshaltungskosten und die Einkommenseinbrüche seit dem Jahre 2003 einbezieht, kann von einem wirtschaftlichen Ruin der Ärzteschaft kaum die Rede sein. Hingegen können die Angestellten der Ärztinnen und Ärzte, die Sprechstundenhilfen, von angemessener Bezahlung nur träumen: Sie zählen zu den am schlechtesten bezahlten Ausbildungsberufen überhaupt.

Und wie ist es mit dem Zeitfaktor? Dass Ärzte für das ärztliche Gespräch zu wenig bezahlt bekommen, trifft zweifelsfrei zu.

Weil die Lobbyisten der Pharma- und Medizingeräteindustrie es in Deutschland geschafft haben, ihre Produkte zu horrenden Summen weit über dem Durchschnitt anderer europäischer Länder auf den Markt zu bringen, ist eine Schieflage bei der Bezahlung weniger kostenintensiver medizinischer Leistungen entstanden. Hier wird ein an Korruption grenzender politischer Missstand auf dem Rücken aller Beteiligter ausgetragen. Wenig belegbar scheint hingegen, dass die Zeit fehle, weil Kranke heute wesentlich häufiger zum Arzt gingen als früher und deshalb die Arztpraxen verstopften. Denn obwohl die Deutschen weiter Weltmeister im Ärzteshopping sind, ist die Zahl der Arztbesuche pro Patient nach der Einführung der Praxisgebühr *gesunken*, seit 2002 sinkt auch die Zahl der Krankenhauseinweisungen, während die Zahl der niedergelassenen Ärzte im Bundesdurchschnitt von 112.660 im Jahre 1996 auf 134.798 im Jahre 2005 und die der Krankenhausärzte von 135.300 im Jahre 1996 auf 146.511 im Jahre 2005 *stieg*.[28]

Und wenn es in Deutschland tatsächlich Mangelversorgungsgebiete und übervolle Arztpraxen gibt, so sind die Ursachen sicher vielfältig, aber nicht an allen sind die Ärzte selbst unschuldig: Ärzte zieht es dahin, wo sie am meisten verdienen – und das ist da, wo schon alle anderen sind. Deshalb ist der tatsächlich vorkommende Ärztemangel in manchen strukturschwachen Regionen hausgemacht.[29] Da die Kassenärztliche Vereinigung mit ihrer Arztsitz-Verteilungshoheit genau dies verhindern sollte, wird das Scheitern des bürokratischen deutschen Lobby-Verbandes überdies deutlich.

Werden Mediziner vertrieben?

Kostendruck, Bürokratisierung und erhöhte Komplexität des ärztlichen Handelns sind sicherlich erschwerte Bedingungen für viele Ärzte, die dazu verführen, dorthin zu gehen, wo sich das lukrativste Angebot finden lässt: im Ausland, in der Pharmaindustrie oder in einer jener Facharztpraxen mit Fließbandprinzip, die von den eigenen Kollegen nur noch „Durchlauferhitzer" genannt werden. Zugleich muss die Frage erlaubt sein, ob denn der wirtschaftliche Faktor das einzige ist, was Ärzte an ihrem Beruf reizt. Wenn heute junge Leute nicht mehr Medizin studieren wollen, weil die wirtschaftlichen Aussichten weniger rosig erscheinen als einst, so muss man sich doch fragen, was die jungen Leute einst zum Medizinstudium bewegte

– offenbar nicht der pure Idealismus. Dabei haben Gesetze zur Reduktion der Arbeitszeit in Bereitschaftsdiensten, neue Tarifabschlüsse, die Abschaffung des lästigen „Arzt im Praktikum“ und flachere Hierarchien heute Arbeitsbedingungen für Krankenhausärzte geschaffen, die sich unsere Väter und Großväter nur erträumten. Nein, kein Arzt braucht sich ein Vorbild an einem berühmten Begründer der modernen Medizin zu nehmen: Rudolf Virchow, der eigenhändig 20.000 anatomische Präparate sammelte, ca. 2.000 schriftliche Arbeiten verfasste, als Professor lehrte, die dazu gehörenden Verwaltungsaufgaben verrichtete, Patienten behandelte – und sich aus Idealismus für die Rechte der Arbeiterschaft einsetzte. Das erstaunlichste aber war, dass man ihn angeblich niemals in Eile sah[30]. Niemandem kann solch ein Arbeitspensum empfohlen werden. Aber wie viel Jammern verträgt die Psyche des Arztes bis aus dem Jammern eine sich selbst erfüllende Prophezeiung wird?

Wie ist Ärzten zu helfen?

Zweifellos gibt es äußerliche Bedingungen, die zu einem unerfreulichen Druck auf alle im Gesundheitswesen beschäftigten führen, nicht nur die Medizinerinnen und Mediziner. Es ist ein Faktum, dass in Krankenhäuser Stellen eingespart werden und die Last der Arbeit – wie überall hierzulande – auf immer weniger Schultern verteilt wird. Aber die Unzufriedenheit vieler Gesundheitsprofis, insbesondere aber vieler Mediziner, scheint doch zusätzlich tieferen psychologischen Motiven zu entspringen: Mit dem allmählichen Verlust der angestammten Privilegien und seiner herausragenden Rolle wird der Mediziner zu einem unter vielen Gesundheitsberufen degradiert. Das Selbstvertrauen und die Motivation von Ärzten ist angekratzt: Man droht in unserem Staate nicht mehr gleicher als andere zu sein, sondern nur noch gleich.

Innere Motivation

Offenbar scheint angesichts des Wegfalls des Halbgott-Modells der Belohnungswert des Geldes das einzige zu sein, was als Motiv für die anstrengende ärztliche Tätigkeit noch übrig bleibt. Andere klassische Motive für persönliches Engagement wären Leistung („Ich will zeigen, was ich kann“), soziale Akzeptanz („Ich will gemocht werden“), Macht oder Ruhm, pure Neugier und die Suche nach Abwechslung („Ich will mir das genauer ansehen!“). Aber wie soll eine Ärztin Befriedigung über ihre Leistungsfähigkeit finden, wenn sie realistisch erkennen muss, dass ihre „Wissenschaft" oft nur lindern, nicht heilen kann, und das, was sie leistet, in vielen Fällen noch nicht einmal wissenschaftlich begründbar ist? Wie soll sie sich heute noch durch Macht und Ansehen Befriedigung verschaffen, wo immer mehr Patienten sich als ihr gleichrangig betrachten? Wie soll sie sich gemocht fühlen, wenn die Patientenkontakte kürzer werden, die Patienten häufiger wechseln? Wenn es im Berufsleben eines Arztes eine andere Kompensation geben soll als Geld, kann sie nur darin bestehen, dass der Profi den Umgang mit dem Klienten als angenehm erlebt: Bieten Sie Ihrem Profi die Befriedigung der oben genannten Motive, bieten Sie zumindest Anerkennung und Freundlichkeit! Das ist allemal motivierend!

Tipp: Stellen Sie eine persönliche Atmosphäre her!

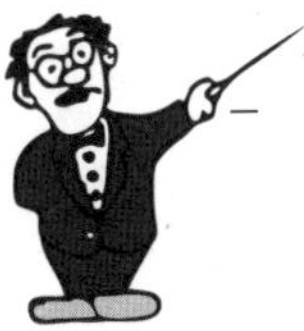

Merke: Freundlichkeit motiviert!

- Überraschen Sie Ihre Ärztin/Arzt ruhig einmal mit einem kleinen, bescheidenen, aber originellen Geschenk. Das ist besser als die obligatorische Flasche Wein zu Weihnachten.
- Beachten Sie die allgemeinen Standards eines freundlichen Umgangs, die in allen zwischenmenschlichen Bereichen gelten sollten: den Anderen ausreden lassen, auch mal lächeln...
- Fragen Sie Ihre Ärztin / Ihren Arzt, wie es ihr/ihm geht! Äußern Sie Verständnis, wenn Ärztin/Arzt sich über die heutige Situation im Gesundheitswesen beklagen. Selbst wenn Sie die Sachlage anders sehen: das subjektive Gefühl von Leiden der Ärztin/ des Arztes ist echt...
- Sagen Sie es, wenn eine Maßnahme Ihnen gut getan hat. Positive Rückmeldungen sind die wichtigsten Belohnungen, die den Arztberuf zu mehr machen als purem Geldverdienen!
- Loben Sie aber vor allem, wenn Sie sich von Ihrem Arzt menschlich gut behandelt fühlen. Ein solches Lob bestärkt den Arzt darin, sich weiter mit Ihnen zu beschäftigen.
- Wenn Sie das Privatleben der Ärztin/ des Arztes kennen (auf dem Land nichts Ungewöhnliches): Erkundigen Sie sich danach, ohne indiskret zu werden: „Was macht Ihre Tochter, stu-

diert sie noch...?". Aber akzeptieren Sie es, wenn die Ärztin/Arzt darauf nicht eingeht.
- Knüpfen Sie an ein persönliches Interesse Ihrer Ärztin/Arztes an, von dem Sie wissen („Ich habe neulich im Fernsehen etwas über Nepal gesehen, da machen Sie doch immer Urlaub...")

Der exklusive Ärzteclub

Mein Lieblingswitz geht so: Pause in einem Konzertsaal, lang anhaltender Applaus, da steht am einen Ende des Saales jemand auf und ruft mit lauter Stimme: „Ist hier ein Arzt im Saal?". Auf der anderen Seite des Saales winkt jemand und ruft zurück: „Ja, hier!". Ruft ihm der erste zu: „Ist das nicht ein wundervolles Konzert, Herr Kollege?"

In diesem Witz zeigt sich etwas vom elitären Bewusstsein des Arztberufes, das – zumindest in der Karikatur – so weit geht, dass Ärzte sich nur mit ihresgleichen unterhalten. Das gilt in der Realität für medizinische Gesprächsgegenstände leider immer noch. Nach wie vor gibt es eine stattliche Zahl von Medizinern, die ein ungutes Gefühl beschleicht, wenn sie gegenüber Nicht-Medizinern ihr Fachwissen offenbaren sollen. Haben Sie auch schon einmal beobachtet, wie selbstverständlich Ärzte Fragen nach medizinischen Details oder nach der Bedeutung eines Fachausdrucks ignorieren? Mit dem für gewöhnlich vorgeschobenen Mangel an Zeit hat das oft rein gar nichts zu tun. Wenn man Ärzte danach fragt, wieso sie ihre Patienten nicht von sich aus ausführlicher informieren, bekommt man häufig zu hören, dass die meisten Patienten mit ihrer geringen Bildung eine korrekte medizinische Erklärung doch gar nicht verstünden. Da viele Mediziner sich aber auch gegenüber akademisch gebildeten Nicht-Medizinern vor Fachgesprächen scheuen, kann etwas mit diesem Argument nicht stimmen. Entweder halten Mediziner ihr Wissen für intellektuell so anspruchsvoll und das Medizinerdasein für alle anderen Berufe so weit überragend, dass niemand sonst dieselben gedanklichen Höhen erklimmen kann wie sie. Oder aber der Arzt ist sich seiner eigenen Fachkompetenz nicht ganz so sicher, wie er vorgibt und fürchtet sich, seine mangelnde fachliche Kompetenz zu offenbaren. Ich habe für beide Sichtweisen im Laufe meiner Zusammenarbeit mit Medizinern viele Belege gefunden.

Welches auch immer die wahren Motive sein mögen: Viele Mediziner sind so zurückhaltend in der Weitergabe ihres eigenen Kenntnisstandes, dass man fast meinen könnte, sie hielten die ärztliche Schweigepflicht fälschlicherweise für eine Art Omertá, für ein Schweigegelübde in bezug auf die Geheimnisse der Heilkunst. So ist die Fachsprache der Medizin auch eine esoterische Sprache, eine die nur von Eingeweihten gesprochen und verstanden werden *soll.* Solche Sprachen gibt es nur noch wenige. Das Romani, die Sprache der Roma und Sinti, wird bis heute meist nur innerhalb des eigenen Volkes weitergegeben, um sich gegenüber der Umwelt abschließen zu können. So scheinen Mediziner(innen) sich auch über ihre Geheimsprache als eine abgeschlossene Gruppe definieren zu wollen. Dieser Eindruck verstärkt sich noch, wenn zu der Geheimsprache noch die Geheimschrift hinzukommt: Außenstehenden nicht dechiffrierbare Abkürzungen („HRST: AA"*) tarnen sich als praktisch und die berühmte „Ärzteschrift", eine betont unleserliche Handschrift, wird noch heute von älteren Ärzten regelrecht kultiviert (mittlerweile allerdings beschweren sich schon junge Ärzte über ihre älteren Kollegen und deren „Sauklaue", ein deutliches Indiz für einen Generationenwechsel!). Und welcher Berufsstand unterschreibt schon jeden Brief an einen Berufskollegen mit der bei Ärzten obligatorischen Floskel „Mit kollegialen Grüßen"?

„Berufsgeheimnisse"

Ein Argument jedenfalls sollte niemand als Begründung für die ärztliche Geheimniskrämerei gelten lassen: Das Gerücht vom ärztlichen Berufsgeheimnis. Berufsgeheimnisse waren in der Antike und im Mittelalter durchaus sinnvoll. Sie garantierten, dass Wissen ein Monopol bestimmter Zünfte und Berufsstände und deshalb teuer bezahlt blieb. Zudem galt es, Missbrauch auszuschließen und ein als heilig erachtetes, weil keineswegs selbstverständliches Fachwissen vor Verfälschungen und missbräuchlichen Anwendungen zu schützen. Mit unserer Informationsgesellschaft hatte die damalige Tradierung über Jahrhunderte mühsam gesammelten Wissens nichts gemein. Unter solchen Bedingungen entstand auch der so genannte hippokratische Eid, der aus dem 5. Jahrhundert vor Christus stammt und in dem ärztliches Wissen als ein berufsständisches Ge-

* Na, wissen Sie's? HRST: AA = Herzrhythmusstörung: Absolute Arrhythmie

heimnis betrachtet wurde, das nur von Lehrer zu Schüler weitergegeben werden durfte. Dieser hippokratische Eid ist aber heute – im Unterschied zu der weit verbreiteten Auffassung unter Laien – für Ärzte gar nicht mehr verbindlich. An seine Stelle sind die nationalen oder regionalen Berufsordnungen der Ärzte getreten, denen meist das so genannte Genfer Gelöbnis von 1948 als moderner „hippokratischer Eid" vorangestellt ist. Dort aber kommt ein Berufsgeheimnis gar nicht vor, sondern im Gegenteil die Bestimmung, dass der Arzt seine Patienten so umfassend und genau wie möglich aufzuklären hat. Das sieht der ungeschriebene Verhaltenskodex der Ärzteschaft offenbar noch immer anders, der ärztliches Wissen zur Eintrittskarte in einen exklusiven Club macht.

Wenn Sie einen Arzt davon überzeugen wollen, dass Sie ihm als gleichberechtigter Partner gegenüberzutreten wünschen, sollten Sie eine gewisse Clubmentalität in Betracht ziehen und damit rechnen, dass er nicht erfreut sein wird, wenn Sie so tun, als könnten Sie Mitglied seines Clubs werden. Versuchen Sie also gar nicht erst, den Anschein zu erwecken, als gehörten Sie dazu, wenn Sie in Wirklichkeit nie dazu gehören werden. Geben Sie zu, wenn Sie etwas nicht wissen, und falls Sie es wissen: lassen Sie es sich nicht anmerken! Ansonsten wären Sie mit der Kränkung des Arztes konfrontiert, dass Sie Anspruch auf ein Wissen erheben, das Ihnen seiner Ansicht nach nicht zusteht.

Lösungen der Übungsaufgabe 4.1.:

1. Das Nasenbluten ist ein Symptom; Befund ist der Laborwert
2. Das Blutbild ist der Teil des Labors, der sich mit den Hauptbestandteilen des Blutes an sich befasst
3. c
4. konservativ
5. a

5.
Kommunikation

Was Sie in diesem Kapitel lernen sollen:

... höflich, aber bestimmt zu kommunizieren!

... die Informationen zu geben, die Ihr Profi benötigt, und die zu bekommen, die Sie benötigen.

Auf dem Weg zu einem partnerschaftlichen Verhältnis mit den Gesundheitsprofis haben wir einen großen Schritt geleistet, wenn wir uns angewöhnt haben, die Beziehung anders zu sehen. Indem wir sie für uns anders definieren, verhalten wir uns anders. Wir beginnen, anders mit dem Profi zu reden. Aber da stoßen wir auf das nächste Hindernis: Ein angemessenes Gespräch hinzubekommen, gestaltet sich heute in der Arztpraxis oft schwierig. Dafür mag es viele Gründe geben, aber einer der einleuchtendsten ist wohl, das Patienten bequemer sind, die sich zu Fließbandwerkstücken machen lassen und dass man eine echte Kommunikation als Störung der Routine nicht gebrauchen kann. Viele Ratgeber sind für Ärzte geschrieben worden, um daran etwas zu ändern – oft ohne Erfolg. Jetzt ist es an der Zeit, dass die Nutzer des Gesundheitssystems die Gesprächsführung in die Hand nehmen und nicht darauf warten, dass die Mediziner(innen) es tun. Wir können nicht von unserem Arzt erwarten, dass er mit uns so redet, wie wir es uns wünschen, wenn wir nicht selbst dazu in der Lage sind, unsere Fragen und Bedürfnisse zu artikulieren. Es ist Ihre Sache, die Sache des Nutzers, die Ärztin zum Sprechen zu bringen. Sie wollen etwas von Ihrem Arzt, dann setzen Sie es durch! Sie wollen Fragen beantwortet bekommen: Stellen Sie Ihre Fragen auch dann, wenn es Sie Mühe kostet!

Die erste Hürde, die wir überwinden müssen, wenn wir ein vernünftiges Gespräch zustande bekommen wollen, besteht aus Kommunikationsweisen, die man als „Gesprächskiller" bezeichnet hat. Das sind solche Formen der Kommunikation, die kein echtes Gespräch aufkommen lassen, die jede partnerschaftliche Unterhaltung schon im Keim ersticken. Der Kommunikationspsychologe Thomas Gordon und der Mediziner Sterling Edwards haben 12 solcher Gesprächshemmnisse gefunden.[31] Sieben von ihnen sollten Sie unbedingt kennen und durchschauen, um ihnen nicht zu erliegen und um angemessen reagieren zu können.

„Wir Ärzte sind dafür da, den Menschen zu reparieren. Wir wissen genau, wie diese Maschine Mensch zu funktionieren hat. Wir sind manchmal wie Techniker, die eine Maschine in Ordnung zu bringen haben. Das ist unsere Aufgabe. Aber Gespräche führen mit Menschen – da weiß ich gar nicht, ob mein Gespräch hilfreich ist. Das ist viel zu schwer für uns".

Aussage eines Medizinprofessors

Aus: Anne-Marie Tausch, Gespräche gegen die Angst, S. 51

Die 7 Kommunikationskiller

Ignorieren

Wer das Gespräch führt, hat die Macht, Gesprächsthemen zu bestimmen und andere Themen zu ignorieren. Jeder ignoriert gerne die Themen, die ihm unangenehm sind, und Mediziner sind da keine rühmliche Ausnahme. Beispielsweise fürchten sich viele Mediziner vor ihrer eigenen Hilflosigkeit. Wenn eine Lungenpatientin äußert, sie fürchte manchmal zu ersticken, kann das beim Profi Hilflosigkeit auslösen, und er reagiert, indem er eigentliche ihre Botschaft ignoriert: „Wann waren Sie denn das letzte Mal bei mir?" oder „Nehmen Sie denn Ihre Medikamente ein?" ignoriert die Angst der Patientin und nimmt die eigentliche Botschaft „nimm mir meine Angst" nicht ernst. Natürlich ignorieren Profis zuweilen auch ganz konkrete Äußerungen und Fragen ihrer Klienten ganz direkt: „Haben Sie nicht noch ein anderes Mittel?" – „Gut dann sehen wir uns nächste Woche wieder!".

Wenn Sie den Eindruck haben, dass der Profi Ihre Äußerungen ignoriert, hilft nur Sturheit: Wiederholen Sie einfach, was Sie zuletzt gesagt oder gefragt haben wie eine „Platte mit Sprung“. Das mag etwas trotzig wirken, aber selbst der konsequenteste Ignorierer gibt bald auf, wenn Sie dieselbe Frage ein oder zweimal wiederholen. Dass man eine Reaktion bekommt, wenn man ein subjektiv wichtiges Anliegen vorbringt, ist wirklich nicht zuviel verlangt – und wenn das Zeitbudget noch so knapp ist.

Platte mit Sprung

Lächerlich machen

Nicht alle Menschen sind gutmütiger Natur und es ist boshaft, einen anderen lächerlich zu machen und ihn dadurch herabzusetzen. Natürlich bleiben auch Gesundheitsprofis nicht von boshaften Charakterzügen verschont. Eine übergewichtige Klinik-Patientin berichtete mir, in einer Visite habe sie beklagt, ihr werde von den Medikamenten übel, so dass sie nichts mehr essen könne. Und der visitierende Arzt habe ihr entgegnet: „Bei Ihrem Übergewicht sollten Sie sich doch freuen!“. Das ist nicht lustig. Und es ist kein Zufall, dass Scherze dieser Art gerade in Visiten vorkommen, wo leitende Ärzte auf das Gelächter der versammelten Kollegenschar erpicht sind.

Lächerlich gemacht zu werden, ist für viele Menschen eine sehr kränkende Situation, auf die sie nicht vorbereitet sind und auf die sie deshalb kaum adäquat zu reagieren wissen. Wer seine Würde aber nicht mit seiner Privatkleidung in den Schrank des Krankenzimmers gehängt hat, wird vielleicht spontan mit angemessener Empörung oder sogar mit einer Entgegnung auf der gleichen Ebene reagieren können. Mit der Patientin erarbeitete ich mögliche Reaktionsweisen und sie entschied sich, in Zukunft in derartigen Situationen zu antworten: „Mein Übergewicht, Herr Doktor, ist das Resultat von all dem Kummer, den mir Menschen wie Sie bereitet haben“. Warum sind solche Antworten angemessen? Weil sie dem anderen deutlich machen, dass er zu weit gegangen ist. Weil sie dafür sorgen, dass die Aggression, die der Profi auf dem Kranken abgeladen hat, wieder dorthin zurückkommt, wo sie hingehört: zum Profi, der sich solche Ausfälle unter der Gürtellinie als Professioneller nicht erlauben darf. Zwar sind auch Gesundheitsprofis nur Menschen, aber sie sind aufgrund ihrer Professionalität ebenso zu einem besonderen Umgangston verpflichtet wie die Serviererin im Hotel oder der Mann am Bahnschalter. Deshalb ist es immer gerechtfertigt, jedes Lächerlichmachen zurückzuweisen, und wenn Sie einfach nur das sagen, was Ihnen gerade einfällt („Das ist eine Unverschämtheit!“). Nur: auf sich sitzen lassen, sollten sie so etwas nicht!

Ablenken

Ablenken ist in allen Seminaren zur „schwarzen Rhetorik“ und Manipulation eine sehr beliebte Strategie, weil sie schwer zu durchschauen ist. Auf eine vernünftige Frage oder einen durchaus berechtigten Einwand bekommt man eine freundliche Entgegnung. Allerdings hat die Entgegnung mit der Frage oder dem Einwand nicht das Geringste zu tun. Beide beziehen sich nur scheinbar oder gar nicht aufeinander. „Hat das Medikament Nebenwirkungen?“ – „Das wird Ihnen bestimmt gut tun“ wäre eine typische, aber noch durchschaubare Ablenkungskommunikation. Und wie ist es damit: „Sie sagen, dass da ein Entzündungswert in meinem Blut erhöht ist. Kann das nicht doch etwas Ernstes sein?“ – „So ein Wert kann sich auch mal erhöhen, wenn Sie gerade eine kleine Erkältung hatten“. Stimmt. Aber kann er sich vielleicht auch erhöhen, wenn eine *ernsthafte* Infektion vorhanden ist? Darüber hat der Arzt nichts gesagt, obwohl er ausdrücklich *danach* gefragt wurde.

Zuweilen aber greifen gute Rhetoriker im weißen Kittel tief in die Trickkiste und benutzen Fachvokabular, wodurch der Patient gar nicht mehr weiß, ob seine Frage beantwortet wurde oder nicht: „Was genau bewirkt denn dieses Medikament?“ – „Pharmakodynamisch ist das ein Beta-Rezeptoren-Blocker“. Sie entscheiden selbst, ob Sie sich nun besonders ernst genommen oder mundtot gemacht fühlen. Statt mit Fachausdrücken lässt sich derselbe Effekt auch durch Vielreden erreichen. „Ist es denn wirklich nötig, dass Sie mich röntgen?“ – „Wir röntgen doch nur Ihre Lunge, was eine vergleichsweise harmlose Untersuchung ist im Unterschied zu einem Röntgen von Knochengewebe, weil das Lungenröntgen nämlich vergleichbar ist mit einem Höhenflug, wenn Sie mal in Urlaub fliegen, da haben Sie etwa ebenso viel Röntgenstrahlung zu verkraften“. Und – haben Sie aufgepasst? Wurde die Frage des Patienten beantwortet oder nicht?

Sie können gar nicht gründlich genug hinhören, wenn Sie mit Ihrem Gesundheitsexperten reden – schließlich geht es um Ihre

Gesundheit. Ihre wichtigste Waffe gegen Ablenkungstaktiken ist das genaue Zuhören. Wenn Sie erst einmal bemerken, dass Sie nicht wirklich eine Antwort auf Ihre Frage bekommen haben, seien Sie nicht „höflich“, sondern fragen Sie nach! „Aber meinen Sie denn, das Röntgenbild bringt wirklich einen Nutzen?“ Oder Sie wechseln die Gesprächsebene, indem Sie über das Gespräch sprechen: „Was Sie mir gesagt haben, wollte ich gar nicht wissen, aber Sie haben mir noch nicht gesagt, wozu das Röntgenbild gut sein soll“. Wenn Sie sich trauen, können sie sogar noch eine Gesprächsebene höher gehen und das Verhalten Ihres Gegenübers sowie ihr eigenes direkt thematisieren: „Sie scheinen ein Röntgenbild nicht der Erklärung wert zu finden, aber für mich ist es das. Ich will meinen Körper einfach keiner unnötigen Gesundheitsbelastung aussetzen“. In diesem Fall benutzt der Sprecher außerdem einen äußerst geschickten Gesprächsstil, indem er über seine eigenen Motive spricht, eine rhetorische Raffinesse, die wir als „Ich-Botschaft“ später noch einmal kennen lernen werden.

Aufmerksam hinhören

Ärgerlich werden

Zuweilen sind Patienten unverschämt und provokant. Es ist nur natürlich und angemessen, dass der Gesundheitsprofi darauf mit kontrolliertem Ärger reagiert. Unverhohlene und unkontrollierte Wutausbrüche hingegen gehören sich nicht für einen Profi, der auch immer Profi im Umgang mit Menschen bleiben sollte. Von einem solchen Profi darf man erwarten, dass er seine Gefühle einigermaßen im Griff hat. Was aber noch wichtiger ist: Man darf von ihm erwarten, dass er nicht wie eine beleidigte Leberwurst reagiert, wenn seine Patientin sich als mündige Klientin verhält, die sich in einer gleichberechtigten Beziehung mit ihm sieht.

Leider berichten Patienten häufig davon, dass Mediziner(innen) ihren Missmut über selbstsichere Patienten unverblümt kundtun und beim Nutzer damit eine bleibend verschüchternde Wirkung erzielen. Der alte Chefarzt, der seine Patientin anbrüllt, wie sie es wagen könne, „Aua“ zu sagen, wenn er ihr auf den schmerzenden Bauch drückt, ist – wie eine Klientin mir berichtete – noch nicht ausgestorben. Eine andere Patientin, die nach einer Operation am Bein über Schmerzen am Knie klagte, was in den Augen der Ärzte nicht möglich war, wurde angefahren, sie solle sich nicht so haben und endlich aufhören zu jammern. Einige Tage später wurde sie geröntgt und es stellte sich heraus, dass sie seit Tagen eine gebrochene Kniescheibe hatte, was niemandem aufgefallen war. Doch selbst, wenn sie „nur gejammert" hätte, wäre die Reaktion des Mediziners hier völlig unangebracht.

Wenn der Arzt auf Sie mit Ärger reagiert, will er offenbar ein Unterordnungsverhältnis wieder herstellen, das der Hierarchie auf dem Kasernenhof entspricht: Schreien darf nur der Ranghöhere.

Unverschämtheit zurückweisen

Wollen Sie sich das bieten lassen? Wenn nicht, ist es erst einmal wichtig, sich nicht von offener Aggression einschüchtern zu lassen. Sagen Sie ruhig und gefasst, dass Sie nicht wünschen, dass man in diesem Ton mit Ihnen spricht. Im schlimmsten Fall, ziehen Sie die Konsequenzen (die *Ultima ratio*): Beenden Sie den Kontakt mit der aggressiven Person, indem Sie die Praxis oder das Krankenhaus verlassen – nicht ohne klargestellt zu haben, weshalb Sie das tun.

Drohen

Während ein ärgerlicher Arzt seine eigenen Gefühle von verletzter Dominanz ausdrücken will, gibt es auch einen ärztlichen Kommunikationskiller, der angeblich nur Ihr Bestes will: Drohungen, die Sie zu einem bestimmten Verhalten bewegen sollen. „Wenn Sie Ihre Tabletten nicht nehmen, werden Sie nicht alt!" ist vielleicht gut gemeint, aber nicht sehr hilfreich. Denn wer kann wissen, ob der Kranke ohne die Nebenwirkungen der Medikamente nicht älter wird als mit deren segensreichen Wirkungen. „Wenn Sie sich nicht operieren lassen, landen Sie im Rollstuhl!" ist ein bei Neurochirurgen beliebter Satz, wie mir wiederholt berichtet wurde. Woher aber will der Mediziner das wissen? Nur Halbgötter in weiß wissen um die Zukunft.

Sicherlich mag es Kranke geben, die durch eine ordentliche Drohung mal so richtig schön aufgerüttelt wurden und danach endlich das Rauchen bleiben ließen oder sich endlich einer wichtigen Untersuchung unterzogen – auch das haben mir Patienten berichtet. Weitaus häufiger aber erlebe ich die Verunsicherung von Menschen, die genötigt werden sollen, sich gegen ihrer eigenen Willen einer bestimmten, vom Arzt favorisierten Behandlung zu unterziehen. Das hat nichts zu tun mit irgendeiner Form von Motivationsaufbau, sondern mit Nötigung – in Deutschland ein Straftatbestand, der mit Gefängnis bedroht ist. Sagen Sie Ihrem Profi in aller Deutlichkeit, wenn Sie sich genötigt fühlen!

Überinterpretieren

Manche Gesundheitsprofis benutzen das filigrane psychologische Werkzeug der Deutung wie ein Brecheisen. Wenn der Patient, wie ich es erlebt habe, sich beschwert: „Ich kann nicht schlafen, weil die Nachtschwester mit ihren Schuhen klappert" und die Stationsschwester entgegnet: „Ich habe den Eindruck, Sie haben ein Problem mit Frauen!" dann ist das erst einmal eine Unterstellung und kein Argument, gleichgültig, ob es zutrifft oder nicht. Deutungen können leicht zu Unterstellungen werden und den anderen geistig vergewaltigen. Sie können wie eine Waffe missbraucht werden, die jedes Argument des anderen ungültig macht. Dann ist es die Absicht des Deutenden, den anderen zu unterwerfen statt ihm zu Selbsterkenntnis zu verhelfen, was der einzige Zweck psychologische Deutung sein sollte. Dabei sind Deutungen eine besonders gefährliche rhetorische Waffe, wenn sie unwiderlegbar gemacht werden: Wer die Deutung als falsch zurückweist, wird als uneinsichtig und widerständig bezeichnet. Was auch immer der andere tut oder sagt: Alles lässt sich im Sinne der eigenen Deutung interpretieren: „Was denn, dass Sie jetzt mit mir über Ihr Problem mit Frauen diskutieren", könnte die Stationsschwester dem Patienten entgegen, „zeigt nur, dass Sie ein Problem mit Frauen haben". Deshalb sind Deutungen ein Instrument, mit dem in schlechten Psychoanalysen und Psychiatrien Menschen beherrscht und gefügig gemacht werden.

Unterstellungen erkennen

Lassen Sie sich nichts unterstellen! Eine Deutung ist verführerisch für nachdenkliche Menschen, weil sie es gewohnt sind, sich selbst in Frage zu stellen. Besonders wer ohnehin zu Selbstzweifeln oder gar Selbstvorwürfen neigt, hat es schwer, der negativen Deutung eines Anderen zu widerstehen. Seien Sie besonders vorsichtig: Die meisten Menschen, die Ihr Verhalten deuten, wollen nicht *Ihr* Bestes! Seien Sie wachsam, wenn Sie den Eindruck haben: Da will mir jemand sagen, wie ich *wirklich* denke, fühle, bin. Deshalb können Sie ohne langes Nachdenken erwidern: „Vielen Dank für Ihren Hinweis, ich werde bei Gelegenheit darüber nachdenken, ob Sie recht haben".

Und wenn es sich bei dem Gesundheitsprofi um eine Psychotherapeutin handelt, zu deren Beruf die Deutung gehört? Sofern Sie ihr durch den professionellen Rahmen den Auftrag zur Deutung erteilt haben, müssen Sie es akzeptieren, wenn die Deutung zum Vorgehen in dieser professionellen Beziehung gehört. Aber unterstellen lassen müssen Sie sich auch vom psychologischen Deutungsprofi nichts! Denn auch Profis können irren und in ihrer Interpretation falsch liegen. Weil Sie in einer Psychotherapie oder einem psychologischen Gespräch meist genügend Zeit haben, dürfen Sie ruhig in Ruhe darüber nachdenken, bevor Sie eine Deutung akzeptieren oder zurückweisen.

Belehren

Natürlich wünschen wir uns einen Gesundheitsprofi, der uns über unsere Krankheit und seine Therapie aufklärt und uns auch medizinisches Fachwissen verständlich und zutreffend vermittelt. Aber ist das dasselbe wie ein belehrender Ton, eine belehrende Redeweise? Belehren besteht darin, das eigene Wissen als eine Waffe zu benutzen, die im Kampf um Dominanz in der Beziehung gebraucht wird, nicht in einem Wettstreit um Wahrheiten und Fakten. Wer etwas gut erklärt, belehrt nicht. Wer belehrt, will die Unwissenheit des anderen herausstellen und dem anderen damit bedeuten, dass er – im wahrsten Sinne des Wortes – nichts zu sagen hat. Besonders häufig tritt der Kommunikationskiller Belehren auf, wenn ein „schüchterner" Gesundheitsprofi sich in seiner Rolle als alleiniger Experte in Frage gestellt sieht. Er meint dann, die Verhältnisse wieder zurecht rücken zu müssen, indem er die nächste Gelegenheit nutzt, um den Patienten als Dummerchen hinzustellen.

Der Patient, der sich auf einen Wissenswettkampf mit dem Arzt einlässt, wird vermutlich den Kürzeren ziehen. Es lohnt sich nicht, mit dem Experten um Expertenwissen zu streiten. Aber wenn der Profi belehrend auftritt, hat er die Expertenrolle bereits verlassen und erweist sich als Besserwisser. Auch Experten können Besserwisser sein, nicht nur besser Wissende. Das erkennen Sie eben daran, dass es dem Besserwisser nicht auf das Wissen selbst ankommt, sondern darauf, wer dieses besitzt – und das muss immer er selbst sein. Einen Besserwisser zu enttarnen und sich seiner zu erwehren ist jedoch nicht so schwer: Stellen Sie ihm ein paar knifflige Fragen, auf die er keine ausreichende Antwort weiß – er geht Ihnen garantiert in die Falle und versucht, Ihnen eine Antwort zu geben. Bis er selbst bemerkt, dass er sich damit lächerlich macht.

Übung 5.1: Kommunikationskiller erkennen

Um sich vor Kommunikationskillern zu schützen, ist es wichtig, sie zu erkennen. In der folgenden Übung sollen Sie deshalb benennen, um welchen der sieben Kommunikationskiller es sich jeweils handelt. Überlegen Sie auch jeweils, wie Sie selbst am besten darauf reagieren könnten, wenn Sie sich an der Stelle der Patienten befänden!

a) Patient: „Ich habe eigentlich keine Lust, eine Magenspiegelung durchführen zu lassen“ – „Wenn Sie die nicht durchführen lassen, kann es sein, dass Ihr Magen demnächst durchbricht und Sie in null Komma nix das Zeitliche segnen“.
b) Patientin: „Ich glaube ja auch, dass das Medikament gut für mein Herz ist, das Problem ist nur, dass ich dann immer so plötzlich auf die Toilette muss“. Ärztin: „Na, wenn Sie es nicht anders hinkriegen, dann tragen Sie doch Windeln“.
c) Patient: „Ich habe immer hier diese Brustschmerzen, als ob mit dem Herzen was nicht stimmt“. Ärztin: „Sie haben viel Stress, nicht wahr, das sehe ich Ihnen an“.
d) Patient: „Auf diesem Klinikbett bekomme ich Rückenschmerzen, das kenne ich sonst gar nicht. Kann man da keien andere Matratze reinlegen?“. Krankenpfleger: „Jetzt kommen Sie auch noch damit! Sie sind doch hier nicht im Ritz-Carlton!“
e) Patientin: „Ich hatte diese Woche mehrmals Blutzuckerwerte um 11, andererseits auch einmal nur 2,9. Wie steht es mit meinem HB-A1c?“. Arzt: „Der HB-A1c sagt ja nur etwas über den Anteil des roten Blutfarbstoffs, an den der Blutzucker gebunden ist, also den durchschnittlichen Blutzuckerwert während der letzten Wochen aus.“

f) Patientin: „Ich glaube, von dem Inhalationsspray bekomme ich Kopfschmerzen". Ärztin: „Ihre Peak-flow-Werte sind jetzt schön stabil! Das ist gut so."
g) Patient: „Herr Doktor, kann da nicht etwas passieren, wenn man an der Wirbelsäule operiert?" – Arzt: „Na, wollen Sie denn wirklich weiter mit diesen Schmerzen leben? Wir sind heute in der Neurochirurgie schon sehr weit!"

Eigene Anliegen vertreten

Auch Gesundheitsprofis haben es heute nicht leicht, die vielfältigen an sie herangetragen Anliegen richtig zu beantworten. Quantitative und qualitative Überforderung machen sich überall im Gesundheitswesen breit. Umso wichtiger, dass Nutzer ihren Profi so gut wie möglich dabei unterstützen, dass aus einem kurzen fachlichen Gespräch eine produktive Situation wird. Auf geschickte Weise die eigenen Anliegen zu vertreten, ist im Sinne der Sache, nicht nur im Sinne des Eigennutzes, denn der eigene gesundheitliche Nutzen ist die Sache, um die es in der Kommunikation zwischen Profi und Krankem geht. Effektive Kommunikation lebt aber auch von der Fähigkeit des Nutzers, eine sachliche Gesprächsebene herzustellen, in der möglichst viele Informationen in möglichst kurzer Zeit beim Profi ankommen und so viele Informationen vom Profi zum Nutzer zurückfließen, wie dieser benötigt, um sich an allen wichtigen Entscheidungen beteiligen zu können. Das sind die drei Ziele jeder vom Nutzer strukturierten Kommunikation mit Gesundheitsprofis: Eigene Anliegen vorbringen, Informationen erhalten, Informationen geben.

Mit oder ohne Nachdruck: Sagen, was man braucht

Manche Menschen haben ein so geringes Selbstwertgefühl, dass sie nicht einmal ganz selbstverständliche Wünsche, ganz berechtigte Forderungen auszusprechen wagen. Sie leben lieber mit Schmerzen als die Stationsärztin um ein Schmerzmittel zu ersuchen. Statt nach einem besser verträglichen Mittel zu fragen, verheimlichen sie dem Arzt, dass sie ihre seit Jahren verschriebenen Medikamente längst nicht mehr einnehmen. Eine Patientin bekam einen leichten Asthmaanfall, als ihre Physiotherapeutin sie in einem sehr kleinen Raum behandelte, weil sie unter Platzangst litt, aber sich nicht getraute, dies zu sagen. Ist das wirklich nötig? Wem ist mit solch einer falschen Zurückhaltung gedient? Wäre es nicht ganz einfach, eine berechtigte Forderung auszusprechen, wenn wir uns nicht ständig fragen würden: Darf ich das? Soll ich das wirklich sagen? Falls Sie nicht zu diesen von Minderwertigkeitsgefühlen umgetriebenen Menschen gehören, lesen Sie erst im nächsten Abschnitt „Sich Durchsetzen" weiter! Falls Sie gar keine Probleme haben, sich durchzusetzen, lesen Sie erst unter „Sich informieren" weiter.

Wenn Sie jetzt hier weiter lesen, gehören wohl auch Sie zu den Menschen, denen es schwer fällt zu entscheiden, was eine berechtigte Forderung ist und was nicht. Es gibt aber mindestens ein Kennzeichen, an dem sich berechtigte Forderungen erkennen lassen: Berechtigte Forderungen sind unter normalen Umständen zumutbar, sie stehen in einem ausgewogenen Verhältnis zu dem, was sie anderen zumuten. Von einem Rettungswagen kann man verlangen, dass er schnellstmöglich kommt, wenn man ihn wegen eines starken Schmerzes in der Brust ruft. Das ist der Auftrag des Rettungswagens, deshalb ist es für die Besatzung zumutbar von weit her bis zu Ihnen zu fahren, auch wenn Sie nachts um zwei Uhr bei der Rettungsleitstelle anrufen und auch wenn sich alles – glücklicherweise – als falscher Alarm herausstellt.

Unzumutbar ist es, wenn das, was ein anderer leisten soll, weder aufgrund seines Berufs noch aufgrund seiner moralischen und juristischen Verpflichtung zur Hilfeleistung verlangt werden kann. Wenn Sie im Krankenhaus gestürzt sind und nicht alleine wieder aufstehen können, ist es zumutbar, dass jede Person, die dazu in der Lage ist, Ihnen wieder auf die Beine hilft. Wenn Sie im Krankenhaus ans Bett gefesselt liegen und Ihnen der Orangensaft ausgegangen ist, ist es jedoch nicht die Aufgabe des Physiotherapeuten, Ihnen einen neuen Saft vorbeizubringen.

Wenn Sie erkannt haben, dass Ihre Forderungen berechtigt sind, sollten Sie schon zu Übungszwecken beginnen, solche berechtigten Forderungen überall zu formulieren, wo sich dies anbietet. Lassen Sie sich von dem Gedanken leiten, dass Sie noch dabei sind zu üben und deshalb alles eine Art Übungsfeld ist. Ob Sie im Café sind oder zu Hause, beim Arzt oder im Krankenhaus: Wenn Sie sich erst einmal davon überzeugt haben, dass Ihre Forderungen einigermaßen berechtigt sind, dann üben Sie sich darin, Sie an den Mann oder die Frau zu bringen: Sprechen Sie ohne Umschweife und Zögern aus, was Sie möchten. Versuchen Sie auf keinen Fall um den heißen Brei herumzureden und sich zu entschuldigen. Sagen Sie nur das, was Sie möchten und nichts anderes und nutzen Sie jede Chance, sich darin zu üben.

Übung 5.2: Wünsche formulieren

Situation: Sie können diese Übung im Rollenspiel mit einem Übungspartner, in Gedanken oder in jeder realen Situation ausprobieren, in der Sie Kunde/Kundin sind, zum Beispiel im Café, in einem Geschäft, an einem Schalter – oder beim Arzt. Wenn Sie in der Realität üben, ist es gut, wenn jemand dabei ist, der sie ermutigt und Ihr Verhalten prüft.
Ziel: Einen Wunsch zu äußern, den Sie normalerweise nicht zu äußern gewohnt sind. Dabei deutlich, mit fester Stimme und ohne Zögern, ohne Entschuldigung und ohne lange Begründungen zu sprechen.
Beispiel: Im Cafe: „Würden Sie mir bitte zu meinem Kaffee noch etwas mehr Milch bringen!"
Im Geschäft: „Ich habe eine Nickelallergie. Können Sie mir sagen, ob diese Kopfhörer alle nickelfrei sind?"

Sich Durchsetzen – Wie geht das?

Selbstdurchsetzung bedeutet, ein Gespräch mit einer eindeutigen und einseitigen Zielrichtung zu führen. Sich selbst durchsetzen ist etwas anderes als eine Bitte vorzutragen oder einen Wunsch zu äußern. Selbstdurchsetzung unterscheidet sich eventuell auch von einem Gespräch, das mit dem Ziel geführt wird, einen für beide Gesprächspartner befriedigenden Kompromiss zu erzielen. Denn bei der Selbstdurchsetzung lautet das erklärte Ziel, den eigenen Standpunkt so zu vertreten, dass zum Schluss eine Entscheidung für diesen Standpunkt getroffen wird – auch gegen den Widerstand des Anderen.

Wenn Sie sich gegen den Widerstand des Anderen durchsetzen wollen, sollten Sie einige einfache und doch sehr wesentliche Kommunikationsregeln kennen. In der Kommunikationspsychologie gibt es eine wunderbare Regel, die besagt, dass Selbstdurchsetzung *höflich, aber bestimmt* erfolgen sollte. *Höflich* sollen wir sein, weil wir den anderen als Menschen ernst nehmen und ihn nicht unnötig provozieren wollen und weil wir durch Unhöflichkeit eher unangenehm auffallen als souverän wirken. *Bestimmt* sollen wir sprechen, weil wir durch Herumdrucksen Verwirrung stiften statt den anderen zu motivieren, sich unserem Wunsch zu fügen.

Höflich, aber bestimmt

Wir können wohl behaupten, dass Selbstdurchsetzung am besten gelingt, wenn man eine gute zwischenmenschliche Atmosphäre wahrt und dabei konsequent zum Ausdruck bringt, was man möchte. Im Gesundheitswesen wird aber oft eines von beiden verwirklicht und das andere vernachlässigt – und zwar bei Nutzern wie bei Profis. So werden Pflegerinnen von Patienten mal wie Dienstboten behandelt, mal rächen diese sich, indem sie die Patienten herumkommandieren. Mal opfert sich eine Pflegerin auf, ohne zu murren, dann wieder ist es die Patientin, die lieber hungrig bleibt, statt der Schwester mitzuteilen, dass ihr Essen vergessen wurde. Dann fehlt es an der Kombination aus Höflichkeit und Bestimmtheit bei allen Beteiligten.

Höflichkeit besteht übrigens in weitaus mehr als einem „Bitte", „Danke" oder „Würden Sie wohl...". Es ist die Kunst, dem anderen zu signalisieren, dass man einen distanziert respektvollen Umgang mit ihm zu pflegen gewillt ist, wie es am französischen Königshof einst die Etikette vorschrieb (daher stammt auch der Begriff der „Höflichkeit"). Allerdings kann auch eine Prise Freundlichkeit nicht schaden, die mehr ist als bloße Höflichkeit. Echte Freundlichkeit kann sich beispielsweise darin ausdrücken, dem anderen Verständnis für seine Situation zu signalisieren: „Ich verstehe ja, dass Sie unter Druck sind, aber..." ist doch gar nicht so schwer und erfreut den Profi oft ungemein. Und wenn wir schon dabei sind: Der eben genannte Beispielsatz ist zudem eine rhetorisch sehr geschickte Formulierung, die man die *Ja-Aber-Formulierung* nennt. „Ich verstehe **ja** ihre Situation, **aber**..." ist viel eleganter als ein bloßes Aber.

Begründungen

In manchen Ratgebern zum Selbstdurchsetzung wird Ihnen nicht nur von Ja-Aber-Formulierungen, sondern auch von Begründungen abgeraten. Das ist nicht einzusehen, denn eine gute Begründung für die eigene Forderung und Kritik kann die Beziehung um einiges erleichtern. Wenn die Schwester sich benimmt, als würden Sie zum Spaß jede halbe Stunde nach dem Nachttopf klingeln, kann es nichts schaden, sie daran zu erinnern, dass Sie wirklich eine Blasenstörung haben. Es ist sogar berechtigt, dass Sie sich bei der Schwester dafür entschuldigen, dass Sie so pflegeaufwändig sind – auch das ist eine Form der Höflichkeit. Nur eines geht gar nicht: dass Sie aus falscher (!) Höflichkeit aufs Klingeln verzichten oder sich von der genervten Schwester anraunzen lassen. Das sollten Sie sich ausdrücklich verbitten!

Ich-Botschaften

Wenn Sie der Schwester erklären, dass Sie sie wirklich nicht gerne belästigen, aber..., so benutzen Sie zudem eine weitere sehr wichtige Formulierungsart, die man *Ich-Botschaft* nennt. Stellen Sie sich bitte darunter nicht einen Satz vor, der monoton mit dem Wörtchen „Ich" beginnt. Die Ich-Botschaft besteht aus einer Aussage über den Sprecher selbst, die dazu dient, dem Anderen dessen Situation begreiflich zu machen. Deshalb ist die Ich-Botschaft eine sehr sinnvolle Gesprächshilfe: Sagen Sie öfter einmal, wie Sie etwas empfinden, wenn Sie ein heikles Gespräch eröffnen oder führen wollen. Sie werden bemerken, dass Sätze wie „Ich habe ein Problem damit, wenn man mir Befehle erteilt" sehr viel mehr Wirkung erzielen als Du-Formulierungen wie: „Sagen Sie mir gefälligst nicht, was ich tun soll!". Du-Formulierungen greifen den anderen an. Ich-Botschaften hingegen bewirken nicht, dass der andere sich angegriffen fühlt und sind praktisch nicht zu widerlegen – oder gibt es irgendein Argument, das die Aussage „Ich habe ein Problem" entkräften könnte?

Ins sehr seltenen Fällen – und die Betonung liegt auf selten – kann es freilich auch wichtig (vielleicht sogar lebenswichtig) sein, die Grenzen der Höflichkeit und des Anstands hinter sich lassen zu können. Frau K., eine Krankenschwester, die mir die folgende Geschichte erzählte, wurde wegen eines Notfalls ins Krankenhaus eingeliefert: ihre Nebenschilddrüse spielte verrückte und sorgte für ein lebensbedrohliches Ungleichgewicht der Mineralien in ihrem Blut, wovon aber zu diesem Zeitpunkt niemand wusste. Da sie selbst vom Fach war und ihren Körper zudem gut kannte, wusste sie, dass sie auf eine bestimmte Infusionslösung allergisch reagierte, was einen lebensbedrohlichen Schock auslösen konnte. Obwohl sie dies der Schwester, die sie versorgte, mit schwacher Stimme mitteilte, kam kurz darauf ein Arzt mit einer Infusionsflasche, die genau diese Lösung enthielt – was die Patientin jedoch nicht bemerkte -, um einen Zugang für die Infusion zu legen. Die Krankenschwester, der sie ihre Allergie mitgeteilt hatte, stand daneben, als wäre nichts, und verließ anschließend mit dem Arzt zusammen und einigen ermunternden Worten auf den Lippen den Raum. Als die Patientin kurz darauf bemerkte, welche Flüssigkeit gerade durch ihre Venen lief, nahm sie ihre letzte Kraft zusammen, riss sich kurzerhand die Kanüle aus dem Arm, schmiss dabei gleich den Injektionsständer um und schrie aus Leibeskräften. Aufgrund ihrer eigenen Erfahrung als Profi wusste sie: Hätte sie einfach die Klingel gedrückt, wäre vielleicht schon alles zu spät gewesen, bis jemand gekommen wäre. Wahrscheinlich wurde sie von nun an für verrückt gehalten, aber immerhin hat sie ihren Krankenhausaufenthalt überlebt.

Den Widerstand vorwegnehmen

Selbstunsichere Menschen erwarten stets, dass andere ihre Versuche, sich durchzusetzen, mit unüberwindlichem Widerstand quittieren werden. Das aber ist oft ein Hirngespinst, denn viele Menschen lassen sich durch selbstsicheres Auftreten durchaus beeindrucken. Der erwartete Wutausbruch des Chefarztes oder die erwartete Schikane der Schwester sind nichts als Phantasien, solange man nicht wirklich höfliche, aber bestimmte Kommunikation angewandt hat. Etwas Negatives zu erwarten, von dem man gar nicht sicher wissen kann, ob es eintrifft oder nicht, wirkt sich äußerst lähmend aus. Man gibt sich schon geschlagen, bevor man überhaupt etwas Neues ausprobiert hat. Manche Patienten sind aufgrund dieses vorweggenommenen Widerstands so „brav", dass sie nicht einmal die selbstverständlichsten Dinge zu fragen oder zu sagen wagen. Dabei heißt es doch so schön im Volksmund „Fragen kostet nichts". Von dem Gespräch mit Rechtsanwälten abgesehen, ist das sogar wahr. Noch besser ist es natürlich, wenn Sie sich vor dem Fragen nicht zu fürchten brauchen, weil Sie wissen, dass Sie sich auch gegen möglichen Widerstand durchsetzen können.

Deshalb kann es umgekehrt auch sinnvoll sein, den möglichen Widerstand bewusst vorwegzunehmen. Da Durchsetzung stets gegen den Widerstand des anderen erfolgt, bedeutet Durchsetzungsfähigkeit, für einen solchen Widerstand gewappnet zu sein. Es ist *normal*, wenn Ihr Gesprächspartner sich in manchen Situationen nicht dem anschließen will, was Sie für richtig halten. Definitionsgemäß besteht Durchsetzung zunächst einmal darin, *nicht nachzugeben*, wenn der andere Widerstand zeigt. Durchsetzung kann eine Kunst sein, aber es kann auch viel einfacher sein: Aushalten, dass der andere mit der eigenen Meinung nicht einverstanden ist und das als gegeben hinnehmen. Denn unterschiedliche Positionen bedeuten ja nicht, dass die eigene Meinung falsch ist. Damit ist der erste und wichtigste Schritt zu einer selbstsicheren Kommunikation getan: den anderen überhaupt erst einmal wissen zu lassen, dass man eine eigene Meinung hat.

Das aber geht nur, wenn wir zwei Hinderungsgründe in uns überwinden. Der erste Hinderungsgrund besteht darin, immer und überall geliebt werden zu wollen. Wer nur geliebt werden will, kann es nicht ertragen, wenn andere sein Verhalten nicht positiv bewerten. Bleibt eine positive Bewertung aus, ist er verunsichert und ängstlich. Er ist geradezu süchtig nach kleinen Signalen von Sympathie, wie ein Lächeln oder ein freundlicher Tonfall, nach denen er selbst im Konfliktfall noch sucht. Aber wer sich gegen den Widerstand des anderen durchzusetzen versucht, kann nicht erwarten, dafür geliebt zu werden. Er kann allerdings dem anderen durch bestimmte Höflichkeit solche kleinen Signale schenken. Auch Gesundheitsprofis wollen geliebt werden.

Der zweite Hinderungsgrund besteht in der Annahme, wir könnten uns sowieso nicht durchsetzen. In diesem Fall glauben wir offenbar an eine nicht-zielführende Einstellung. Die besteht beispielsweise darin, dass wir dem Profi eine ungeheure Macht zuschreiben, die er gar nicht besitzt. Wenn Ärzte und andere Profis wirklich so viel Macht besäßen, dann könnte es keinen normalen Menschen geben, der sich ihnen gegenüber durchsetzen kann. Falls Sie aber jemanden kennen, der sich gut gegenüber Ärzten durchsetzen kann, liegt es wohl nicht nur an deren angeblicher Macht, sondern auch an der Art der Kommunikation.

Viele Menschen werden von irrationalen Befürchtungen umgetrieben, Ärzte könnten sich alles erlauben – die Beatmungsmaschine abstöpseln oder uns aus ihrer Praxis werfen. Aber welche „Macht" besitzt ein Gesundheitsprofi tatsächlich? Tatsächlich wissen wir sehr gut, dass jeder Arzt in gesellschaftliche Zwänge verwickelt ist und sich nicht riskieren kann, seinen Ruf zu verlieren. Wenn Sie sich vor der Macht des Arztes fürchten, dann präzisieren Sie, bitte, wie Sie sich diese Macht vorstellen. Gehen Sie einmal in Gedanken ein Schema wie das unten stehende durch. Wenn Sie alles zusammengetragen haben, was Sie als die Macht des Arztes über Ihr Leben ansehen, werden Sie vielleicht feststellen, dass es sich nicht um eine reale Macht handelt, sondern um Ihre Phantasie von Macht oder um Ihre Befürchtung, ein Mensch könnte sich mächtig aufregen. Wäre das wirklich so schlimm?

Übung 5.3.: Medizinern zugeschriebene Macht überprüfen

Mediziner besitzen die Macht...	**Das hätte folgende Konsequenzen:**	**Überprüfung:**
...mich aus der Praxis/dem Krankenhaus hinauszuwerfen.	Das wäre sehr peinlich und unpraktisch (neuen Arzt suchen etc.).	Die Macht zu gehen habe ich als Klient auch. Wenn der Arzt häufig Klienten rausschmeißen würde, würde er seine Existenz aufs Spiel setzen.
...mich unfreundlich und unengagiert zu behandeln	schlechtere Behandlungsqualität	Ein Arzt, der mich schlecht behandelt, braucht mich nicht als Klienten/Klientin.
...mir absichtlich Schmerzen oder größeren Schaden zuzufügen	Schäden an der eigenen Gesundheit beziehungsweise Schmerzen	Das passiert in der Regel nicht. Ärzte, die Patienten absichtlich Schaden zufügen, sind kriminell und müssen strafrechtlich verfolgt werden.
...mich lächerlich zu machen, mich zu schikanieren	fühle mich schlecht, werde wütend/traurig...	Ich kann mich gegen Schikane wehren und Solidarität bei anderen (Ärzten, Schwestern, Mitpatienten) suchen.

Übung 5.4: Keine Angst vor der Mediziner-Macht

Setzen Sie die Tabelle fort!

- Achten Sie dabei darauf, dass Sie die Macht, die Sie den Medizinern zuschreiben, so konkret wie möglich formulieren. Allgemeine Formulierungen wie „Die Macht, mich fertig zu machen" müssen unbedingt hinterfragt werden: „Wie schafft er das – mich fertig zu machen? Womit macht er das? Macht *er* das oder mache ich das selbst?".
- Notieren Sie die Konsequenzen, die sich für Sie ganz persönlich daraus ergeben. Daran erkennen Sie einerseits, wovor Sie sich wirklich fürchten. Andererseits können Sie dabei evt. bereits entdecken, dass diese zugeschriebene Macht gar nicht die Konsequenzen nach sich zieht, die Sie vermutet haben.
- Überprüfen Sie die Macht, die Sie Ihrem Arzt zuschreiben. Zugeschriebene Macht ist nur dann wirkliche Macht, wenn sie einen anderen zu etwas gegen seinen Willen zwingen oder unter Umgehung seines Willens in eine bestimmte Situation bringen kann. Prüfen Sie also, ob der Arzt wirklich die Macht besitzt, Sie in diese Situation zu bringen oder ob Sie sich nicht dagegen verwehren könnten, falls er das versuchen sollte.

Schwierige Gespräche vorausdenken

Wenn Sie diese gedanklichen Vorarbeiten geleistet haben, können Sie daran gehen, Ihr Gespräch zu planen, insofern es sich nicht spontan ergibt. Dabei ist das Allerwichtigste, dass Sie genau wissen, was Sie wirklich wollen. Wollen Sie ernst genommen, höflicher behandelt oder einfach in Entscheidungen einbezogen werden? Am besten, Sie formulieren Ihre eigenen *Ziele und Absichten* sogar schriftlich und ganz konkret. Nur wenn Sie die im Auge behalten, laufen Sie nicht Gefahr, dass Sie sich im Gespräch unbewusst von diesen Zielen abdrängen lassen. Schreiben Sie diese in wenigen Formulierungen auf ein Stück Papier und lesen Sie es sich ein paar Mal durch.

Eine Patientin kam mit dem Anliegen in die psychologische Beratung, die Kommunikation mit dem Oberarzt über das folgende Problem vorzubereiten: „Ich möchte, dass der Assistenzarzt

X keine Punktion mehr bei mir vornimmt, weil er das nicht kann, sondern nur noch Assistenzärztin Y, weil es bei der nicht weh tut". Damit hat sie zugleich eine Erfolgskontrolle festgelegt, denn was Sie zu Beginn als Ihr Ziel setzen, ist zugleich das, was am Ende des Gesprächs für Sie herauskommen soll. Stellen Sie sich dabei die folgenden Fragen: Wann werde ich mit dem Ergebnis des Gesprächs 100% zufrieden sein, wann nur 80% und wann werde ich ganz unzufrieden sein? Wie wird sich der andere vermutlich verhalten, wenn ich mein Ziel erreiche? Woran merke ich also konkret, dass ich mein Ziel erreicht habe? Ist mein Ziel auch bei genauerem Betrachten noch berechtigt?

Es ist nicht nötig, jede *Formulierung* vorher zu planen. An das meiste werden Sie im Gespräch ohnehin nicht mehr denken. Dennoch können zwei oder drei prägnante Formulierungen als Orientierungspfosten Ihnen weiterhelfen. Sinnvoll ist es auch, sich die Situation bildhaft vorzustellen: wie Sie Ihre Ziele in klaren und unmissverständlichen Forderungen aussprechen und damit Erfolg haben. Das positive Vorwegnehmen der Situation mit der eigenen *Vorstellungskraft* kann die echte Situation besonders tiefgehend vorbereiten helfen. Stellen Sie sich dabei möglichst plastisch vor, wie souverän Sie auftreten: höflich, aber bestimmt. Sie haben es nicht nötig, sich für ihre Aussagen zu entschuldigen oder sich lange zu winden.

Andererseits sollten Sie sich nicht durch den überzogenen Anspruch einer perfekten Rhetorik und einer sauberen Argumentation hemmen lassen. Im Unterschied zum Verkaufsgespräch eines Handelsvertreters wollen Sie nichts verkaufen, sondern sich durchsetzen. Das ist nicht so schwer, wenn man einfach stur bleibt. Auch wenn Sie es nicht glauben: Sturheit ist eine der einfachsten und erfolgreichsten Techniken der Selbstdurchsetzung. Wenn Ihnen nichts anderes mehr einfällt oder man Sie von dem, was Sie sagen wollen, abdrängt, benutzen Sie die Technik „*Platte mit Sprung*". Wiederholen Sie einfach (mit kleinen Variationen) ein und dasselbe Argument so oft, bis der andere irgendwie darauf eingehen muss. Dann kommen Sie wirklich ins Gespräch.

Schließlich sollten Sie nicht vergessen, wie wichtig es ist, an die Berechtigung der eigenen Forderungen zu glauben, die Sie ja im Vorlauf bereits überprüft haben. Stärken Sie Ihre *Motivation*, indem Sie sich selbst gut zuzureden. Sagen Sie wahre und überzeugende Sätze zu sich selbst wie: „Ich vertrete nur mein Recht“ oder „Ich muss das tun, weil ich es mir schuldig bin“ oder auch: „Der Arzt hat keine Macht über mich, wenn ich sie ihm nicht gebe“. Und schämen Sie sich beim Gespräch mit dem Arzt auf keinen Fall, gelassen-selbstsicher aufzutreten. Denken Sie immer daran, dass Selbstsicherheit etwas völlig anderes ist als Überheblichkeit. Wenn Sie sehr deutlich sagen, welches Problem Sie haben und sich nicht zurückhalten, werden Sie mehr erreichen, als wenn Sie durch Ihre Körpersprache oder in jedem zweiten Satz halb wieder zurücknehmen, was Sie vorher gesagt haben. Bleiben Sie also dabei: Gelassen-selbstsicheres Auftreten ist erlaubt und wichtig!

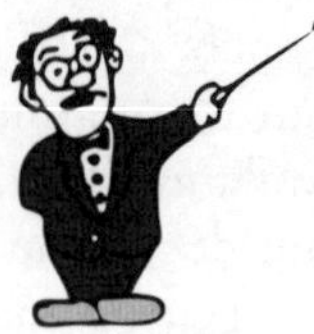

Tipp: Schritte zur Durchsetzung

1. Prüfen Sie, ob Ihr Anliegen berechtigt ist oder nicht. Wenn Sie zu dem Schluss kommen, dass es keinen Grund gibt, sich einer Forderung zu schämen, stehen Sie zu Ihrem guten Recht!
2. Schämen Sie sich nicht, gelassen-selbstsicher aufzutreten! Selbstsicherheit hat nichts mit Selbstgefälligkeit und Überheblichkeit zu tun!
3. Überlegen Sie im Vorfeld genau, was Sie erreichen wollen. Legen Sie Ihre Ziele fest und merken Sie sich diese gut!
4. Stellen Sie sich in der Phantasie vor, wie Sie gelassen-selbstsicher und unmissverständlich sagen, was Sie sagen wollen!
5. Wenn Sie sich in der Gesprächssituation befinden:
   a) Sprechen Sie Ihre Wünsche klar und unmissverständlich aus. Machen Sie keine halben Sachen in den Formulierungen und entschuldigen Sie sich nicht. Bleiben Sie höflich, aber unterlassen Sie unnötige Höflichkeitsfloskeln!
   b) Achten Sie darauf, laut und deutlich zu reden! Schauen Sie dem Anderen fest in die Augen!
   c) Bleiben Sie bei dem, was Sie sich vorgenommen haben, egal wie der Andere reagiert! Verwenden Sie die Technik „Platte mit Sprung“!

Und wie immer: Bleiben Sie stets höflich, aber bestimmt!

Übung 5.5: Second Life

Wenn Sie nicht zu den Menschen gehören, deren eigentliches Leben sich im Internet abspielt, werden Sie vielleicht nicht wissen, dass eine mittlerweile beachtliche Gemeinde von Internetnutzern sich in virtuellen Städten und Landschaften trifft, um dort ein zweites, frei erfundenes Leben zu führen. Auch Sie können ein solches zweites Leben in der Beziehung zu Ihren Gesundheitsprofis beginnen, aber Sie sollten versuchen, es in die Wirklichkeit erster Ordnung außerhalb des Computerbildschirms zu übertragen. Dazu benutzen Sie Ihren eigenen Kopf als Computer und üben erst einmal dort, in Ihrem persönlichen Arztsimulator, was Sie danach in der „wirklichen Wirklichkeit" wiederholen wollen.

Schließen Sie zunächst einmal die Augen und stellen Sie sich vor, wie Sie eine Ihnen vertraute Straße entlang gehen, die geradenwegs in die Praxis des Ihnen bekannten Arztes führt. Sie besitzen die Eigenschaften, die Sie für ein produktives Gespräch mit Ihrem Arzt und für eine gleichberechtigte Beziehungsgestaltung brauchen: Sie sind freundlich, aber können das sagen, was Ihnen wichtig ist. Sehen Sie sich an, wie Sie wirken, wenn Sie die Straße entlang gehen und dann die Arztpraxis betreten. In dieser virtuellen Realität betreten Sie die Arztpraxis gelassen-selbstsicher, ohne arrogant zu sein. Sie werden von der Sprechstundenhilfe gebeten, Platz zu nehmen, und während Sie im Warteraum sitzen, steigert sich Ihr Selbstvertrauen noch, so dass Sie quasi unangreifbar werden. Nichts kann Sie jetzt noch irritieren oder von Ihren Vorsätzen abbringen, die Sie sich jetzt, vor der Begegnung mit Ihrem Arzt noch einmal wiederholen: Wie wollen Sie ihm begegnen? Wie wollen Sie mit ihm umgehen?

Als der Arzt Sie in sein Zimmer bittet, gehen Sie auf ihn zu, wie Sie es sich vorgenommen haben. Sie begrüßen ihn so, wie Sie es sich vorgenommen haben. Sie nehmen Platz und reden mit ihm so, wie Sie es sich vorgenommen haben. Als er Sie zu einer Untersuchung schicken will, ohne Sie vorher über deren Zweck aufgeklärt zu haben, sagen Sie klar und deutlich, dass Ihnen das zu schnell ist und Sie erst einmal wissen wollen, wozu die Untersuchung gut sein soll. Sie lassen sich auch dadurch nicht davon abbringen, dass Ihr Arzt stöhnt, er habe schon genug zu tun und könne sich nicht so lange mit Ihnen beschäftigen. Sie bestehen darauf, dass Sie erklärt bekommen, was Sie wissen wollen und schließlich (in der virtuellen Realität endet stets alles gut und das ist auch wichtig!) lenkt der Arzt ein und Sie verlassen das Sprechzimmer mit dem guten Gefühl, sich durchgesetzt zu haben.

Sich informieren

Wenn Sie zum Arzt gehen, wollen Sie nicht nur ein Medikament erhalten, Sie wollen hoffentlich auch wissen, wogegen es wirken soll und was Sie bei der Einnahme sonst noch beachten müssen. Sie wollen hoffentlich etwas über Ihre Erkrankung wissen und über deren Ursachen. Das kostet den Arzt ein wenig Zeit, aber nicht mehr als wenn Ihre beschwerden sich nicht bessern, weil sie nicht verstanden haben, wie Sie sich verhalten sollen. Aufklärung ist ein Kernprinzip des souveränen Klienten und Aufklärung ist nur möglich, wenn Information auf jemanden trifft, der sie hören will. Informationen zu bekommen setzt sich wiederum aus zwei möglichen Komponenten zusammen: Fragen stellen und genaues und gründliches Zuhören, das man auch Aktives Zuhören nennt.

Fragen stellen

Es ist nicht selbstverständlich, dass wir wissen, wie wir eine Frage stellen sollen. Manchmal schämen wir uns, Fragen zu stellen, weil wir das Gefühl haben, dumm zu sein. Vielleicht trauen wir uns auch nicht, dem anderen Zeit zu rauben oder das berühmte „ärztliche Betriebsgeheimnis“ zu ergründen, das es – wie oben gesagt – eben gar nicht gibt. Was auch immer uns vom Fragestellen abhalten mag, wichtig ist, dass wir unsere Fragen so stellen, wie wir sie beantwortet bekommen wollen: einfach und direkt. Ein mir bekannter Oberarzt und erfahrener Mediziner pflegt immer, wenn er von jemandem etwas wissen, einfach so zu fragen: „Was ist denn das für eine Sache...“ oder „Was heißt denn dieses Wort...“. Er schämt sich nicht, etwas nicht zu wissen und erhält in der Regel eine einfache, offene Antwort. Fragen Sie also nicht zu kompliziert, sondern in dem Sie die Sache auf den Punkt bringen, indem Sie fragen wie ein Kind, dem niemals gesagt wurde, dass Fragen dumm sei.

Allerdings gilt es beim Fragenstellen zu beachten, dass eine Frage nicht immer eine Frage ist. Ein Satz, der wie eine Frage klingt, kann in Wirklichkeit

- ein Vorwurf sein: „Wieso habe ich immer Schmerzen, nachdem Sie mich behandelt haben?"
- eine Aufforderung: „Verschreiben Sie immer nur fünf Massagen?"
- eine Klage: „Wie soll ich diesen Schmerz aushalten?".

Fragen sind nicht immer Fragen

Es ist wichtig zu verstehen, dass solche Fragen einen ganz anderen Zweck erfüllen als den, sich Informationen zu beschaffen. Wer wirklich etwas vom anderen wissen will, sollte genau danach fragen – einfach und direkt wie eine Kinderfrage.

Wenn Sie auf Ihre Frage keine schlüssige Antwort bekommen, hilft es vielleicht, sich einen professionellen Fragesteller vorzustellen: einen Journalisten, Richter, Psychologen oder Kriminalbeamten. Würde der sich wohl gleich geschlagen geben, wenn er auf eine Frage keine Antwort bekommt? Würde er sich dumm fühlen und lieber gar nichts mehr fragen? Wir dürfen vielmehr annehmen, dass er noch einmal mit derselben Frage durch die Hintertür kommen wird. Die rhetorische Hintertür ist die Kunst der Profis, für den durchschnittlichen Klienten genügt es, noch einmal direkt und von vorne zu kommen: Wie beim Kommunikationskiller *Ignorieren* können Sie die *Platte-mit-Sprung* anwenden – Wiederholen Sie Ihre Frage stur und so lange, bis sie beantwortet ist. Irgendwann wird eine Reaktion kommen! Und darin liegt gerade die besondere Wirkung der Frage: Fragen zwingen das Gegenüber zu reagieren – und es kann nicht nicht reagieren! Ob es die Frage direkt beantwortet oder ausweichend, ob ehrlich oder unehrlich – oder ob es sich beschwert, dass Sie zu viel fragen. Eine Reaktion ist das allemal. In Kommunikationsseminaren heißt es deshalb: *Wer fragt, der führt das Gespräch!* Lassen Sie also erst locker, wenn Ihre Frage für Sie ausreichend beantwortet wurde.

Übung 5.6: Fragen stellen

Bei einem Arztbesuch bekommen Sie die folgenden Erklärungen. Welche Fragen bleiben für Sie offen?

a) Arzt: „Die Art der Schmerzen, die Sie schildern, deuten schon auf eine Sinusitis hin. Sie müssen Antibiotika einnehmen. Sonst müssen wir am Ende noch Ihre Stirnhöhle aufmeißeln".
b) Ärztin: „Die Symptome und die Lungenfunktionsprüfung haben ergeben, dass Sie ein beginnendes Asthma haben. Ich schreibe Ihnen ein Inhalationsspray auf, das nehmen Sie ab jetzt zweimal täglich".

Vorschläge für mögliche Fragen finden Sie am Ende des Kapitels!

Aktiv Zuhören

Angenommen wir haben Glück und bekommen von unserem Arzt die Informationen, die wir brauchen. Wir gehen nach Hause und sehen uns zu Hause mit einem Partner oder einer Partnerin konfrontiert, die wissen möchte, was wir erfahren haben. Und siehe da: Bis wir zu Hause sind, haben wir schon wieder alles vergessen. Oder haben wir die Antworten unseres Gegenübers überhaupt jemals richtig registriert und verstanden? Sie werden es nicht glauben, wie häufig die Informationen, die Profis an Laien weitergeben, unverstanden geschluckt und niemals verdaut werden. Deshalb hat die Kommunikationspsychologie schon vor langem das Konzept des „aktiven Zuhörens" erfunden, das dreierlei erreichen möchte: dass wir konzentriert zuhören und uns dadurch das Gehörte besser merken; dass wir das Gehörte wirklich verstehen; und dass der Andere sich motiviert fühlt, uns etwas mitzuteilen, weil er merkt, dass wir wirklich bei der Sache sind.

Über aktives Zuhören lassen sich ganze Bücher schreiben. Die beiden wichtigsten Regeln lassen sich aber in zwei Sätzen sagen. Erstens: Fragen Sie an allen Stellen nach, die Ihnen wichtig sind, ob Sie alles richtig verstanden haben. Zweitens: Wiederholen Sie das Gehörte in Form von Kommentaren oder kurzen Zusammenfassungen. Damit sind Sie gedanklich immer bei dem, was der Andere Ihnen erklärt. Deshalb werden Fragen beim aktiven Zuhören als *Nach*-Fragen formuliert, nicht als „Vorwärts-Fragen". „Habe ich Sie richtig verstanden, dass...?" ist etwas anderes als: „Was soll ich mit dem Medikament machen?". Das erstere ist aktives Zuhören, weil es sich nur des Gesagten vergewissert, das letztere ist akti-

Nachfragen und Zusammenfassen

ves Fragenstellen, weil es eine neue Information sucht. Ebenso gut könnte eine Zusammenfassung oder ein Kommentar das Gehörte reflektieren: „Erst soll ich also das Medikament nehmen, dann soll ich Frühstücken und danach inhalieren“. Die Gedächtnispsychologie lehrt uns, dass wir uns weitaus besser an etwas erinnern, das wir gesagt haben, als an etwas, das wir nur gehört haben. Dabei machen wir uns keineswegs lächerlich, sondern zeigen unser echtes Interesse an dem, was der andere uns zu erklären versucht.

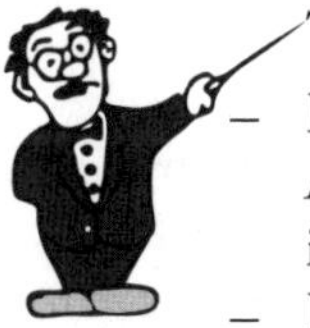

Tipp: Aktiv Zuhören

- Drücken Sie schon nonverbal aus, dass Sie an den Aussagen des Anderen interessiert sind (schauen Sie ihn konzentriert an, wenn er redet; nicken Sie),
- Fragen Sie nach, wenn Sie etwas nicht verstanden haben! Fragen Sie auch, wenn Sie etwas genauer erläutert bekommen wollen!
- Fassen Sie zusammen, was Sie verstanden haben, indem Sie eine „Habe-ich-Sie-richtig-verstanden“-Frage stellen oder indem Sie einfach sagen: „Ich habe das jetzt so verstanden...“.
- Was Sie nicht tun sollten, solange Sie noch zuhören: Diskutieren, widersprechen, eigene Standpunkte einbringen!
- Aktives Zuhören hilft dem Gedächtnis, aber es ersetzt nicht eine Nachbereitung, in der Sie die wichtigsten Informationen anschließend kurz notieren.

Übung 5.7: Aktiv zuhören

Bei einer Visite im Krankenhaus bekommen Sie die folgenden Informationen:
„Am 03.08. werden Sie dann direkt von hier aus die Anschlussheilbehandlung beginnen können. Sie bleiben natürlich die ganze Zeit und noch so lange, wie der weiterbehandelnde Arzt das für richtig hält, krank geschrieben. Sie beziehen ja ohnehin Krankengeld, und das bis 78 Wochen. In dieser Hinsicht brauchen Sie sich also keine Sorgen zu machen. Und was die Weiterbetreuung zu Hause anbetrifft, kann sich unsere Sozialarbeiterin mit der Sozialstation in Verbindung setzen.“

Decken Sie den Text, bevor Sie hier weiter lesen, zu und überprüfen Sie, ob Sie alles richtig verstanden haben, indem Sie die folgenden Sätze ergänzen (als Frage oder Aussage):
„Das heißt also, dass meine Entlassung hier..."
„Als Sie über die Anschlussbehandlung sprachen, ..."
„Habe ich Sie richtig verstanden, dass die Gesundschreibung..."
„Was das Krankengeld betrifft..."
„Die Weiterbetreuung zu Hause..."

Informationen geben

In manchen Teilen der Erde gilt es bis heute als unhöflich, ein beliebiges Gespräch nicht mit Dialogen zu beginnen wie: „Und wie geht es Ihrer Großmutter?" – „Danke, ich bewundere die Größe der Kürbisse in Ihrem Garten". Es gab einmal eine Zeit, da war es in unseren Breiten genauso und auf den Dörfern kann man sich an die gute Sitte der kommunikativen Aufwärmphase noch erinnern. Heute aber beklagen sich Ärzte darüber, wenn Patienten mehr als das unbedingt Notwendige sagen. Umso wichtiger ist es, die wesentlichen Anliegen so strukturiert und gezielt an den Mann oder die Frau zu bringen, dass sie damit Gehör finden. Am besten bereiten Sie sich schriftlich auf Ihren Arztbesuch vor und sammeln im Vorfeld die wichtigsten Informationen, indem Sie sich an das Gespräch in der folgenden Weise herantasten:

1. Schritt: Alle in Frage kommenden Beschwerden werden gesammelt. Dieser Schritt soll verhindern, dass etwas Wichtiges übersehen wird.
Ziel: *Vollständigkeit* der wahrgenommenen Beschwerden

2. Schritt: Die Informationen werden in Hauptbeschwerden und sonstige Auffälligkeiten geordnet. Dieser Schritt dient einer ersten Reduktion der zu schildernden Beschwerden entsprechend der Reihenfolge ihrer vermutlichen Bedeutung.
Ziel: Eine erste *Ordnung und Auswahl* herstellen

3. Schritt: Vorbereiten der Formulierung
Ziel: Eine Formulierung finden, die den folgenden Kriterien entspricht:

- Die Informationen sollten kurz und präzise formuliert sein (statt umständlich und ungenau).
- Sie sollten anschaulich und beschreibend sein (statt allgemein und abstrakt).

Wenn Sie wollen, dann schauen Sie sich die einzelnen Schritte noch einmal genauer an:

1. Schritt: Alle in Frage kommenden Beschwerden werden gesammelt

Vielleicht kennen Sie die Technik des *Brainstormings*. Es beruht auf der Idee, erst einmal alle Einfälle zu einem Thema zuzulassen, zu sammeln und zu notieren, bevor man im zweiten Schritt daran geht, das Sinnvolle vom weniger Sinnvollen zu trennen. Ein solches Vorgehen wird Ihnen bei der Vorbereitung auf das Arztgespräch nützlich sein: Setzen Sie sich an einen ruhigen Platz vor den Kamin, legen Sie die Beine hoch und denken Sie zwei Minuten lang darüber nach, was Ihnen an Ihrem momentanen Gesundheitszustand nicht behagt. Schreiben Sie dann einfach alles auf, was Ihnen einfällt, gleichgültig ob Sie meinen, dass es mit Ihrem hauptsächlichen Problem zusammenhängt oder nicht!

Brainstorming

Dabei bemerken Sie möglicherweise Symptome, die Ihnen bis dahin nicht aufgefallen oder nicht wichtig erschienen sind. In diesem ersten Schritt sollten Sie noch keinerlei Auswahl treffen und auch diese aufschreiben. Selbst unbedeutend scheinende Details können einem geübten Diagnostiker wertvolle Informationen liefern. Eine Warnung sei allerdings an dieser Stelle angebracht: Das Sammeln von Beobachtungen über den eigenen Körpers ist nützlich, wenn es der Vorbereitung eines Arztbesuchs dient. Wenn die Suche nach Krankheitszeichen jedoch zur Gewohnheit wird, kann sich das kritische Bewusstsein für den eigenen Körper in eine behandlungsbedürftige Hypochondrie steigern!

Nehmen wir als Beispiel Herrn V.: Herr V. schläft schlecht durch, wacht immer wieder auf und ist tagsüber dauernd müde. Er schnarcht (sagt seine Frau) und verspürt eine kribbelnde Unruhe in den Beinen, wenn er abends ins Bett geht, so dass er auch nicht sofort einschlafen kann. An warmen Tagen hat er gegen Mittag

Kopfschmerzen. An feuchten Tagen spürt er morgens Beklemmungsgefühle in der Brust und Atemschwierigkeiten. Außerdem schmerzt der linke Arm beim Heben schwerer Gegenstände.

Herr V. schreibt all diese Beschwerden stichpunktartig auf, obwohl er eigentlich nur wegen seiner permanenten Unausgeschlafenheit einen Arzt aufsuchen wollte. Aber da er nicht weiß, ob auch die anderen Beschwerden etwas damit zu tun haben könnten, nimmt er sie erst einmal ernst, bevor er im nächsten Schritt ans Sortieren geht.

2. Schritt: Die Informationen werden sortiert

Je nachdem, wie gut es um Herrn V.s medizinische Vorbildung bestellt ist, wird er größere oder geringere Schwierigkeiten haben, das Wichtige vom Unwichtigen zu trennen. Es wird ihm jedoch nicht schwer fallen, das Symptom, das ihn am meisten belästigt – das ist die Unausgeschlafenheit – von den anderen Symptomen zu trennen. Alle anderen Symptome sind für ihn nebensächlich, obwohl ihm nicht klar ist, in welcher Beziehung sie zu seiner Hauptbeschwerde stehen. Er schreibt seine stichwortartige Symptomliste deshalb erst einmal nach diesem Gesichtspunkt um:

Hauptbeschwerde: Schlafstörungen und Unausgeschlafensein

Weitere Beschwerden:

- Schnarchen
- kribbelnde Unruhe in den Beinen
- Kopfschmerzen
- Atemschwierigkeiten
- Schmerzen im linken Arm

Das genügt bereits. Nur falls Herr V. schon eine Hypothese hat, was womit zusammenhängt, weil er sich im Internet oder in Büchern und Broschüren informiert hat, wäre es sinnvoll, wenn er weiter sortieren würde in *Symptome, die zur Hauptbeschwerde passen* und *Symptome, die mit der Hauptbeschwerde nichts zu tun haben*. Allerdings sollte er keines der Symptome weglassen, auch wenn er davon überzeugt ist, dass es zu seiner Krankheitstheorie auf keinen Fall gehört. Damit würde er dem Experten einen wichtigen Arbeitsschritt aus der Hand nehmen: nämlich die Beurteilung der Symptome, um zu einer Diagnose zu gelangen. Solange Herr V. beabsichtigt, einen Arzt aufsuchen, sollte er sich an die Arbeitsteilung halten, die dem

Klienten die Aufgabe zuteilt, für die Information zu sorgen, dem Arzt aber, sie auszuwerten.

3. Schritt: Vorbereiten der Formulierung

Die Informationen sollten kurz und präzise formuliert sein

Wenn Sie möchten, dann legen Sie die Stichwortliste, die Sie eben angefertigt haben (in leserlicher Schrift) dem Arzt direkt vor. Sie können sie dann immer noch im Gespräch kommentieren. Ob mündlich oder schriftlich, sollten Sie sich um eine möglichste präzise Benennung der Beschwerden bemühen. „Mir ist es manchmal ganz blümerant“ lässt sich doch noch etwas genauer ausdrücken: etwa als Benommenheit, Schwindel, Übelkeit oder Schwäche. Was ist das treffendste Wort für die folgende Schilderung eines männlichen Patienten: „Ich sitze manchmal da und dann läuft plötzlich eine heiße Welle über mich, dass mir richtig schon mal der Schweiß überall herunter läuft“? Richtig: Hitzewallungen (die kein exklusives Vorrecht von Frauen in den Wechseljahren sind).

Symptome anschaulich und in alltäglichen Begriffen beschreiben

Die Stichwortliste von Herrn V. ist zwar kurz und knapp, aber im Gespräch zwischen Arzt und Klient muss sie unbedingt durch präzisere Informationen ergänzt werden. „Was ist mit *Schlafstörungen* gemeint?“, so wird der Arzt vielleicht fragen, denn Schlafstörungen können das Einschlafen, das Durchschlafen oder das Ausschlafen betreffen und zudem missverständlich gebraucht werden für subjektive Beschwerden wie „Ich schlafe kürzer als mir lieb ist“ oder „Ich schlafe nicht so tief wie früher“. Klienten, die selbst mitdenken, überlegen vorher, wie sie ihr Problem anschaulich und beschreibend schildern können statt sich auf einen abstrakten Allgemeinausdruck zu beschränken.

Fachausdrücke meiden

Noch weniger angemessen, als nur abstrakte Begriffe zu benutzen, ist die Verwendung medizinischer Fachausdrücke, wo sie nicht wirklich feststehen: Wenn Herr V. seine Schlafstörungen eine *Insomnie* genannt hätte, weil er weiß, dass Schlafstörung auf medizinisch Insomnie heißt, dann hätte er Beschreibungs- und Diagnoseebene miteinander verwechselt. Schlafstörung ist ein Stichwort, das Herr V. als Beschreibung im Gespräch mit dem Arzt folgendermaßen ausführen kann: „Ich schlafe schlecht ein, dann wache ich immer wieder auf und bin morgens hundemüde". Würde er dem Arzt statt dessen mitteilen: „Ich leide unter einer Insomnie" hätte er nicht seine Symptome beschrieben, sondern bereits eine Diagnose gestellt, denn *Insomnie* ist der Name einer (sehr unpräzisen) Diagnose. Dafür aber ist der Arzt zuständig.

Präzise bezüglich Ort, Umständen, Intensität und Qualität

Zu einer genauen Schilderung der Beschwerden gehört im Übrigen auch jede Beobachtung, die sich auf Schwankungen der Beschwerdeintensität bezieht. Ein guter Diagnostiker kann seine Therapie oder die Diagnose selbst genauer auf die Störung abstimmen, wenn er weiß, was die Probleme verstärkt oder bessert. So kann allein schon die Unterscheidung „Magenschmerzen immer vor dem Essen" oder „Magenschmerzen immer nach dem Essen" einen Hinweis auf den Ort eines Ulcus (Geschwürs) geben. Herr V. kann sich deshalb bei der Vorbereitung auf den Arztbesuch an einigen Fragen orientieren, die er natürlich nur soweit beantworten muss, wie es ihm sinnvoll erscheint:

- Gibt es eine anschauliche Beschreibung meines Problems? (zum Beispiel „Der Schmerz ist bohrend...")
- Wann tritt das Symptom auf (Zeitpunkt)? Wie häufig (dauernd, jeden Tag einmal, alle drei Wochen...)? Wie lange? Seit wann?
- Unter welchen Umständen tritt es verstärkt auf, welche Umstände tragen dazu bei?
- Wann tritt es nicht auf oder bessert sich? Gibt es dafür bestimmte Umstände?
- Welches sind die objektiven (von anderen nachprüfbaren), welches die subjektiven (nur mir selbst ersichtlichen) Symptome, die man vielleicht erst einmal objektiv machen müsste?

Übung 5.8: Informationen geben

Diese Übung machen Sie am besten nach einer kleinen Vorbereitungszeit mündlich mit einem Partner oder schriftlich, wenn Sie keinen Übungspartner haben:

Schildern Sie Ihren momentanen Gesundheitszustand (auch wenn es Ihnen gut geht: in diesem Fall schildern Sie statt Krankheitszeichen eben „Gesundheitszeichen“) so, dass Sie jemand anderem
- kurz und knapp, aber zugleich
- vollständig sowie
- anschaulich und konkret

verständlich machen, wie es Ihnen gerade geht!

Zusatzübung 5.9: Was hat Herr V.?

Weil medizinische Laien als souveräne Gesundheitspartner ständig zum Mitdenken aufgefordert sind, haben Sie sich bestimmt schon Gedanken darüber gemacht, was Herrn V. denn nun eventuell fehlt. Eine mögliche Auflösung finden Sie unten!

Zusammenfassend noch einmal die wichtigsten Fehler und die besten Strategien, sie zu vermeiden, am Beispiel des Herrn V.:

FALSCH	RICHTIG
umständlich: Also wissen Sie, früher, da war das mit dem Einschlafen gar kein Problem, aber...	*kurz und knapp:* Ich schlafe schlecht ein. Oft brauche ich dazu mehr als eine Stunde.
abstrakt: Ich habe Schlafstörungen.	*konkret:* Ich schlafe schlecht ein.
Fachwort: Ich habe eine Insomnie.	*Umgangssprache:* Ich habe Einschlafprobleme.
ungenau (Ort/Lokalisation): Ich habe Schmerzen.	*präzise (Ort/Lokalisation):* Ich habe Schmerzen im ganzen linken Arm.
ungenau (Zeit): Ich habe Armschmerzen.	*präzise (Zeit):* Ich habe fast jeden Tag Armschmerzen, die nach Anstrengung am stärksten sind.

FALSCH	RICHTIG
ungenau (Intensität): Ich habe Armschmerzen.	*präzise (Intensität):* Meine Schmerzen sind bei 40% des schlimmsten vorstellbaren Schmerzes.
ungenau (Qualität): Ich habe Armschmerzen.	*anschaulich (Qualität):* ...und diese Schmerzen sind stechend.

Lösungen der Übungsaufgaben

Übung 5.1: Kommunikationskiller erkennen

a) Drohen
b) Lächerlich machen
c) Überinterpretieren
d) Ärgerlich werden
e) Belehren
f) Ignorieren
g) Ablenken

Übung 5.6: Mögliche Fragen:

a) Was heißt Sinusitis? Welche Schmerzen sind typisch für eine Sinusitis? Weshalb müssen Antibiotika genommen werden (oder: Was sind Antibiotika?)? Gibt es Alternativen zu Antibiotika (Naturarzneien, Kortison?)? Da Antibiotika nur gegen Bakterien wirken: Ist es sicher, dass es sich nicht um eine durch Viren verursachte Entzündung handelt? Wieso Aufmeißeln? Was ist damit gemeint?

b) Was bedeutet Asthma (für mich)? Welche Symptome genau sind typisch für ein beginnendes Asthma? Was ist das Ergebnis der Lungenfunktionsmessung und was sagt es aus? Wie sicher ist die Diagnose? Was ist die Wirkung des Sprays, was ist für ein Wirkstoff enthalten und welche Nebenwirkungen können auftreten? Wann muss genommen werden (nach oder vor dem Essen...)?

Was passiert, wenn es nicht genommen wird? Gibt es Alternativen zu diesem Spray?

Übung 5.7: Mögliche Ergänzungen:

„Das heißt also, dass meine Entlassung hier..."
... am 03.08. stattfinden wird?
... direkt in die Reha weiterführt?
... schon feststeht?

„Als Sie über die Anschlussbehandlung sprachen, ..."
... meinten Sie damit eine Reha?
... habe ich mich gefragt, ob Sie eine Behandlung zu Hause oder in einer Klinik meinten.

„Habe ich Sie richtig verstanden, dass die Gesundschreibung..."
... von meinem Hausarzt gemacht wird?
... in der Anschlussheilbehandlung entschieden wird?
... von einem Facharzt ausgestellt werden muss?

„Was das Krankengeld betrifft..."
... so meinen Sie, dass ich insgesamt 78 Wochen lang von der Krankenkasse einen Teillohn bekomme?
... so meinen Sie, ich brauche mir keine Sorgen zu machen, weil ich überhaupt Geld beziehe?

„Die Weiterbetreuung zu Hause..."
... betrifft eine Haushaltshilfe, solange ich nicht zu fitt bin?
... betrifft eine Physiotherapie?
... betrifft doch nicht eine Krankenschwester, die mich pflegen muss?

Übung 5.9: Was hat Herr V.?

Wir wissen nicht sicher, was Herr V. hat. Aber möglicherweise wird Herrn V.s Ärztin seine Symptome fünf verschiedenen Verdachtsdiagnosen zuordnen:

- Die Einschlafstörung mit dem Kribbeln der Beine bekommt den Namen *Restless Legs Syndrome* (deutsch: Syndrom der unruhigen Beine).
- Die Unausgeschlafenheit, Durchschlafstörung und der unruhige Schlaf deuten zusammen mit dem Schnarchen auf ein *Schlafapnoe-Syndrom* hin, das in einem Schlaflabor sicherer diagnostiziert werden könnte.

- Die wetterabhängigen Atemschwierigkeiten könnten sich bei näherer Untersuchung als *chronische Bronchitis (COPD)* oder *Asthma* entpuppen.
- Die Kopfschmerzen könnten mit den geschilderten Syndromen oder einer anderen Störung zusammenhängen und können nicht sicher zugeordnet werden.
- Ebenso ist es noch unklar, welche physischen Prozesse im Arm den Schmerz dort auslösen. Eine Angina pectoris (Herzerkrankung) macht sich hingegen nicht bei Benutzung des Armes bemerkbar.

6.
Beschaffung medizinischer Informationen

Was Sie in diesem Kapitel lernen sollen:

Werden Sie Experte/Expertin in eigener Sache! Informieren Sie sich selbst über medizinische Sachverhalte, damit Sie mitreden können. Lernen Sie wichtige Informationsquellen kennen und verstehen!

Im Mittelpunkt der Idee vom souveränen Nutzer steht sein Anspruch, mit dem Gesundheitsprofi auf gleicher Augenhöhe Entscheidungen zu treffen, die für sein Wohl und Wehe erhebliche Konsequenzen besitzen. Dazu muss das Verhältnis zwischen beiden Gesundheitspartner entsprechend definiert werden, der Kranke muss seinen Anspruch gegenüber dem Profi artikulieren, er muss sich in die Entscheidung aktiv einbringen. Aber braucht er dazu das gleiche Expertenwissen wie der Profi? Wohl kaum. Wenn wir genauso gut Fliesen legen können wie der Fliesenleger, dann können wir es auch selbst tun, sofern uns Zeitmangel nicht davon abhält. Aber meist sind wir nicht so gut wie er. Wenn wir keinen Profi bräuchten, der Diagnosen stellt und Therapien vorschlägt, könnten wir alles alleine machen (außer dem Ausstellen von Rezepten und Verordnungen, woran uns Gesetze hindern). Oft aber sind wir auf den Expertenrat angewiesen, weil wir die Zusammenhänge komplexer Krankheitsbilder längst nicht so gut durchschauen wie der Profi. Heißt das, dass wir gar kein eigenes medizinisches Wissen haben sollten?

Manche Gesundheitsprofis scheinen das zu meinen, wenn sie den in Fachkreisen beliebten Satz von sich geben: „Schlimmer als ein uninformierter Patient ist ein halbinformierter". Damit meinen sie dann leider oft alle Patienten, die sich selbst informieren, nicht nur die tatsächlich schlecht informierten, die sich hier und da Brocken von wenig glaubwürdigen Informationen holen, diese nicht richtig einordnen und verstehen können und damit dann die Geduld ihres Profis auf die Probe stellen. „Haben Sie auch gelesen, was in der Apothekenzeitung stand, Frau Doktor?“, ist ein probates Mittel, um den Blutdruck von Ärzten in die Höhe zu treiben. Und manche Patienten bestehen darauf, ihre eigenen Halbweisheiten seien wahrer als das studierte und in der Erfahrung geprüfte Expertenwissen des Profis.

Andererseits ist ein Patient mit Halbwissen nicht schlimm, sondern natürlich. Jeder Mensch besitzt überall Halbwissen, wo er kein Experte ist – und es gibt keinen Experten dessen Wissen unbegrenzt wäre. Deshalb ist auch nicht das Halbwissen das Problem, sondern der Arzt, der den Kranken mit seinem Halbwissen sitzen lässt und sich nicht bemüht, echtes Wissen daraus zu machen. Ein Patient, der halb informiert ist und sich redlich um mehr Wissen bemüht, braucht einen Arzt, der die Gelegenheit gerne ergreift, sein eigenes Wissen zu teilen und keine Angst bekommt, bei einer Wissenslücke ertappt zu werden. Denn schlimmer als das Halbwissen von Patienten ist das Halbwissen von Ärzten. Ein Arzt, der sich wirklich gut in seinem Fachgebiet auskennt, wird auch keine Probleme mit den berüchtigten „Selbsthilfegruppen-Patienten“ haben, die oft faktisch schon so viel über ihre Krankheit wissen wie die medizinischen Experten. Im Gegenteil: Er wird sich über die Gelegenheit freuen, mit einem kompetenten Klienten auf gleicher Augenhöhe zu reden.

Falls Sie also gewillt sind, kompetent mitzureden, dann tun Sie gut daran, aus einem Stückchen Wissen zumindest Halbwissen und wenn es nötig ist auch Expertenwissen zu machen. Da es heutzutage oft wichtiger ist zu wissen, wie man an bestimmte Informationen kommt, sie beurteilen und richtig verstehen zu können, als sie im Kopf gespeichert zu haben, wird es im Folgenden hauptsächlich um Informationsbeschaffung im medizinischen Sektor gehen. Wenn Sie wissen wollen, wie medizinische Forschung arbeitet und wie Sie eine wissenschaftliche Studie in der Medizin verstehen können, dann lesen Sie an dieser Stelle weiter. Wenn Ihnen die praktische Seite medizinischen Wissens genügt, dann überspringen Sie den nächsten Abschnitt.

Patientenbildung muss zur Normalität werden.
So wie die Behandlung einer Krankheit nach Standards und Leitlinien der Medizin erfolgt, so muss es auch Standards und Leitlinien für die Patientenbildung geben – und zwar nicht nur auf Krankheiten bezogen, sondern gerade auch auf den höheren Stufen der Patientenkompetenz.

Christoph Kranich

Wissenschaftliche Studien

Die Privatmeinung einzelner Autoren, einzelner Wissenschaftler, Ärzte oder Journalisten sind oft sehr unsichere Wissensquellen wie auch Informationen, die aufgrund von wirtschaftlichen oder politischen Interessen gefiltert und einseitig dargestellt werden. Davon gibt es im medizinischen Bereich leider nur allzu viele. Sicherer sind Informationen, die auf einem breiten Konsens von Wissenschaftlern und Praktikern basieren. Solche geprüften Informationen nennt man *„evidenzbasiert“* oder *„evidenzgestützt“*. Am sichersten ist ein solcher Konsens, wenn er von mehreren, gut gemachten wissenschaftlichen Studien untermauert wird und in Form von so genannten Leitlinien niedergelegt wurde. Nun stellen Sie sich einmal die fundamentale Frage, wozu man im medizinischen Bereich überhaupt wissenschaftliche Untersuchungen braucht: Eine Frage, die sich auch mancher Mediziner stellt!

Falls Sie wirklich der Meinung sind, es sei doch selbstverständlich, dass eine Wissenschaft wie die Medizin auf gut erforschten Methoden basiert, dann täuschen Sie sich: Die Medizin ist erst gegen Ende des 20. Jahrhunderts dazu übergegangen, ihre Behandlungsmethoden systematisch nach wissenschaftlichem Standards auf Effektivität und Nutzen zu überprüfen. Damit ist die Medizin die letzte der Humanwissenschaften, die sich von der Kunst zur Naturwissenschaft gewandelt hat! So steht beispielsweise bei vielen Operationsmethoden – wie beispielsweise der Glättung bei Knorpelschäden im Knie mittels Arthroskop* – bis heute nicht fest, ob

* Das ist ein Instrument der so genannten Schlüsselloch-Chirurgie, das in das Gelenk geschoben wird, das Innere des Gelenks mit einer Miniaturkamera abbildet und gleichzeitig Werkzeuge zur Bearbeitung enthält.

die Methode wirklich einen größeren Nutzen hat, als wenn man gar nichts unternähme[32]. Da die Wirksamkeit einer Operationsmethode nicht nachgewiesen sein muss, bevor sie angewandt werden darf, fehlen Wirksamkeitsstudien im operativen Bereich auch heute noch häufig. Dasselbe gilt für solche Arzneimittel, die schon länger auf dem Markt sind, als die heute üblichen Zulassungsvorschriften der 1960er Jahre. Damals wurde im weltweiten Contergan-Skandal von 1961 deutlich, wie wichtig eine umfassende Prüfung eines Medikaments ist, bevor es flächendeckend eingesetzt werden darf, nachdem die unzureichende Erforschung der Risiken des Contergan-Wirkstoffs Thalidomid für die körperlichen Schäden etlicher Neugeborener verantwortlich gemacht wurde. Medikamente, die vor Einführung dieser Gesetze schon auf dem Markt waren, wie beispielsweise Aspirin®, wurden hingegen oft weder vorher noch nachher einer derartigen Prüfung unterzogen.

Natürlich haben schon seit langem Biologen, Biochemiker, Mediziner, Pharmakologen und andere Wissenschaftler die Ursachen von Krankheiten und ihre körperlichen Grundlagen erforscht. Eine Wirkungsforschung, die den Nutzen von Medikamenten und anderen Methoden nachweist, ist aber – wie gesagt – noch eine junge Entwicklung. Während Ursachen- und Grundlagenforschung meist an Universitätsinstituten durchgeführt wird, wird Wirkungsforschung unter dem Schlagwort *evidence based medicine* oder *evidenzbasierte Medizin* oft von Unternehmen für Pharma- oder Medizinprodukte betrieben, nicht ohne erhebliche Zuschüsse des Steuerzahlers. Ein weiterer Zweig medizinischer Forschung, die *Epidemiologie*, beschäftigt sich mit der Verbreitung und dem Verlauf einzelner Krankheiten in der Gesamtbevölkerung. Im Folgenden wird es uns vor allem um Wirkungsforschung gehen.

Die randomisierte kontrollierte Studie

Bei der Wirkungsforschungen geht es um die Frage, ob eine Behandlungsmethode (meist ein Medikament) überhaupt eine Wirkung erzielt, ob diese Wirkung größer (oder gleich oder geringer) ist als die bisher übliche Methode und ob erhebliche unerwünschte Wirkungen dabei auftreten. Dazu vergleicht man zwei Gruppen miteinander: die eine Gruppe erhält die neue Behandlungsmethode und wird Versuchsgruppe genannt. Die andere Gruppe erhält eine bisher übliche Behandlung oder gar keine Behandlung und wird Kontrollgruppe genannt. Der heutige „Goldstandard", um solche Fragestellungen zu untersuchen, wird als *randomisierte kontrollierte Studie* (englisch: *Randomized Control Trial*; oft abgekürzt: RCT) bezeichnet. *Kontrolliert* nennt sich die Studienmethode, weil durch die beschriebene Aufteilung auf zwei Gruppen die Wirkung des Medikaments kontrollierbar, zuverlässig erfassbar wird. Als *Randomisierung* bezeichnet man eine *zufällige* Aufteilung der Studienteilnehmer auf die beiden Gruppen. Wenn das Los entscheidet, ob eine Versuchsteilnehmerin in die Kontroll- oder in die Versuchsgruppe kommt, ist die Gewähr am größten, dass nicht beispielsweise alle älteren oder alle männlichen oder alle vom Studienleiter bevorzugten Studienteilnehmer in einer Gruppe landen und so die Ergebnisse verfälschen.

Randomisierung

Während also die zufällig zusammengestellte Versuchsgruppe die neue Behandlung erhält, bekommt die Kontrollgruppe das bisher übliche, so genannte *Standardverfahren* oder gar keine Behandlung. Wenn man beispielsweise das neue Medikament – nennen wir es mit einem Phantasienamen *Experin* – gegenüber dem Standardverfahren testen will, wird man der Kontrollgruppe ein älteres Präparat für die gleiche Krankheit verabreichen, nennen wir es *Kontrolon*. Wenn man hingegen das neue Medikament gegenüber einem Unterlassen jeder Behandlung testen will, sollte man den Teilnehmern in der unbehandelten Kontrollgruppe nicht gar nichts verabreichen. Denn schon die Verabreichung eines Medikaments hat aus psychosomatischen Gründen durchaus Effekte. Man muss also eine Variante wählen, bei der beide Gruppen ein „Medikament" bekommen: die eine Gruppe mit, die andere ohne Wirkstoff. Die Kontrollgruppe bekommt deshalb ein so genanntes Placebo, ein Scheinmedikament. Sie wird deshalb auch *Placebogruppe* genannt.

Placebo

Placebos dürfen nur zu Studienzwecken und nur nach der vorherigen Aufklärung gegeben werden, dass derartige Täuschungsmanöver möglich sind. Dennoch weiß natürlich niemand, ob er zur Versuchsgruppe mit dem echten Medikament oder zur Kontrollgruppe mit dem Placebo gehört. Man bezeichnet das Vertuschen der Gruppenzugehörigkeit als *Verblindung*. Wenn außer den Studienteilnehmern auch die Betreuer der Studienteilnehmer darüber im Unklaren gelassen werden, welches das echte Medikament ist und welches das falsche, handelt es sich um eine besonders zuverlässige Studienform, die *Doppelblindstudie*. Doppelblind erhöht den Durchblick! Denn wie mehrfach gezeigt wurde, lässt sich nicht vermeiden, dass ein informierter Studienbetreuer die Ergebnisse beeinflusst, auch wenn er schwört, den Teilnehmern nichts über ihre Gruppenzugehörigkeit erzählt zu haben. Wie die Information in solchen Fällen weitergegeben wird – ob durch nonverbale oder unbewusste verbale, vielleicht auch durch telepathische Kanäle ist nicht wirklich geklärt.

Doppelblind schafft Durchblick

Ein Beispiel: Nehmen wir an, es soll untersucht werden, wie gut das neue Kopfschmerzmittel „Expirin" wirkt. Dann kann der Hersteller eine Gruppe von Testpersonen befragen, wie stark ihre Kopfschmerzen sind und ihnen eine Pille verabreichen, in der sich „Expirin" befindet, ohne dass die Testkandidatin oder der Krankenpfleger, der die Pillen bereitstellt, wissen, dass sich das Mittel darin befindet. Denn einige andere Testpersonen, die zuvor durch ein Losverfahren ohne ihr Wissen dazu bestimmt wurden, erhalten eine genau gleich aussehende Pille, in der sich aber entweder das altbekannte Kopfschmerzmittel „Kontrolon" befindet oder gar kein Wirkstoff (Placebo). Schließlich kommt bei diesen Versuchen heraus, dass eine Stunde später von 100 kopfschmerzgeplagten Testpersonen nach Einnahme von Expirin noch 20 Kopfschmerzen haben, während 80 schmerzfrei sind. In der Kontrollgruppe, die kein Mittel bekommen hat, der Placebogruppe also, haben noch 35 Patienten Kopfschmerzen, aber 65 sind ihre Kopfschmerzen losgeworden, während in der Gruppe mit Kontrolon noch 15 Kopfschmerzen haben und 85 keine. Somit hat „Expirin" gegenüber dem Placebo gewonnen, aber gegenüber dem alten Medikament keine Verbesserung gebracht.

Studienphasen

In vielen Ländern ist gesetzlich vorgeschrieben, welche Studienphasen der Einführung eines neuen Medikaments auf dem Markt vorangehen müssen. In Deutschland, Österreich und der Schweiz muss ein Medikament vor der Testung am Menschen zunächst im Labor ausgetestet und als ausreichend sicher befunden worden sein. In dieser ***präklinischen Studie*** werden die Medikamente auf ihre biochemischen Eigenschaften und Wirkungsweisen und ihre Sicherheit getestet, wobei Tierversuche durchgeführt werden müssen, solange es keine zuverlässigen Ausweichverfahren gibt. Um zu vermeiden, dass Versuchsabläufe an Tieren unnötigerweise mehrfach durchgeführt werden, wurden mittlerweile in vielen Staaten vergleichbare Standards für solche Versuche eingeführt, so dass die Ergebnisse eines Labors international verwertbar sind und nicht wiederholt werden müssen. Glücklicherweise werden aber auch zunehmend Tierversuche durch Zellkulturen ersetzt. Wenn man bedenkt, wie viele Millionen oder Milliarden von Mäusen, Ratten, Hasen, Hunden, Affen und anderen Tieren für unsere Gesundheit ihr Leben gelassen haben, hätten es all diese Lebewesen wohl verdient, dass man ihnen ein großes Mahnmal baut.

In den darauf folgenden ***klinischen Studien*** wird das neue Medikament erstmals an Menschen getestet. In der *Phase-I-Studie* wird nur sehr wenigen (10-100) Versuchspersonen das neue Medikament verabreicht. Da sich die Ergebnisse der Tierversuche nicht ohne weiteres auf Menschen übertragen lassen, sind Phase-I-Studien für die Teilnehmer immer mit einem Risiko behaftet. Um dieses Risiko zu minimieren, werden in Phase-I-Studien nur gesunde und junge Teilnehmer zugelassen, von denen man annimmt, dass sie die meisten Nebenwirkungen gut verkraften. In einigen Fällen aber bietet man auch schwerkranken Patienten, für die es keine andere Behandlungschance gibt, eine freiwillige Teilnahme an. In dieser Phase geht es vor allem darum, welche Nebenwirkungen der Wirkstoff hat, wie gefährlich oder unbedenklich er letztlich wirklich ist, wie er im Körper aufgenommen und verarbeitet wird und welche Dosis am geeignetsten erscheint.

Hat sich das Medikament in der Phase-I-Studie als ungefährlich erwiesen, folgt die *Phase II.* Hier wird der Wirkstoff an einigen Hundert derjenigen Kranken erprobt, für die der Wirkstoff gedacht ist. Besonders um die Dosierung und die tatsächlichen positiven Wirkungen des Medikaments geht es in dieser Phase. Zuweilen handelt es sich bei dieser Phase bereits um eine randomisierte kontrollierte Studie, zuweilen aber ist die Studie auch noch nicht „verblindet“, so dass jeder Teilnehmer das neue Medikament erhält. Das sollte in *Phase III* möglichst nicht mehr der Fall sein, wo es um die tatsächliche Wirksamkeit des Mittels im Unterschied zu anderen oder keinen Behandlungen geht. Hat das Medikament auch diese

Phase überstanden, wird es von der Arzneimittelzulassungsbehörde (in Deutschland: *Bundesinstitut für Arzneimittel und Medizinprodukte*) zugelassen. Es darf dann in Apotheken frei verkauft oder auf Rezept erworben werden.

In seltenen Fällen entschließt man sich noch (freiwillig), eine *Phase IV* anzuschließen, in der das bereits zugelassene Medikament an einer sehr großen Patientenzahl auf seine Langzeitwirkungen getestet wird. Eventuell wird jetzt auch noch die Verträglichkeit für besonders empfindliche Personengruppen (Kinder, ältere Menschen oder Schwangere) ausgetestet. Denn trotz der vorsorglichen Vorschriften auf dem Beipackzettel werden Medikamente vor der Zulassung bislang kaum an diesen Risikogruppen getestet, so dass die tatsächlichen Wirkungen auf sie meist gar nicht bekannt sind. Da seltene oder durch Langzeiteinnahme verursachte Nebenwirkungen oft erst lange Zeit nach der Zulassung des Medikaments in der alltäglichen Praxis auffallen, sind Ärzte dazu verpflichtet, alle unerwarteten Komplikationen während der Einnahme eines Medikaments an die zuständige Arzneimittelbehörde zu melden. Kritiker behaupten, dieses Vorgehen komme einem „Feldversuch" gleich, bei dem die ganze Bevölkerung zu Versuchskaninchen wird. Allerdings werden sich Menschen zwangsläufig als solche inoffiziellen Versuchskaninchen opfern müssen, wenn überhaupt neue Mittel angewandt werden sollen.

Schutz der Studienteilnehmer

Zum Schutz der Teilnehmer an klinischen Studien gibt es internationale Standards unter dem Namen *Good Clinical Practice*, die von jedem Untersuchungsteam eingehalten werden müssen. So hat eine offizielle Ethikkommission die Studienplanung zu genehmigen, und der Verlauf der Studie wird ständig von unabhängigen Gutachtern überwacht. Dennoch kann das Risiko, das mit der Studienteilnahme verbunden ist, sehr unterschiedlich sein: Es kann beträchtlich sein, etwa bei Phase-I-Studien, oder aber noch geringer als bei jeder üblichen Medikamenteneinnahme, wenn ein bereits erprobtes Medikament unter sorgfältigen Studienbedingungen eingenommen wird, weil bestimmte Wirkungen zusätzlich untersucht werden sollen.

Good Clinical Practice

Wenn Sie selbst an einer wissenschaftlichen Studie teilnehmen, sollten Sie wissen, worauf Sie sich einlassen. *Auf keinen Fall dürfen Sie ohne Ihr Wissen in eine wissenschaftliche Studie einbezogen werden!* Sie müssen vorher von dem durchführenden Arzt aufgeklärt werden, wenn besondere Risiken bestehen, beispielsweise das Medikament, das Sie einnehmen sollen, noch nicht zugelassen ist. Weil für Ärzte, die eine Studie durchführen, jeder an einer Studie teilnehmende Patient bares Geld oder Ruhm und Titel verspricht, versuchen manche, Ihnen eine Studienteilnahme zu verkaufen, indem Sie subtilen Druck ausüben oder die Teilnahme als eine quasi unumgängliche Selbstverständlichkeit darstellen. Risiken erfahren Sie dann eventuell gar nicht oder nur auf einem Merkblatt, das heruntergespielt wird. Jeder Arzt, der so vorgeht, handelt entgegen ethischer, berufsrechtlicher, haftungsrechtlicher und sogar strafrechtlicher Bestimmungen.

In jedem Fall muss Ihnen gesagt werden, ob es sich um eine Risikostudie, also eine Studie der Phase I oder II oder um eine Wirkungsstudie, etwa eine Studie der Phase III oder IV handelt. Bei unerwünschten Wirkungen muss zudem die Studienteilnahme durch den Arzt abgebrochen werden. Außerdem können Sie die Teilnahme jederzeit selbst abbrechen, ohne das dies Nachteile für Sie zur Folge haben darf. Lassen Sie sich also nicht einschüchtern!

Interpretation wissenschaftlicher Studienergebnisse

Wenn irgendwo die Ergebnisse einer wissenschaftlichen Studie abgedruckt sind, heißt das noch längst nicht, dass diese Ergebnisse wirklich bedeutsam sind. Wie kritisch man auch weit anerkannte Studienergebnisse betrachten muss, wird deutlich, wenn man sich die Erfolgsstory des zeitweise umsatzstärksten Kopfschmerzmittels (das eine Kombination aus zwei Schmerzmitteln plus Koffein enthält), ansieht, das bis vor kurzem von einer hochoffiziellen Institution, der Deutschen Migräne- und Kopfschmerzgesellschaft, ausdrücklich empfohlen wurde. Obwohl diese Empfehlung sich auf Studienergebnisse stützte, zweifelten Kritiker die Objektivität dieser Studien und Empfehlungen lange an und wandten dagegen ein, die guten Ergebnisse seien im Grunde genommen gekauft. Denn wenn ein Pharmaunternehmen, das ein Medikament herstellt, denselben Personenkreis „sponsert", der danach die Studie zur Prüfung dieses

Medikaments durchführt, der wiederum mit der wissenschaftlichen Gesellschaft verstrickt ist, die dieselbe Studie empfiehlt, liegt der Verdacht mangelnder Objektivität doch ein wenig nahe. Es ist seit langem bekannt, dass in der Wissenschaft von direktem, aktivem Betrug bis hin zu kleinen „unabsichtlichen" Fehlern und tendenziösen Interpretationen jede Möglichkeit, ein gewünschtes Ergebnis zu erzielen, auch real vorkommt. Unter diesen Umständen ist es gut, wenn unabhängige Experten die Meinung anderer, vielleicht weniger unabhängiger Forscher noch einmal prüfen.

Dem Laien bleibt oft nichts anderes übrig als zu glauben, was er liest – und sich zu wundern, wenn er gestern das Gegenteil von dem las, was heute für wahr gehalten wird. Wenn Sie es dennoch wagen wollen, sich selbst ein kritisches Urteil über die Güte eines medizinischen Studienergebnisses zu bilden, sollten Sie zumindest fünf wissenschaftliche Begriffe kennen: *Studiendesign, Studiengröße, Effektgröße, Signifikanz* und *Number needed to treat*. Und die ersten beiden Begriffe kennen Sie bereits: Eine Studie, bei der es um unterschiedliche Wirkungen von Behandlungsmethoden (zum Beispiel Medikamenten) oder Diagnosemethoden (zum Beispiel Mammographie) geht, sollte ein *Studiendesign* aufweisen, das kontrolliert randomisiert und doppelblind aufgebaut ist. Eine Studie, die dieser Anforderung im Bereich der Behandlungs- und Diagnostikforschung genügt, hat schon einmal einen Pluspunkt verdient. Das zweite Qualitätsmerkmal betrifft die *Studiengröße*. Im Allgemeinen gilt: je mehr Teilnehmer, umso besser. Eine Studie mit 10.000 Patienten kann mehr über seltene Nebenwirkungen aussagen als eine Studie mit nur 100 Teilnehmern, die möglicherweise auch noch sämtlich jung, gesund und männlich und damit weniger sensibel sind (das trifft für Männer jedenfalls pharmakologisch offenbar zu).

Signifikanz

Eine Studie kann noch so gut geplant und durchgeführt sein, ein bestimmtes Risiko bleibt immer, dass das Ergebnis nicht der „wirklichen Wirklichkeit" entspricht. Wenn beispielsweise das Medikament Expirin bei den Versuchspersonen zu 80% gute Ergebnisse erzielt, während das Placebo-Medikament nur in 65% der Fälle solche Erfolge hat, dann kann dieses Ergebnis auch darauf zurückzuführen sein, dass in der Studie zufällig mehr unter den Experin-

Testpersonen ihre Kopfschmerzen „von alleine“ wieder verloren haben als bei den Placebo-Probanden. Obwohl der Unterschied also auf einem zufälligen Schwanken der Kopfschmerzintensität beruhte und nichts mit der Medikamentenwirkung zu tun hatte, sieht es so aus, als hätte die behandelte Gruppe besser abgeschnitten als die unbehandelte. Um ein Maß für die Wahrscheinlichkeit zu finden, mit der das Ergebnis einer Studie durch solche Zufallsschwankungen entstanden sein könnte, berechnet man die so genannte Signifikanz. Ein signifikantes oder gar hoch signifikantes Ergebnis ist demnach eines, bei dem es unwahrscheinlich ist, dass hier der Zufall Pate stand.

Therapieeffekte

Nehmen wir noch einmal die fiktiven Zahlen aus dem obigen Beispiel. Hier sehen wir, dass *Expirin* dem Placebo um 15% überlegen ist. Denn wenn man 100 Personen mit Expirin behandelt und 100 Personen mit Placebo behandelt, haben unter Expirin 15 Personen mehr eine Besserung erfahren als unter Placebo. Das entspricht bei 100 Personen 15%. Diese prozentuale Überlegenheit der Behandlung wird als Behandlungs- oder Therapieeffekt oder auch als *Absolute Risikoreduktion* bezeichnet*.

	Expirin	**Placebo**
gebessert	80	65 (gebessert trotz Scheinmedikament)
nicht gebessert	20 (keine Besserung, trotz neuem Medikament)	35

Abb. 6.1: Effekte der Behandlung in absoluten Zahlen

* Ein Hinweis für alle, die es genau wissen wollen: Zuweilen findet man statt Therapieeffekt auch die Bezeichnung *Effektgröße der Behandlung*, aber diese Bezeichnung ist ungenau, denn der eigentlich als Effektgröße bezeichnete Wert wird berechnet, indem man die Streuung der Testwerte einbezieht.

Number Needed to Treat

Besonders wenn es um den Nutzen von Medikamenten oder Behandlungsmethoden generell geht, macht es Sinn, einen weiteren Wert anzugeben, der ausdrückt, wie viel das Medikament oder die Methode dazu beiträgt, ein unerwünschtes Ereignis zu verhindern. Beispielsweise könnte es interessant sein zu erfahren, wie effizient ein Mittel die damit behandelten Patienten gegen das Auftreten eines Herzinfarktes schützt. *Number Needed to Treat* bezeichnet dann die Zahl von Patienten, die behandelt werden müssen, damit das Ereignis „Herzinfarkt" bei einem einzigen Patienten aufgrund des Medikaments (und nicht durch Zufall) verhindert wird. Die *Number Needed to Treat* ist also eine Verhältniszahl zwischen allen Behandelten und den erfolgreich behandelten Patienten und errechnet sich aus dem Kehrwert (1/x) des Behandlungseffekts (siehe oben). Wenn wir annehmen, unser Kopfschmerzmittel Experin werde auch zur Vorbeugung von Herzinfarkten eingesetzt (wie das bei dem Wirkstoff ASS/Acetylsalicylsäure tatsächlich der Fall ist), und wir die Zahlen des Beispiels oben übernehmen, dann erleiden 35 Patienten, die das Placebo eingenommen haben, einen Herzinfarkt, aber nur 20 Patienten, die *Expirin* einnehmen, also 15% weniger. Wie viele Patienten müssen nun also *Expirin* einnehmen, damit *Expirin* einen einzigen Menschen vor dem Herzinfarkt bewahrt hat? Die Berechnung erfolgt über den Kehrwert: Der Kehrwert von 15% (mathematisch = 0,15) beträgt 1/0,15= 6,66. Es müssen demnach mindestens (gerundet) 7 Personen mit *Experin* behandelt werden, damit ein einziger Mensch *dadurch* vor dem Herzinfarkt bewahrt wird. Die restlichen 6 (bzw. 5,66) Patienten teilen sich auf in solche, die auch unter Placebo-Behandlung keinen weiteren Herzinfarkt erleben (im Beispiel vier bis fünf Patienten, nämlich 65% von 6,66 = 4,33) und solche, die trotz der Behandlung einen Herzinfarkt erleiden (im Beispiel ein bis zwei Patienten, nämlich 20% von 6,66 = 1,33).

Number Needed to Treat für Expirin = 7 behandelte Patienten, davon:
1 Patient wird behandelt und erleidet *dadurch* keinen Herzinfarkt
4 Patienten werden behandelt, würden aber auch ohne Medikament keinen Herzinfarkt mehr erleiden
2 Patienten werden behandelt und erleiden dennoch einen Herzinfarkt.

Abb. 6.2: Number Needed to Treat und ergänzende Verhältnisse

Sie sehen, wie die Darstellung der *Number Needed to Treat* den Eindruck vom Nutzen eines Medikaments deutlich relativiert. Dabei können die hier als Beispiel verwendeten Zahlen durchaus als schmeichelhaft für das Medikament gelten. In Wirklichkeit liegt die *Number Needed to Treat* oft deutlich *höher* (die Wirkung ist also *geringer*). So müssen in der Realität nicht sieben, sondern *167* (!) herzinfarktgefährdete Patienten ein Jahr lang mit Acetylsalicylsäure behandelt werden, um *einen* Todesfall zu vermeiden. Dagegen ist das Verhältnis behandelter Personen zu erfolgreich behandelten *besser*, wenn statt des Medikaments Sport verordnet und angewandt wird (*Number Needed to Treat* = 136)[33]. Muss man sich angesichts solcher realen Zahlen nicht fragen, ob die nicht evidenzorientierte schulmedizinische Praxis nicht oft eher auf Aberglauben beruht als auf wissenschaftlichen Fakten?

Statistische Tricks und Fallstricke

Bei der Besprechung der *Number needed to treat* haben wir gesehen, wie hilfreich es sein kann, durch eine einfache mathematische Umformulierung eine andere Perspektive auf ein Studienergebnis zu bekommen. Dabei haben wir zugleich Prozentzahlen in ganze Zahlen, also quasi in reale Personen umgerechnet und uns die Ergebnisse dadurch plastischer vor Augen geführt. Die Umrechnung von Prozentzahlen in die realistische Anzahl von Personen, denen eine Maßnahme nützt, ist jedoch nicht nur für Laien anschaulicher. Die Psychologen Ulrich Hoffrage und Gerd Gigerenzer[34] vom Max-Planck-Institut in Berlin legten Medizinstudenten und praktizierenden Ärzten vier Aufgaben der folgenden Art vor:

Ein Mann, der in einem Test auf Blut im Stuhl einen positiven Befund erhalten hat, liest in der Packungsbeilage des Tests folgende Informationen zu Darmkrebs: *Die Wahrscheinlichkeit, dass ein über 50jähriger, symptomfreier Mann Darmkrebs hat, beträgt 0,3%. Wenn Darmkrebs vorliegt, dann beträgt die Wahrscheinlichkeit, dass er einen positiven Test-Befund erhält, 50%. Wenn kein Darmkrebs vorliegt, dann beträgt die Wahrscheinlichkeit, dass er dennoch einen positiven Test-Befund erhält, 3%. Wie wahrscheinlich ist es, dass der Mann Darmkrebs hat?*

Erst wenn man die Prozentzahlen in ganze Zahlen umrechnet, wird alles etwas klarer: Von 10.000 Männern haben 30 Darmkrebs. Von diesen 30 haben 15 ein positives Testergebnis. Von den verbleibenden 9.970 gesunden Männern haben 300 ein positives Testergebnis. Daraus folgt, dass von insgesamt 315 Männern mit einem positiven Testbefund nur 15 tatsächlich Darmkrebs haben. Das sind ca. 5%. Das heißt, die Wahrscheinlichkeit, dass der Mann im Beispiel Darmkrebs hat, liegt trotz positivem Testergebnis bei nur 5%! Übrigens bewegen sich die hier im Rechenbeispiel verwendeten Zahlen durchaus in einem realistischen Rahmen. Umso erschreckender das Ergebnis von Hoffrages und Gigerenzers Untersuchung:

Medizinstudenten lösten die Aufgaben in nur 18% der Fälle richtig, wenn sie Prozentangaben besaßen, aber zu 57%, wenn sie ganze Zahlen zum Rechnen erhielten. Die Ärzte lagen in nur 10% der Fälle mit ihrer Berechnung richtig, wenn nur die statistischen Daten in Prozent präsentiert wurden, und in 46% der Fälle, wenn es sich um ganze Zahlen handelte. Mit anderen Worten: 90% der praktizierenden Ärzte können das Ergebnis einer wissenschaftlichen medizinischen Studie nicht mathematisch korrekt nachvollziehen, denn dieses wird meist in Dezimal- oder Prozentzahlen ausgedrückt. Immerhin die Hälfte aller praktizierenden Mediziner kann es, wenn die Studie in ganze Zahlen umgerechnet wurde. Für den Laien gilt deshalb umso mehr: Wenn Sie wirklich wissen wollen, was eine Studie besagt, machen Sie sich die Verhältniszahlen deutlich, indem Sie sie in ganze Zahlen umrechnen.

Übung 6.1: Wahrscheinlichkeiten berechnen

„Die Wahrscheinlichkeit, dass eine 50-jährige Frau Brustkrebs hat, beträgt nach einschlägigen Untersuchungen etwa 0,8 Prozent; die

Wahrscheinlichkeit, dass das Mammogramm positiv ist, wenn sie Brustkrebs hat, beträgt etwa 90 Prozent (Sensitivität); und die Wahrscheinlichkeit, dass das Mammogramm positiv ist, wenn sie keinen Brustkrebs hat, ist etwa 7 Prozent (Falsch-positiv-Rate). Welche Wahrscheinlichkeit ergibt sich daraus dafür, dass eine Frau mit einem positiven Mammogramm wirklich Brustkrebs hat (positiver Vorhersagewert)?“ (Gigerenzer 2003/2004)

Beantworten Sie die gestellte Frage, indem Sie die Prozentwerte in ganze Zahlen umrechnen. (Lösung am Ende des Kapitels)

Viel häufiger findet man im Alltag jedoch andere Manipulationen mit Statistik, die sich tagtäglich in Tageszeitungen und Fernsehmeldungen einschleichen. Was halten Sie beispielsweise von folgenden Zeitungsmeldungen:

a) „Neueste Studien belegen: 60% aller Jugendlichen nehmen Drogen“
b) „30% der Untersuchten zeigten eine Reaktion auf die Behandlung, wobei sich in 20% der Fälle eine deutliche Verbesserung der Symptomatik zeigte“.

Zu a): Die häufigste Manipulation mit Statistik ist das Weglassen der Bezugsmenge eines statistischen Wertes, jener Fehler, auf den uns schon unsere Mathematiklehrer in der Schule hingewiesen haben, wenn sie fragten: Berechnest Du jetzt Äpfel oder Birnen? So verhält es sich mit Aussage a), bei der mindestens fünf sehr wichtige Bezugsgrößen ungeklärt bleiben:

- Was versteht der Schreiber unter Jugendlichen? Wenn alle unter 18-Jährigen damit gemeint sind, ist der Anteil von 60% sehr hoch. Sind aber nur die 16- bis 21-Jährigen erfasst worden, relativiert sich die Zahl.
- 60% der Jugendlichen in welchem Gebiet? Wurde die Studie in Berlin durchgeführt oder auf dem platten Land? Handelt es sich um einen repräsentativen Durchschnitt der deutschen oder der US-amerikanischen Bevölkerung? Wenn es sich um eine amerikanische Studie handelt, bleibt unklar, ob die Zahlen überhaupt auf mitteleuropäische Verhältnisse übertragbar sind.
- Was versteht der Schreiber unter Drogen? Sind nur die illegalen Drogen gemeint oder alle Rauschmittel, einschließlich Tabak?

- In welchem Zeitraum? Die Gegenwartsform „nehmen" legt nahe, dass es sich um die so genannte *Punktprävalenz* handelt, das Auszählergebnis zu einem bestimmten Zeitpunkt. Genauso gut könnte die Studie sich aber auch auf die *Einjahres-Prävalenz* oder die *Lebenszeit-Prävalenz* beziehen, die Zahl der Personen, die innerhalb eine Jahres oder überhaupt einmal in ihrem Leben Drogen genommen haben, was die Zahlen deutlich verändern würde.
- Wie oft? Ebenso wie der Zeitraum macht auch die Häufigkeit der Drogeneinnahme einen Unterschied: In den pauschalen 60 % vereinigen sich Jugendliche, die nur einmal eine Droge genommen haben, mit solchen, die regelmäßig Drogen nehmen.

Es ist gar nicht schwer, eine solche fehlerhafte Darstellung zu durchschauen, wenn man sich nur die Frage stellt: Soundsoviel Prozent *wovon*? Ganz schnell bemerkt der aufmerksame Leser dann, dass Informationen fehlen, um die Menge, von der die Prozentzahl angeblich stammt, genau zu bestimmen.

In *Meldung b)* hingegen bleibt völlig offen, wie sich die 20 % zu den 30 % verhalten. Genau genommen sind nämlich drei völlig unterschiedliche Schlussfolgerungen zulässig:

- 30 % der Behandelten zeigten eine Reaktion leichteren Schweregrades *und* weitere 20 % zeigten eine deutliche Reaktion. Insgesamt zeigten also 50 % der Befragten irgendeine Reaktion.
- 30 % der Befragten zeigten überhaupt irgendeine Reaktion, wobei 10 % eine leichte und 20 % eine deutliche Reaktion zeigten.
- 30 % der Befragten zeigten irgendeine Reaktion auf die Behandlung. *Davon* zeigten 20 % eine deutliche Reaktion, das heißt 20 % von 30 %, was nur noch 6 % sind.

Wissenschaftliche Informationen finden

Wissenschaftliche Studien werden in der Regel in eigens dafür bestimmten wissenschaftlichen Zeitschriften veröffentlicht, die in Bibliotheken und (gegen Gebühr) im Internet zur Verfügung stehen. Die besonders renommierten solcher Zeitschriften erscheinen in englischer Sprache, um damit ein internationales Publikum zu erreichen und lehnen weitaus mehr Artikel ab als sie veröffentlichen. Oft reicht es schon, die Zusammenfassung eines Artikels (*Abstract*) zu lesen, die meist auf der Seite der Zeitschrift im Internet frei zugänglich zu finden ist. Mittels solcher Abstract-Recherchen lässt sich schon ein recht differenziertes Bild zu einer Fragestellung gewinnen, und ein weitaus exakteres Bild als durch andere Informationsquellen. Recherchen in Fachzeitschriften empfehlen sich deshalb besonders, wenn man sich sehr intensiv mit einem Thema auseinandersetzt.

Renommierte internationale medizinische Fachzeitschriften:
Journal of the American Medical Association:
www.jama.ama-assn.org
British Medical Journal: www.bmj.com
The Lancet: www.thelancet.com
New England Journal of Medicine: www.nejm.org
Renommierte internationale Zeitschriften mit medizinischen Aufsätzen:
Science: www.sciencemag.org
Nature: www.nature.com

Internet-Datenbanken

Zur Recherche nach medizinischen Fachaufsätzen im Internet lassen sich neben den allgemeinen wissenschaftlichen Recherchezugängen auch spezielle medizinische Datenbanken nutzen. Manche dieser Datenbanken geben nur den Titel und andere bibliographische Daten aus, andere bieten Links, die direkt zum Abstract (der Zusammenfassung) des Artikels führen. Auch die Benutzerfreundlichkeit ist durchaus unterschiedlich. Englische Sprachkenntnisse sind oft auch bei den deutschen Internetportalen gefragt, weil manche Artikel in englischer Sprache angezeigt werden. Mein Tipp ist die Recherche bei folgenden beiden Datenbanken:

- Die Seite von High Wire Press bietet eine Recherche in über 1.000 wissenschaftlichen Journalen aller Wissensgebiete. Die Suche gibt die Titel und bibliographischen Daten der Artikel aus; in vielen Fällen ist das Abstract direkt per Link frei einsehbar (ganze Artikel per Gebühr): http://highwire.stanford.edu
- Die Seite www.medscape.com listet von etlichen, auch nichtenglischsprachigen medizinischen Journalen per Stichwortsuche die bibliographischen Informationen auf und in vielen Fällen ist das Abstract per Link frei einsehbar.

Wer eine ausführliche Dokumentation der Ergebnisse von *Arzneimittelstudien* und des Zulassungsprozesses von Medikamenten sucht, wird ebenfalls auf eine englischsprachige Seite zurückgreifen müssen, da in Deutschland eine Veröffentlichung der Studien des Arzneimittel-Zulassungsverfahrens von den zuständigen Behörden unterdrückt wird! Dies ist in den USA anders, wo alle neueren Arzneimittelstudien öffentlich zugänglich sein *müssen*:

Auf der Seite der US-amerikanischen Food and Drug Administration (www.fda.gov) unter www.fda.gov/cder/drug/DrugSafety/DrugIndex.htm findet der interessierte Leser eine Liste mit Links, durch die man sich bis zur „Approval History" hindurchklicken kann.

Deutschsprachige Internetportale zu medizinischen Datenbanken sind:

– Das Internetportal www.pubmed.de ist die deutsche Variante der US-amerikanischen Seite www.pubmed.com bzw. http://www.ncbi.nlm.nih.gov.
– Die deutsche Zentralbibliothek für Medizin ist unter www.zbmed.de zu finden.
– Das deutsche Institut für Medizinische Dokumentation und Information veröffentlicht Facharbeiten auf www.dimdi.de

Übung 6.2: Informationen richtig verstehen

Der folgende Originaltext stammt aus einer – nach den deutschen Bestimmungen nur Fachkreisen zugänglichen – Arzneimittel-Fachinformation des Herstellers. Er bezieht sich auf ein Medikament gegen psychotische Symptome, das vor allem bei schizophrenen Patienten zum Einsatz kommen soll. Lesen Sie ihn – gegebenenfalls unter Zuhilfenahme eines Fremdwörterbuchs – sorgfältig durch und beantworten Sie die anschließenden Fragen (Lösungen am Kapitelende).

In drei Placebo-kontrollierten Kurzzeit-Studien (4 bis 6 Wochen) an 1.228 schizophrenen Patienten mit positiven oder negativen Symptomen zeigte A. im Vergleich zu Placebo eine statistisch signifikant stärkere Besserung der psychotischen Symptome. A. ist wirksam in der Aufrechterhaltung des Therapieerfolges bei Weiterbehandlung von Patienten, die initial auf die Behandlung angesprochen haben. In ei-

ner Haloperidol-kontrollierten Studie war in Woche 52 der Anteil der Responder-Patienten, die ein Ansprechen auf die Studienmedikation beibehielten, in beiden Gruppen ähnlich (A. 77 % und Haloperidol 73 %). Die Gesamt-Rate der Patienten, die die Studie vollendet haben, war signifikant höher bei Patienten unter A. (43 %) als bei der Haloperidol-Gruppe (30 %). Aktuelle Werte aus Messskalen, die als sekundäre Studienziele definiert wurden, inklusive PANSS und die Montgomery-Asberg-Depressionsraten-Skala, zeigten eine signifikant stärkere Besserung als bei Haloperidol. In einer Placebo-kontrollierten Studie über 26 Wochen an stabilisierten Patienten mit chronischer Schizophrenie zeigte sich für A. eine signifikant höhere Reduktion der Rückfallrate, die bei 34 % in der A.-Gruppe und bei 57 % unter Placebo lag.

1) War das neue Medikament A. gegenüber dem Placebo, gegenüber dem traditionellen Medikament Haloperidol oder gegenüber beiden deutlich überlegen, was die Besserung der psychotischen Symptome (= Ansprechen auf die Wirkung) betrifft?
2) Worin war das neue Medikament A. dem alten Wirkstoff Haloperidol überlegen?
   a) In der Wirkungsdauer
   b) In der Bereitschaft der Patienten zur längerfristigen Einnahme
   c) Im initialen Ansprechen auf die Medikation
   d) In den zentralen Studienbereichen der PANSS und Montgomery-Asberg-Depressionsraten-Skala
   e) In der Reduktion der Rückfallquote
3) War das neue Medikament A. dem traditionellen Medikament Haloperidol in einem der genannten Bereiche unterlegen?

Informationsquellen

Bücher

Bei einem als Kompendium geschriebenen Sachbuch wie diesem können Sie die darin enthaltenen Informationen im Sinne eines Fahrplanes nutzen, der Sie vom Zustand des „Anfängers" zum vollprofessionellen Medizinnutzer führen soll. Ein Teil Ihres Fahrplanes ist dann der Weg hin zu einer kleinen Bibliothek, die alles enthält, was Sie sonst noch an Publikationen zur Gesundheitsinformation benötigen. Dabei sollten Sie Fachbücher erst dann lesen, wenn Ihr Vorwissen ausreicht. Denn der Büchermarkt im deutschsprachigen Raum unterscheidet Fachbücher von Sachbüchern. Fachbücher setzen meist nicht nur Allgemeinbildung, sondern auch spezielle Fachkenntnisse bereits voraus, bedienen sich einer Fachsprache und eines trockenen, wissenschaftlichen Stils. Dagegen sind Sachbücher für die Allgemeinheit geschrieben. Sie sind deshalb besonders gut dafür geeignet, sich über ein Thema zu informieren, zu dem man eher wenig Hintergrundwissen besitzt.

Wenn Sie dabei sind, sich zu einem kompetenten Gesundheitspartner zu bilden, lohnt es sich, zweierlei Arten von Sach- und Fachbüchern zu Gesundheitsthemen zu lesen: Einerseits spezialisierte Bücher zu den Themen, die Sie ganz persönlich betreffen, etwa Ratgeber zu einer Sie betreffenden Krankheit oder Behinderung. Zu vielen Krankheiten gibt es spezielle Patientenliteratur, die über die Krankheit, ihre Therapie und andere Selbsthilfemaßnahmen aufklärt. Andererseits lohnt es sich, aus dem Angebot an allgemeinen Sachbüchern zu Gesundheitsthemen eine Auswahl zu besorgen, die Sie interessiert: Dieses Buch beispielsweise deckt den Bereich der allgemeinen Patientenkompetenz ab. Auch Handbücher über Medikamente und alternative Therapien, über Patientenrechte und das Gesundheitssystem und über medizinisches Grundlagenwissen können hilfreich. So gibt es mittlerweile eine breite Palette von „*Pocket guides*", kleinen handlichen Informationsbüchern zu allgemeinen medizinischen Themen wie „Laborwerte" oder „Gesunde Ernährung".

Tipp: Was in eine medizinische Nutzerbibliothek gehört

- Ein medizinisches Wörterbuch (z.B. *Pschyrembel – Klinisches Wörterbuch*)
- Ein Buch über den menschlichen Körper (z.B. *dtv Atlas Anatomie 1. Band*)
- Ein Buch über chemische Medikamente und (bzw. ein weiteres) über Naturarzneien (z.B. *Bittere Pillen*)

- Eine Krankheitslehre für Laien (z.B. *Grundlage der Entstehung und Erkennung von Krankheiten*)
- „Pocket guides“ (kleine Handbücher), soweit für Sie relevant
- Sachbücher zu grundsätzlichen Gesundheitsfragen wie z.B. alternativen Heilmethoden, Psychosomatik oder Hausrezepte
- Sachbücher zu aktuellen Themen im Gesundheitswesen, z.B. Erlebnisberichte von Medizinern und Klienten, Patientenrechte

Das Internet

Das Internet ist für alle, die – im doppelten Sinne – einen Zugang dazu haben, die wichtigste Informationsbasis für aktuelle medizinische Informationen. Immer mehr Seiten bieten hier zuverlässige und aktuelle medizinische Informationen. Allerdings gilt hier noch mehr als bei den gedruckten Informationen, dass nicht alles, was jemand geschrieben hat, deshalb schon wahr sein muss. Da im Internet jeder veröffentlichen kann, ohne dass die Information eine Zensur durch Redakteure oder Lektoren durchläuft, kann man sich auf viele Informationen nicht wirklich verlassen. Leider kommt es auch vor, dass man beim Suchen nach objektiven Informationen im Internet auf eine gut getarnte Werbeseite der Industrie stößt, die aber erst bei genauerem oder genauestem Hinsehen als solche erkennbar ist. Zwar ist nicht alles, was auf einer solchen Werbeseite steht, deshalb schon Unfug, aber Werbung verfolgt nun einmal Verkaufsziele. Wenn Sie beispielsweise lesen, dass die wirkungsvollste Therapie gegen Depressionen Medikamente seien, die möglichst lange eingenommen werden sollten und selbst bei einer psychotherapeutischen Behandlung keinesfalls fehlen dürfen, kann man (auch wenn diese Aussagen durch Studien belegt werden) ahnen, von wem der Verfasser bezahlt wird (und es gibt Studien, die ganz anderes besagen!).

Qualitätsbeurteilung von Internetseiten!

Generell empfiehlt es sich...

... medizinische Informationen entweder bei Seiten zu suchen, die als seriös bekannt sind, weil sie von entsprechenden Organisationen betrieben werden (siehe unten bzw. zu Fachseiten die Empfehlungen oben);

... oder über Suchmaschinen nach den entsprechenden Begriffen zu suchen und dann verschiedene Seiten unterschiedlicher Herkunft zu vergleichen (also z.B. eine rein schulmedizinische Seite, eine naturheilkundliche, ein Patientenforum, eine Seite eines Selbsthilfeverbandes etc.), keinesfalls nur der Information der erstbesten angezeigten Seite zu vertrauen.

... die Seiten nach formalen Kriterien zu prüfen. Experten empfehlen dazu – abgesehen von den oben genannten Kriterien zur Beurteilung wissenschaftlicher Informationen – auf folgende **Merkmale seriöser Informationsseiten** zu achten:

– *Können Sie erkennen, von wem die Seite stammt (im Impressum oder in „Über uns") und ist diese Information verständlich?* Zum Beispiel: „Diese Seite stammt von einem Team um Prof. Dr. XY". Wissen Sie, wer Prof. Dr. XY ist? Eine genauere Information müsste beispielsweise lauten: „Prof. XY ist Leiter des Z-Instituts für angewandte Genetik". Dann wissen Sie schon mehr über die intellektuellen und vielleicht auch wirtschaftlichen Interessen des Verfassers.
– *Woher stammen die Informationen?* Werden zu Studienergebnissen und Zitaten auch die Literaturstellen genannt, wo man diese nachlesen und prüfen kann?
– Kommt *Werbung* vor, die im Zusammenhang mit Gesundheitsthemen steht? Kann man diese von Sachinformationen unterscheiden? Seien Sie misstrauisch bei Seiten, die Ihnen ein Produkt verkaufen wollen (gleichgültig wie sinnvoll es sein mag)!
– Werden *Sponsoren und finanzielle Verbindungen* offen gelegt?

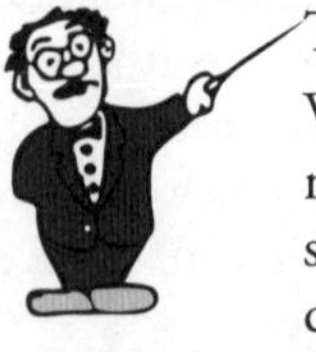

Tipp: Zertifizierung von Internetseiten

Viele seriöse Netzseiten mit medizinischen Informationen lassen sich mittlerweile zertifizieren. Eine solche Zertifizierung erfolgt durch Institutionen, die allerdings sehr unterschiedliche Kriterien an die Qualität der Seiten anlegen. Sie erkennen die Zertifizierung daran, dass Sie ein Gütesiegel auf den zertifizierten Seiten finden, das Sie anklicken können (oft muss man die Seite mit dem Siegel allerdings im Menü suchen). Beim Anklicken erscheint das schriftliche Zertifikat. Als seriös können folgende Zertifikate gelten:

HONcode: Das Gütesiegel wird erteilt von der Health On the Net Foundation, Genf. Die Organisation ist (unter anderem durch Personalunion der führenden Mitarbeiter) mit der Universität Genf und dem Schweizer Institut für Bioinformatik eng verbunden und wird staatlich gefördert.

Das *afgis-Siegel* wurde vom Bundesministerium für Gesundheit initiiert und wird von einem eigenen Verband bisher vor allem an Seiten aus Deutschland vergeben, die den Ursprung der Seite und der gebotenen Informationen transparent zu machen versprechen.

URAC akkreditiert vor allem kommerzielle Internetseiten aus den USA, die ihre finanziellen Abhängigkeiten offen legen und einige allgemeine Gütekriterien erfüllen.

Empfehlenswerte Internetseiten:*

Das Internet verändert sich permanent, neue Seiten zu gesundheitlichen Themen, Foren mit Bewertungen von Gesundheitsprofis und Krankenhäusern und fundierte Fachseiten werden ins Netz gestellt und verschwinden wieder. Sie werden deshalb am meisten Erfolg haben, wenn Sie über eine Suchmaschine unter den interessierenden Stichwörtern suchen. Die hier genannten Seiten können deshalb auch schon von neuen, zum Zeitpunkt der Drucklegung des Buches noch unbekannten Seiten überholt worden sein oder den Namen gewechselt haben. Auch in diesem Fall können Sie sie evt. über eine Suchmaschine wieder finden. Die Suchmaschine yahoo bietet sogar ein eigenes Verzeichnis von Seiten zum Thema Gesundheit an (www.yahoo.de/Gesundheit).

Information des Ärztlichen Zentrums für Qualität in der Medizin (ÄZQ): http://www.patienten-information.de

Das ÄZQ ist eine gemeinsame Einrichtung von Bundesärztekammer (BÄK) und Kassenärztlicher Bundesvereinigung (KBV) und

* Für die Inhalte sämtlicher in diesem Buch erwähnter Seiten sind die jeweiligen Autoren allein verantwortlich.

bietet neben allgemeinen Informationen insbesondere gute Entscheidungshilfen, z.B. Checklisten.

Leitlinien der medizinischen Fachgesellschaften:
http://www.uni-duesseldorf.de/AWMF
Die Fachgesellschaften der Ärzte aller Fachgebiete haben Leitlinien veröffentlicht, die dem Arzt als kurze und präzise Informationen über den derzeitigen Konsens der Experten zu einem bestimmten Thema dienen sollen. Diese Leitlinien sind zwar für Fachleute geschrieben und nicht immer allgemein verständlich, enthalten aber auch wichtige Informationen für jeden Betroffenen nach dem aktuell besten Standard.

Das Internetportal der ÄZQ bietet außerdem eine Auswahl von Leitlinien aus dem In- und Ausland speziell für die Bedürfnisse von Patienten an: www.leitlinien.de

Gesundheitsinformationen des Instituts für Qualität und Wirtschaftlichkeit im Gesundheitswesen: http://www.gesundheitsinformation.de
Das staatliche IQWiG hat diese Seite eigens für die Information von Laien mit zahlreichen medizinischen Themen (Krankheiten, Behandlungen etc.) eingerichtet.

Wissensplattform Fachwissenschaft Gesundheit der Universität Hamburg: http://www.patienteninformation.de
Die Seite informiert über verschiedene Themen im Bereich „kompetenter Patient", nicht nur Krankheitsbilder und Behandlungen.

Medizinische Fakultät der Uni Witten-Herdecke: www.evidence.de
Die medizinische Fakultät der Uni Witten-Herdecke stellt für Ärzte und Patienten in gesonderten Bereichen Leitlinien, die sämtlich evidenzbasiert sind, zur Behandlung verschiedener Erkrankungen zur Verfügung.

Das Deutsche Cochrane Zentrum: www.cochrane.de
Cochrane nennt sich eine international tätige Stiftung, die es sich zur Aufgabe gemacht hat, Studien medizinischen Inhalts zu sammeln und unter wissenschaftlicher Aufarbeitung zusammenzufassen (sogenannte Reviews und Metaanalysen). Das deutsche Cochrane Zentrum bietet auf seiner Internetseite solche evidenzbasierten Informationen auch für Patienten und Angehörige. Für alle, die

der englischen Sprache mächtig sind, könnte sich auch ein Blick in www.cochrane.org lohnen. Dort werden Überblicksartikel zu einer Vielzahl medizinischer Themen (mehr als auf den deutschen Seiten) auch in verständlicher Sprache (*Plain Language Summary*) knapp zusammengefasst geboten (Suche nach englischen Begriffen über die Suchfunktion).

Testseiten der Stiftung Warentest: www.stiftung-warentest.de
Auf den Seiten der Stiftung Warentest lassen sich auch Informationen über Gesundheitsthemen wie Medikamente und Alternative Heilmethoden herunterladen (teilweise gegen geringe Gebühr), die aus den bekanntermaßen gründlichen Testungen der Stiftung resultieren.

Kompetenznetze Medizin: www.kompetenznetze-medizin.de
Seit 1999 fördert das Bundesministerium für Bildung und Forschung den Aufbau überregionaler medizinischer Netzwerke zu bestimmten Krankheitsbildern, in denen Experten zusammenarbeiten, um das aktuelle Wissen über häufig vorkommende Krankheiten zusammenzutragen. Die Ergebnisse dieser Kompetenznetze lassen sich über das Internetportal erreichen.

Kommerzielle Seiten für Gesundheitsinformationen:

Einige Seiten, die sich über Werbung finanzieren, aber die redaktionellen Beiträge unabhängig davon gestalten (z.B. *www.medinfo.de, www.netdoktor.de, www.medizinfo.de, www.onmeda.de)* können durchaus ebenfalls seriöse Inhalte transportieren. Sie finden sie leicht, wenn Sie über die bekannten Suchmaschinen nach dem Thema Ihres Interesses suchen.

Übung 6.3:

Suchen Sie in allen Informationsquellen, die Ihnen zur Verfügung stehen, nach Informationen zu einem beliebigen Thema. Wenn Ihnen nichts einfällt, hier ein Vorschlag: Suchen Sie Informationen über *MRSA; Endometriose; Fütterstörung.*

Vielleicht finden Sie in der Buchhandlung oder Bücherei ein Buch, das Ihre Fragen beantwortet. Wie finden Sie ein Buch zu einem bestimmten Thema? Oder suchen Sie lieber im Internet? Auf welchen Seiten werden Sie fündig? Wo verstehen Sie die Information am besten und welche Informationen scheinen Ihnen nicht brauchbar? Was wissen Sie nach dem Lesen über diese Gesundheitsprobleme? Könnten Sie jemandem erklären, worum es sich dabei jeweils handelt? Versuchen Sie es: Erklären Sie Ihrem Partner die drei Begriffe!

Informationsbroschüren

Informationen in Form von Broschüren und Informationsschriften haben den Vorteil, dass sie sich auf eine bestimmte Thematik konzentrieren und gezielt für die Bedürfnisse bestimmter Zielgruppen verfasst wurden. Sie können besonders dann zuverlässige Informationen bieten, wenn sie nicht von der Industrie, sondern von unabhängigen bzw. staatlichen Institutionen herausgegeben werden.

Die wichtigsten Herausgeber von Informationsbroschüren sind die staatlichen Institutionen zur Gesundheitsaufklärung. In Deutschland sind dies die Bundeszentrale für Gesundheitliche Aufklärung und die Deutsche Hauptstelle für Suchtfragen (für den Bereich der Abhängigkeitserkrankungen).

Bundeszentrale für gesundheitliche Aufklärung
Postfach 910152
51071 Köln
Für schriftliche Medienbestellungen:
51101 Köln
Tel.: 0221 8992-0
Fax: 0221 8992-300
E-Mail: poststelle@bzga.de (für Anfragen, Mitteilungen)
E-Mail: order@bzga.de (für Bestellungen)
Internet: www.bzga.de

Deutsche Hauptstelle für Suchtfragen (DHS) e.V.
Westenwall 4, 59065 Hamm
Telefon: 02381/9015-0
Telefax: 02381/901530
E-Mail: info@dhs.de
Internet: www.dhs.de

Expertenberatung

Experteninformationen gibt es in Form persönlicher Beratung, telefonischer Beratung oder Onlineberatung. Der am leichtesten erreichbare Experte ist natürlich Ihr Arzt. Denken Sie aber daran, dass nicht jeder Arzt Experte für alles medizinische Wissen dieser Welt sein kann. Deshalb ist auch die Suche nach dem richtigen Arzt bereits *Ihr* Job als selbstverantwortlicher Medizinsystemnutzer: Zu wem gehen Sie etwa, wenn Sie Schmerzen im Bein haben? Sehen Sie sich die Liste mit den Facharzt- und Schwerpunktbezeichnungen aus dem dritten Kapitel noch einmal an (und wenn Sie eine der Bezeichnungen nicht verstehen: Schlagen Sie in einem Lexikon nach!).

Neben den Fachärzten und Schwerpunktbezeichnungen gibt es natürlich auch Ärzte, die für bestimmte Themen ein ganz besonderes Interesse besitzen und insofern „echte" Experten auf ihrem Gebiet sind. Einen solchen Experten zu finden, ist weitaus schwieriger. Am besten fragen Sie auch hier einen qualifizierten Arzt, rufen bei einem Selbsthilfeverband an (siehe zehntes Kapitel) oder recherchieren im Internet, wer sich in qualifizierten Fachzeitschriften, Büchern oder sonstigen Aufsätzen zu dem Thema geäußert hat oder in diesem Zusammenhang erwähnt wird. Vielleicht bekommen Sie sogar eine Antwort, wenn Sie bei einer ärztlichen Fachgesellschaft nach einem Experten zu einem seltenen Thema fragen (so könnten Sie bei einer sehr seltenen Form von Rheuma bei der deutschen Gesellschaft für Rheumatologie anfragen, ob es irgendwo im Land „den" Spezialisten für diese Rheumaform gibt).

Der private Tipp: Wie bekomme ich die richtigen Informationen von meiner Ärztin?

Wenn Sie selbst Ärztin oder Arzt wären: In welcher Situation würden Sie wohl die höchste Motivation aufbringen, die beste und risikoärmste Behandlung für einen Patienten herauszufinden? Natürlich wenn Sie selbst der Patient oder die Patientin wären oder wenn einer Ihrer nächsten Angehörigen von Krankheit betroffen wäre. Des halb lautet eine geschickte Frage, um eine wirklich wohlüberlegte Empfehlung Ihrer Ärztin zu erhalten: „Was würden Sie denn Ihrem Mann / Ihrer eigenen Mutter empfehlen?" Oder: „Würden

Sie diese Behandlung auch selbst bei sich machen lassen?". Vielleicht werden Sie erleben, wie Ärzte durch diese Frage einen Moment lang ins Grübeln kommen, vorausgesetzt allerdings, dass sie diese nicht schon tausend Mal gehört haben. Denn plötzlich wird ein neuer gedanklicher Rahmen aufgespannt. Der Arzt wird für einen Moment aus dem professionellen Rahmen in den intimen Rahmen seiner Privatsphäre versetzt und fühlt sich mit dem Patientsein identifiziert. Weil auch fast jeder Arzt irgendwann schon einmal Patient war, fällt ihm das nicht schwer. Aber wie wir alle, so geraten auch Ärzte immer wieder in den Sog ihrer Rolle und vergessen oft, sich in den anderen hineinzuversetzen.

Medizinisches Grundwissen: Risiken bei Medikamenten und Diagnostik

Medikamente lassen sich grob unterteilen in chemische Medikamente und Naturarzneien, zu denen man Pflanzen- und Mineralienextrakte sowie homöopathische Wirkstoffe rechnet. Die meisten Arzneien (inklusive Naturarzneien) haben nicht nur erwünschte Wirkungen, sondern auch Nebenwirkungen. 10.000[35] bis 25.000[36] Menschen sterben nach Expertenschätzungen jedes Jahr in Deutschland an den Folgen von unerwünschten Arzneimittelwirkungen. Das sind mehr als im Straßenverkehr. Die meisten Menschen, die plötzlich von erheblichen unerwünschten Folgewirkungen von Medikamenten heimgesucht werden, haben vorher nicht damit gerechnet und wären nicht auf die Idee gekommen, dass ausgerechnet ihnen die „seltene" Nebenwirkung widerfahren würde. Seit über Nebenwirkungen viel in den Medien zu hören und zu lesen ist, hat sich bei vielen Menschen eine kritische Haltung breit gemacht, nach der Arzneimittel nur eingenommen werden sollten, insofern sie wirklich notwendig sind. Allerdings scheinen die Rekordgewinne der Pharmakonzerne einem kritischeren Bewusstsein der Verbraucher zu widersprechen. Viele Patienten erwarten offenbar geradezu von ihrem Arzt, dass er ihnen Medikamente verschreibt und halten einen Arzt für geizig, der mit solchen Verordnungen aus gutem medizinischem Grund zurückhaltend ist.

34 Milliarden € geben die Deutschen für Arzneimittel aus, fast 800 Millionen Rezepte stellen Ärzte und Zahnärzte aus.[37] Die Gewinne der Pharmaindustrie steigen kontinuierlich – und das liegt nicht etwa – wie man wohl vernünftigerweise annehmen dürfte – an einer verbesserten Versorgung der armen Länder dieser Erde, sondern an einem steigenden Bedarf der Industrieländer. Der weltweite Umsatz an Arzneimitteln lag im Jahr 1998 bei 304,7 Milliarden US-$, 2002 bei 424 Milliarden US-$, 2004 bereits bei 466 Milliarden US-$ und 2006 bei ganzen 600 Milliarden US-$.[38] Ob vom Arzt verordnet oder aus eigenem Antrieb beim Apotheker gekauft: Medikamente sollten niemals ohne sorgfältige Abwägung von Kosten und Nutzen eingenommen werden und erst, wenn der Kranke selbst aufgrund gründlicher Überlegung dahinter steht!

Dosis und Darreichungsform

Sola dosis facit venenum – nur die Dosis macht das Gift – soll Paracelsus nach einigen Biographen zur Verteidigung vor Gericht, nach anderen in seinem nur diesen einen Satz enthaltenden Nachlasswerk verlautbart haben. Aber was ist die Dosis eigentlich? Ein Arzneimittel setzt sich aus wirksamen Arzneimittelbestandteilen, dem eigentlichen Wirkstoff, und zum anderen der Trägersubtanz zusammen. Mit der Dosis ist nur die Menge des *Wirkstoffs* im Arzneimittel gemeint, und die ist von außen nicht erkennbar, so dass in einer großen Pille sehr wenig Wirkstoff (zum Beispiel 0,1 mg) enthalten sein kann, während in einer kleinen Pille sehr viel Wirkstoff (zum Beispiel 50 mg) stecken kann. Wie viel Sie von einer Arznei einnehmen sollten, ist davon abhängig, welche Dosierung das Arzneimittel enthält. Wenn es nun von einem Mittel – nennen wir es wieder *Experin* – Tabletten zu 25 mg und zu 50 mg gibt und jemand würde Ihnen sagen: „Nimm 3 mal täglich eine *Experin*", dann können Sie nicht wissen, welche Dosierung gemeint ist und eventuell doppelt oder halb so viel einnehmen wie empfohlen. Die Dosierung einer Arznei zu kennen, ist deshalb ebenso wichtig wie der Name des Mittels. Viele Menschen antworten auf die Frage eines Gesundheitsprofis: „Wie viel nehmen Sie davon ein?" mit einer Aussage wie: „3 Tabletten". Wenn der Profi auf Ihre Informationen angewiesen ist, kann er nicht wissen, ob Sie am Ende eines Tages 100 mg oder 200 mg des Wirkstoffs eingenommen haben. *Merken*

Sie sich deshalb immer die Dosis des Wirkstoffs, den Ihr Arzneimittel enthält! Sie finden den Wirkstoffgehalt pro Einheit (Tablette, Kapsel ...) normalerweise außen auf der Packung aufgedruckt, andernfalls im Beipackzettel unter der Rubrik *Wirksamer Arzneimittelbestandteil* und unter „enthält soundsoviel mg von...".

Unter der *Darreichungsform* versteht man die Art der Bindemittel, beispielsweise ob es sich um eine Tablette handelt, eine Kapsel oder um Tropfen. Die Darreichungsform wird meist von dem Ort im Körper bestimmt, an dem das Medikament aufgenommen werden soll. Magensaftresistente Kapseln beispielsweise transportieren ein Arzneimittelgranulat in einer Schutzhülle und sollen erst im Darm aufgenommen werden, weshalb man sie nicht zerschneiden oder zerkauen darf, während Tropfen bereits über die Mundschleimhaut und im Magen aufgenommen werden (und deshalb schneller wirken). Nicht mit der Dosis oder Darreichungsform zu verwechseln ist die Packungsgröße (Wie viele Tabletten/Tropfen enthält die Packung?), die durch den auf der Verpackung aufgedruckten Code N1 (kleinste), N2 und N3 (meist größte) bezeichnet wird.

Nebenwirkungen

Wenn Sie einen heutigen Beipackzettel unter der Rubrik „Nebenwirkungen" anschauen, wird Ihnen die Häufigkeit der jeweiligen Nebenwirkungen nach den bisherigen Erfahrungen genannt sowie eine Erläuterung geliefert, wie oft die jeweilige Nebenwirkung pro Gesamtzahl der Nutzer aufgetreten sein muss, um in eine bestimmte Kategorie eingeordnet zu werden.

Sehr häufig: Tritt bei mehr als 10 % (jedem zehnten) der Einnehmenden auf.

Häufig: Tritt bei mindestens 1 % (jedem hundertsten) und weniger als 10 % der Einnehmenden auf.

Gelegentlich: Tritt bei mindestens jedem Tausendsten und weniger als jedem Hundertsten auf (0,1 % bis 1 %).

Selten: Tritt bei mindestens einem von 10.000 Einnehmenden und bei weniger als einem von 1.000 auf (0,01 % bis 0,1 %).

Sehr selten: Tritt bei weniger als einem von 10.000 Einnehmenden auf (<0,01 %)

Nun wissen Sie allerdings immer noch nicht, ob Sie zu den Unglücklichen gehören werden, die eine „sehr seltene" Nebenwirkung bekommen oder nicht. Um die Informationen über die Nebenwirkungen überhaupt verarbeiten zu können, müssen Sie zwei Faktoren miteinander in Beziehung setzen: Der eine ist die eben erwähnte Wahrscheinlichkeit des Auftretens einer Nebenwirkung. Der zweite ist die Bedeutsamkeit dieser Nebenwirkung: Ist die Nebenwirkung, wenn sie auftritt, besonders gefährlich oder nur unangenehm und von vorübergehendem Charakter. Mit anderen Worten: Bin ich bereit dazu, dass sehr seltene Risiko einzugehen, wenn ich dafür den wahrscheinlicheren Nutzen des Medikamentes genieße?

Leider wird von Ärzten wie Patienten häufig behauptet, es sei besser, wenn der Einnehmende nichts über die Nebenwirkungen von Medikamenten wüsste, damit er sich keine Sorgen mache. Indes: Unwissenheit schützt vor Strafe nicht – und die kann heftig sein, wenn man das Pech hat, ein Medikament nicht zu vertragen. Als Gesundheitsprofi sind mir selbst Patienten begegnet, die wegen einer gewöhnlichen Medikamenteneinnahme eine lebenslange Schädigung davontrugen. Wichtig ist deshalb, dass Sie auch die Hinweise unter „sehr selten" und „selten" nicht völlig ignorieren, denn es erhalten auch Medikamente eine Zulassung, die zu gravierenden Folgeschäden wie Nierenversagen, Magenbluten oder anderen potentiell tödlichen Komplikationen führen können. Die Bereitschaft eine gravierende, aber seltene Nebenwirkung in Kauf zu nehmen, wird beispielsweise davon abhängen, ob Sie an dem betreffenden Organsystem schon vorgeschädigt sind. Außerdem sollten Sie als Vorsichtsmaßnahme wissen, an welchen Symptomen Sie das Auftreten dieser Nebenwirkung erkennen würden, damit Sie eventuell auftretende Symptome schneller richtig zuordnen und ohne Zeitverzug reagieren können.

Diese Selbsthilfe ist umso wichtiger, als viele Medikamente von Fachärzten verschrieben werden, bei denen man aber oft keinen sofortigen Termin bekommt, wenn unerklärliche Symptome auftreten. Hausärzte und Bereitschaftsärzte sind hingegen mit der Kenntnis aller Medikamentennebenwirkungen oft überfordert, zumal dann, wenn Sie nicht darauf hinweisen, welche Medikamente Sie nehmen. Nach Expertenurteil hätten schon viele Todes- und Invalidisierungsfälle aufgrund von Medikamentennebenwirkungen verhindert werden können, wenn Patienten selbst daran gedacht hätten, dass ihre Medikamente die Ursache von Krankheitssymptomen sein könnten. Deshalb gilt: wenn Sie irgendwelche schwer einzuordnenden Beschwerden bemerken, während Sie ein Medikament einnehmen, sollten Sie kontrollieren, ob das Symptom mit den Angaben auf dem Beipackzettel übereinstimmt. Dann sollten Sie vorsichtshalber einen Arzt aufsuchen und eine ständig aktuelle Liste Ihrer Medikamente mitnehmen, am besten sogar mitsamt deren Beipackzetteln.

Gegenanzeigen (Kontraindikationen)

Gegenanzeigen nennt man Umstände, unter denen die Anwendung des Mittels gar nicht oder nur nach sorgfältiger Abwägung gestattet ist. Wenn eines Ihrer Organe vorgeschädigt ist, Sie empfindlich auf bestimmte Stoffe reagieren, wenn Sie bereits eine andere neben der zu behandelnden Krankheit haben, können Kontraindikationen gegen ein bestimmtes Mittel daraus resultieren. Gar nicht erlaubt ist die Einnahme eines Medikaments, wenn so genannte *absolute* Kontraindikationen dagegen bestehen. Wenn unter Gegenanzeigen der Satz steht: „...darf nicht angewendet werden bei", so handelt es sich um solche absoluten Kontraindikationen. Das können beispielsweise andere Krankheiten sein, Überempfindlichkeiten oder eine Schwangerschaft.

Relative Kontraindikationen sind hingegen jene Umstände, die das Risiko von Komplikationen und Nebenwirkungen bei Einnahme des Medikaments in einem evt. noch vertretbaren Maße erhöhen. Relative Kontraindikationen findet man im Beipackzettel unter Umschreibungen wie „sollten Sie nur nach Rücksprache mit Ihrem Arzt einnehmen" oder „nur mit besonderer Vorsicht einzunehmen". Leider erfahren Sie meist nicht, wie diese besondere Vorsicht aussehen könnte. Falls Sie ein Medikament, bei dem relative Kontraindikationen vorliegen, überhaupt einnehmen wollen, empfiehlt es sich, Ihren Arzt noch einmal ausdrücklich auf die bei Ihnen vorliegende Gegenanzeige hinzuweisen. Denken Sie immer daran: Zwei Gehirne denken mehr als eines! Manchmal übersieht ein Arzt auch eine wichtige Information, und es ist *Ihr* Job, ihn darauf aufmerksam zu machen! Außerdem sollten Sie ihn fragen, was die „vorsichtige Einnahme" denn beinhaltet. Dabei könnte es sich darum handeln, zunächst einige Tage lang nur die geringste mögliche

Dosis einzunehmen und mögliche Nebenwirkungen genau zu beobachten oder (z.B. durch Blutuntersuchungen) überwachen zu lassen.

Wechselwirkungen

Andere Medikamente und Substanzen wie Alkohol oder Kaffee können die Wirkung eines Medikaments verändern. Beispielsweise können Medikamente, die die Leberfunktion beeinträchtigen, zusammen mit Alkohol zu einer brisanten Mischung werden, weil schon allein der Alkohol die Leberfunktion in Anspruch nimmt. Und auch das Gegenteil kann der Fall sein: Medikamente können die erwünschte Wirkung eines anderen Medikaments schwächen, wodurch das andere Medikament höher dosiert werden muss.

Da sich nicht nur die Hauptwirkungen, sondern auch die Nebenwirkungen bestimmter Medikamentenkombinationen gegenseitig verstärken können, ist darauf besonders zu achten. Unterstützen Sie Ihren Arzt, indem Sie mitdenken. In den heute üblichen Beipackzetteln stehen die Medikamentenarten, für die Wechselwirkungen bekannt sind, oft allgemein verständlich erläutert. Wenn Sie wissen, welches Ihrer Medikamente zu welcher Medikamentenart gehört (zum Beispiel „entzündungshemmendes Schmerzmittel“, „Breitband-Antibiotikum“), können Sie schnell erkennen, wenn eines dieser Medikamente sich mit einem neu verordneten nicht verträgt. Dazu ist es oft nur erforderlich, dass Sie sich auf der Medikamentenpackung einmal die Bezeichnung der Medikamentenklasse angesehen haben. Vergessen Sie nie: Ihre Ärztin kann auch nicht an alles denken!

Risiken bei Diagnosemethoden

Risiken entstehen nicht nur bei der Anwendung von Medikamenten und durch Operationen. Auch Diagnosemethoden können Risiken bergen. Der informierte Medizinnutzer muss sich deshalb selbst ein Bild machen über die Risiken von Diagnosemethoden.

Röntgenuntersuchungen

Keine gefahrlose Methode ist das *Röntgen* und alle Methoden, die mit Röntgenstrahlen arbeiten. Dazu gehört auch die *Computer-*

tomographie (*CT*) und die *Mammographie* (Brustuntersuchung). Beim *CT*, das auch Schichtröntgen genannt wird, werden mehrere Schichten des Körpers nacheinander und aus verschiedenen Richtungen geröntgt und das Bild vom Computer zu einem quasi dreidimensionalen Gesamtbild hoher Qualität zusammen gesetzt, auf dem auch kleinste Strukturen gut zu erkennen sind.

Übung 6.4: Verstehen des Beipackzettels

Lesen Sie sich den folgenden Ausschnitt aus einem Beipackzettel durch und beantworten Sie dann die Fragen (*Lösung am Kapitelende*):

1. *Sie haben eine schwere Bronchitis. Ist das Medikament angezeigt, falls diese durch Viren oder durch Bakterien verursacht wurde?*
2. *Sie sollen das Medikament auf Empfehlung Ihres Arztes 4 Wochen lang einnehmen. Was sollte Ihr Arzt während dieser Zeit untersuchen? Weshalb?*
3. *Sie werden sich diese Woche einer Operation unterziehen. Sollten Sie das Medikament kurz zuvor noch einnehmen?*
4. *Sie haben nach drei Tagen Einnahme des Medikaments schwere Durchfälle bekommen und das Medikament eigenständig wieder abgesetzt. Sollten Sie Ihren Arzt informieren? An welche schwere Erkrankung ist zu denken, wenn die Durchfälle weiter anhalten?*

1. Was ist XX und wofür wird es angewendet?

XX ist ein Antibiotikum.

XX wird angewendet bei akuten und chronischen bakteriellen Infektionen (Erkrankungen durch Ansteckung) durch XX-empfindliche Erreger, wie:

- Infektionen der Knochen und Gelenke.
- Infektionen des Hals-Nasen-Ohren-Bereichs.
- Infektionen des Zahn- und Kieferbereichs.
- Infektionen der tiefen Atemwege.
- Infektionen des Becken- und Bauchraumes.
- Infektionen der weibl. Geschlechtsorgane.
- Infektionen der Haut und Weichteile.
- Scharlach.

2. Was müssen Sie vor der Einnahme von XX beachten?

XX darf nicht eingenommen werden

- wenn Sie überempfindlich (allergisch) gegen den Wirkstoff XX, Lincomycin (es besteht eine gleichzeitige Allergie gegen beide Stoffe) oder einen der sonstigen Bestandteile von XX sind.

Besondere Vorsicht bei der Einnahme von XX ist erforderlich

Sie dürfen XX erst einnehmen nach Rücksprache mit Ihrem Arzt bei:

- eingeschränkter Leberfunktion.
- Störungen der neuromuskulären Übertragung (z.B. Myasthenia gravis: Krankhafte Muskelschwäche; Parkinson-Krankheit: Sog. Schüttellähmung).
- Magen-Darm-Erkrankungen in der Vorgeschichte (z.B. frühere Entzündungen des Dickdarms).

Bei Langzeitbehandlung (länger als 3 Wochen) sollten in regelmäßigen Abständen das Blutbild sowie die Leber- und Nierenfunktion kontrolliert werden. Langfristige und wiederholte Einnahme kann auf Haut und Schleimhäuten sowohl zu einer Ansteckung mit Erregern führen, gegen die XX unwirksam ist, als auch zu einer Besiedlung mit Sprosspilzen.

XX sollte nicht bei akuten Infektionen der Atemwege eingenommen werden, wenn diese durch Viren verursacht sind.

Bei Einnahme von XX mit anderen Arzneimitteln

Bitte informieren Sie Ihren Arzt oder Apotheker, wenn Sie andere Arzneimittel einnehmen/anwenden bzw. vor kurzem eingenommen/angewendet haben, auch wenn es sich um nicht verschreibungspflichtige Arzneimittel handelt

Welche anderen Arzneimittel werden in ihrer Wirkung durch XX beeinflusst?

XX kann aufgrund seiner neuromuskulär-blockierenden Eigenschaften die Wirkung von Muskelrelaxantien (Arzneimittel zur Muskelerschlaffung) verstärken (z.B. Ether, Tubocurarin, Pancuroniumhalogenid). Hierdurch können bei Operationen unerwartete, lebensbedrohliche Zwischenfälle auftreten.

3. Wie ist XX einzunehmen?

Nehmen Sie XX immer genau nach der Anweisung des Arztes ein. Bitte fragen Sie bei Ihrem Arzt oder Apotheker nach, wenn Sie sich nicht ganz sicher sind.

Falls vom Arzt nicht anders verordnet, ist die übliche Dosis

Die folgenden Angaben gelten, soweit Ihnen Ihr Arzt XX nicht anders verordnet hat. Bitte halten Sie sich an die Anwendungsvorschriften, da XX sonst nicht richtig wirken kann!

Erwachsene und Jugendliche über 14 Jahre

in Abhängigkeit von Ort und Schweregrad der Infektion nehmen Erwachsene und Jugendliche über 14 Jahre täglich 0,6 bis 1,8 g XX ein. Die tägliche Einnahmemenge wird auf 4 Einzeleinnahmen verteilt.

Es werden daher täglich 4-6 Hartkapseln XX eingenommen (entspr. 1,2 bis 1,8 g XX).

Art der Anwendung

XX wird mit ausreichend Flüssigkeit eingenommen.

Dauer der Anwendung

Die Dauer der Behandlung ist abhängig von der Grunderkrankung und dem Krankheitsverlauf.

Bitte sprechen Sie mit Ihrem Arzt oder Apotheker, wenn Sie den Eindruck haben, dass die Wirkung von XX zu stark oder zu schwach ist.

Wenn Sie eine größere Menge XX eingenommen haben, als Sie sollten

Überdosierungserscheinungen wurden bisher nicht beobachtet. ...

Wenn Sie die Einnahme von XX vergessen haben ...

Wenn Sie die Einnahme von XX abbrechen

Bei Nebenwirkungen wird Ihr Arzt mit Ihnen besprechen, welche Gegenmaßnahmen es hierfür gibt und ob andere Arzneimittel für die Behandlung in Frage kommen. Setzen Sie bitte keinesfalls das Arzneimittel ohne Rückfrage ab!

4. Welche Nebenwirkungen sind möglich?

Wie alle Arzneimittel kann XXX Nebenwirkungen haben, die aber nicht bei jedem auftreten müssen.

Blut und Lymphsystem

Gelegentlich kommt es zu vorübergehenden Auswirkungen auf das Blutbild...

Immunsystem

Gelegentlich treten Allergien in Form von masemähnlichem Ausschlag sowie Juckreiz und Nesselsucht auf.

Selten sind Schwellungen (Mincke-Odem, Gelenkschwellungen, Arzneimittelfieber, Erythema exsudativum multiforme (z.B. Stevens-Johnson-Syndrom) und Lyell-Syndrom (beides lebensbedrohliche Erkrankungen der Haut, z.T. mit Blasenbildung oder großflächiger Abhebung der Haut).

Sehr selten kann es zu einem lebensbedrohlichen anaphylaktischen Schock kommen (Kreislaufversagen *im* Rahmen einer Überempfindlichkeit). Diese Reaktionen treten teilweise schon nach Erstanwendung auf.

Magen-Darm-Trakt

Sehr häufig bis häufig treten weiche Stühle und Durchfälle auf, manchmal verbunden mit Übelkeit, Erbrechen oder Bauchschmerzen. Diese Beschwerden sind meist leichter Natur und klingen oft während der Behandlung, ansonsten nach Absetzen ab. .. Möglich sind auch Entzündungen der Speiseröhre und Mundschleimhaut.

Sehr selten treten während oder in den ersten Wochen nach Behandlung schwere, anhaltende Durchfälle auf. In diesem Fall ist an eine pseudomembranöse Enterokolitis (schwere Darmerkrankung) zu denken (in den meisten Fällen verursacht durch Clostridium difficile). Diese durch eine Antibiotika-Behandlung ausgelöste Darmerkrankung kann lebensbedrohlich sein und erfordert eine sofortige und angemessene Behandlung.

Leber und Galle...

Haut und Unterhautzellgewebe ...

Muskel-Skelett-System, Bindegewebe, Knochen..

Gegenmaßnahmen

Sollten Sie Anzeichen einer der oben geschilderten, schwerwiegenden Nebenwirkungen bei sich beobachten, rufen Sie den nächst erreichbaren Arzt zu Hilfe. Bei anderen unerwünschten Wirkungen sprechen Sie bitte mit Ihrem Arzt.

Bei der *Mammographie* wird die Brust zwischen zwei Platten eingespannt und in dieser Position geröntgt. Die Mammographie dient dem Ausschluss von Gewebeveränderungen, wie sie beispielsweise bei Brustkrebs vorkommen. Mittels eines Röntgengerätes können auch Blut- oder Lymphgefäße dargestellt werden (*Angiographie*). Dabei muss zuvor ein Kontrastmittel in die Vene (*Phlebographie*), Arterie (*Arteriographie*) oder Lymphbahn (*Lymphographie*) gespritzt werden.

Röntgenuntersuchungen sind zwar mit modernen Röntgengeräten weit weniger strahlenintensiv als mit den alten Geräten, die Strahlung ist aber nach wie vor potentiell krebsauslösend. Dabei ist die Gesamtdosis entscheidend, der der Körper insgesamt ausgesetzt war. Die Röntgenstrahlung, die der Körper bei einer Röntgenaufnahme mit geringer Strahlendosis – zum Beispiel eine Aufnahme des Brustraums – verkraften muss, liegt bei 0,1-0,2 mSv (mSv = Millisievert, ein Maß für die Strahlenintensität). Bei einer Aufnahme mit höherer Strahlendosis – zum Beispiel der Wirbelsäule – liegt die Belastung schon zehnmal höher, also bei 1-2 mSv. Bei dem besonders aufwändigen Verfahren der CT-Untersuchung liegt die Belastung noch einmal zehnmal höher, bei rund 20 mSv. Und bei einem CT des Herzens kann sie gar bis auf 100 mSV steigen. Eine Strahlenbelastung von 100 mSV ist aber schon die Grenze, die manche Wissenschaftler als krebsgefährdend annehmen.

Wie hoch das Risiko ist, dadurch an Krebs zu erkranken, lässt sich freilich nur schätzen: 5 % aller Personen, die im Laufe der Zeit insgesamt 1.000 mSv an Strahlung ausgesetzt waren, erkranken deshalb an Krebs, meint die Internationale Strahlenschutzkommission. 1.000 mSv sind zwar erst bei 50 gewöhnlichen CT-Untersuchungen erreicht, dazu kommen jedoch auch Strahlenbelastungen aus anderen Quellen. Auch wenn das Risiko unterschiedlich bewertet wird, steht fest, dass Röntgenstrahlen Krebs verursachen können. Um unnötiger Röntgenbelastung zu entgehen, können Sie bereits anderswo angefertigte Röntgenbilder anfordern statt neue anfertigen zu lassen und vor einer erneuten Untersuchung darauf beharren, dass die Ärztin die Notwendigkeit dieser Untersuchung begründet.

Methoden ohne Röntgenstrahlen

Zu den gefahrlosen Methoden gehört insbesondere eine einfache *Ultraschalluntersuchung* (*Sonographie*). Die *Magnetresonanztomographie* (*MRT*), auch *Kernspintomographie* genannt, beschießt den Körper ebenfalls nicht mit radioaktiven Röntgenstrahlen, sondern arbeitet mit einem Magnetfeld und misst letztlich die Wasserverteilung im Gewebe. Das MRT ist wegen des Fehlens der gefährlichen Röntgenstrahlung ungefährlich, aber sehr teuer. Probleme können hier wie beim CT für Menschen mit Platzangst auftreten, da die Untersuchung in einer engen Röhre stattfindet. Sollten Sie unter Platzangst leiden, ist es wichtig, dass sie dies bei der Anmeldung zum CT oder MRT-Termin sagen und vorher um ein Beruhigungsmittel bitten. Viele radiologische Praxen fragen leider nicht von sich aus nach derartigen Problemen, sondern beklagen sich lieber darüber, wenn Patienten „sich anstellen" oder vor Angst in der Röhre zittern und so die Qualität der Bilder – natürlich absichtlich – mindern.

Kontrastmittel, das die Kontraste zwischen verschiedenen Gewebearten verstärkt und dadurch noch klarere Bilder erzeugt, werden bei solchen Untersuchungen in die Vene gespritzt, bei denen sich bestimmte Körperregionen sonst nicht gut abbilden lassen. Dabei kann es sich grundsätzlich um alle oben genannten radiologischen Untersuchungen handeln. Kontrastmittel werden in der Regel gut vertragen. Sie können allerdings auch – wie alle körperfremden Substanzen – unerwünschte Wirkungen, vor allem allergische Reaktionen hervorrufen. Solche allergischen Reaktionen wie Übelkeit oder Juckreiz sind selten; extrem selten kann es zu schweren allergischen Schockreaktionen kommen.

Die *Szintigraphie* verwendet zwar keine Röntgenstrahlen, aber radioaktiv markierte Stoffe (Tracer), die geschluckt oder über eine Vene eingespritzt werden. Die Strahlenbelastung bei einer Szintigraphie (durch den eingeführten radioaktiven Stoff) wird im Allgemeinen als gering (geringer als bei einer Röntgenaufnahme) bezeichnet. Auf dem Prinzip der Szintigraphie basiert auch die *SPECT-Untersuchung*, die für die Szintigraphie ist, was das CT für das Röntgen: statt eines einzigen Bildes werden mehrere Bilder von verschiedenen Schichten im Computer zu einem Gesamtbild zusammengefügt. Am Herzen, im Knochen, im Gehirn und andernorts kann der

Arzt sich auf diese Weise ein Bild davon machen, wie „belebt" das Gewebe an der untersuchten Stelle ist. Ähnlich wie SPECT arbeitet die *PET* (Positronen-Emissions-Tomographie), wobei sich beide in der Art der verwendeten radioaktiven Substanzen unterscheiden. SPECT und PET werden auch als *Emissions-Computer-Tomographie* zusammengefasst.

Endoskopien (Spiegelungen)

Endoskopieverfahren werden auch Spiegelung genannt, obwohl sich hier nichts spiegelt, sondern mit einer winzig kleinen Kamera ein Bild vom Inneren des menschlichen Körpers nach außen geschickt wird. Oft sind neben der Kamera auch Werkzeuge angebracht, mit deren Hilfe kleine Operationen durchgeführt werden können. Diese so genannte „Schlüssellochchirurgie" (Minimal Invasive Chirurgie) ersetzt dann größere Operationen und Schnitte. Endoskopien können in den meisten Körperhöhlen vorgenommen werden und heißen dann jeweils nach ihrem Einsatzort (z.B. Gastroskopie für den Magen und Bronchoskopie für die Lunge).

Endoskopien sind relativ risikoarm. Je nach Untersuchungsort werden sie entweder bei Bewusstsein durchgeführt oder (besonders wenn Schnitte gesetzt werden müssen) unter Narkose. Die Endoskopie bei vollem Bewusstsein ist für den Patienten vor allem ungewohnt. Das „Schlauch schlucken", die Gastroskopie, die meist bei Bewusstsein durchgeführt wird, wird aber sehr unterschiedlich erlebt: Wer sich dagegen sträubt und deshalb verkrampft, hat mehr Probleme mit Übelkeit und einem seltsamen Gefühl im Hals als Menschen, die alles über sich ergehen lassen und deshalb entspannen können. Wer allerdings Bedenken vor der Untersuchung bei vollem Bewusstsein oder schlechte Erfahrungen gemacht hat, darf ruhig darauf bestehen, einige Zeit vorher ein muskelrelaxierendes (entspannendes) Beruhigungsmittel zu bekommen.

Allerdings gibt es auch einige medizinische Risiken. Wie bei jedem invasiven (eindringenden) Verfahren, kann es auch bei Endoskopien zu Verletzungen kommen, die mehr oder weniger gravierende Folgen haben können. Die Konsequenz: Wenn die Untersuchung sein *muss*, dann ist das eben so. Wenn die Untersuchung aber nur bestätigen soll, was man ohnehin schon weiß oder eine Operation durchführen soll, die nicht einmal unbedingt nötig ist, dann lassen

Sie sich unbedingt gründlich und objektiv über das mögliche Risiko aufklären und entscheiden Sie so eigenverantwortlich wie immer. Auch hier gilt: Lassen Sie sich von niemandem unter Druck setzen! Das maximale Risiko beim Verzicht auf eine Endoskopie kann zuweilen kleiner sein als das maximale Risiko bei ihrer Durchführung! Ob es sich lohnt dieses maximale Risiko einzugehen, gilt es sorgfältig zu prüfen.

Lösungen der Übungsaufgaben:

Übung 6.1: Wahrscheinlichkeiten berechnen

„Von jeweils 1.000 Frauen haben acht Brustkrebs. Von diesen acht Frauen mit Brustkrebs werden sieben ein positives Mammogramm haben. Von den übrigen 992 Frauen, die keinen Brustkrebs haben, werden rund 70 dennoch ein positives Mammogramm haben. Betrachten wir nun jene Frauen, deren Mammogramm beim Screening positiv ausfiel. Wie viele von ihnen haben wirklich Brustkrebs?

Nur 7 von den insgesamt 77 Frauen mit positivem Mammogramm haben Brustkrebs; das entspricht 1 von 11 oder 9 Prozent." (Gigerenzer 2003/2004)

Übung 6.2: Informationen richtig verstehen

1) Das neue Medikament A. war dem Placebo gegenüber signifikant wirksamer in der Behandlung der psychotischen Symptome. Gegenüber dem traditionellen Haloperidol hingegen zeigte sich nur ein geringer, von der Studie als nicht als bedeutsam gewerteter Effekt (77 % gegenüber 73 %).
2) a) Die Wirkungsdauer wird in der Zusammenfassung der Studie nicht erwähnt.
   b) Da die Gesamt-Rate der Patienten, die die Studie vollendet haben, signifikant höher war bei Patienten unter A. (43 %) als bei der Haloperidol-Gruppe (30 %), lässt sich tatsächlich ableiten, dass das neue Medikament auf eine größere Bereitschaft der Patienten stieß, es längerfristig einzunehmen.
   c) Die Studie verrät lediglich, dass A. dann weiterhin wirkt, wenn es am Anfang der Einnahme (das bedeutet initial) gewirkt hat.

d) Diese beiden Messskalen sind keine zentralen Studienbereiche, sondern – wie der Text verrät – sekundäre Studienziele, das heißt: Eine Überlegenheit des neuen Mittels in diesen Messwerten hat rein gar keine Aussagekraft bezüglich der intendierten Hauptwirkungen des Medikaments.
e) Die Reduktion der Rückfallquote kann A. nur gegenüber Placebo für sich verbuchen. Ob A. auch eine bessere Rückfallquote besitzt als das alte Medikament, wird in der Zusammenfassung der Studie nicht ausgesagt (und ist deshalb unwahrscheinlich).

3) Ob A. gegenüber Haloperidol in einem der genannten oder einem anderen Bereich in der Studie unterlegen war, wird in der Zusammenfassung nicht thematisiert. Eine Aussage darüber ist also nicht möglich.

Übung 6.4: Verstehen des Beipackzettels

1. Das Medikament ist laut Beipackzettel ein Antibiotikum. Es wirkt, wie unter 1. erläutert wird, gegen Bakterien. Infektionen der tiefen Atemwege werden bei den Indikationen unter 1. angegeben. Handelt es sich allerdings um eine Bronchitis, die durch Viren ausgelöst wurde, soll das Medikament nicht eingenommen werden (unter 2.).
2. Er sollte Blutbild und die Leber- und Nierenfunktion kontrollieren (unter 2. im Beibackzettel), weil das Medikament (siehe Nebenwirkungen) diese Organe schädigt.
3. Unter „Einnahme von XX mit anderen Arzneimitteln" findet sich etwas verklausuliert die Warnung, das Medikament nicht einzunehmen, wenn eine Narkose angewandt werden muss. Auf jeden Fall zuvor mit dem Arzt sprechen!
4. Die Einnahme soll laut Beipackzettel nicht eigenständig abgebrochen werden. Ein Grund dafür ist, dass sich dann widerstandsfähige Erreger vermehren können, die noch nicht abgetötet wurden.
   Bei den anhaltenden Durchfällen kann es sich um eine lebensbedrohliche Erkrankung (pseudomembranöse Kolitis) handeln, wenn sie nicht schnell wieder verschwinden. Sie sollten also aus beiden Gründen einen Arzt aufsuchen.

7.
Gemeinsame Entscheidungsfindung

Was Sie in diesem Kapitel lernen sollen:

Lassen Sie nichts mit sich machen, bevor Sie nicht zugestimmt haben!

Wenn wir wirklich Einfluss auf die medizinische Realität nehmen wollen, müssen wir uns nicht nur durchsetzen und unsere Beziehung gleichberechtigt gestalten können, wir müssen auch dazu in der Lage sein, Entscheidung gemeinsam mit dem Profi zu treffen. Die Eigenverantwortung des Medizinsystemnutzers zeigt sich an vielen Stellen, etwa bei der Kontrolle von Nebenwirkungen und beim eigenen Gesundheitsverhalten, aber nirgends ist Selbstverantwortlichkeit so wichtig und so eng mit dem lästigen Thema der Kommunikation verbunden wie da, wo es um die „entscheidenden Entscheidungen" geht, solche Entscheidungen also, von denen im äußersten Fall Leben und Lebensqualität des Betroffenen unmittelbar abhängen. Ist es nicht töricht, eine wirklich entscheidende Entscheidung über das eigene Leben ganz und gar einem anderen Menschen zu überlassen? Seit den 1990er Jahren haben sich Wissenschaftler und Praktiker Gedanken darüber gemacht, wie eine gemeinsame Entscheidung von Gesundheitsprofi und Klient idealerweise ablaufen könnte. Das Resultat ist ein Modell, das unter dem Stichwort *Partizipative Entscheidungsfindung* (abgekürzt: *PEF*; oft auch englisch: *Shared Decision Making*) bekannt wurde. Partizipativ (teilhabend) ist eine Entscheidungsfindung nur dann, wenn der Betroffene den ihm angemessenen Anteil daran wahrnehmen kann. Wohl gemerkt, ist PEF ein Ideal, eine Modellvorstellung. Aber wer den Idealfall kennt, weiß, was er anstreben kann. Wer den modellhaften Ablauf einer PEF einmal kennen gelernt hat, kann sich in der richtigen Situation zu Wort melden und sagt nicht mehr Ja und Amen zu Entscheidungen, die er bei genauerem Nachdenken selbst niemals so getroffen hätte.

Der Ablauf einer Partizipativen Entscheidungsfindung

Eine PEF läuft idealerweise in acht Schritten ab, die alle dem Ziel dienen, aus einem gewöhnlichen, paternalistischen Gespräch zwischen Arzt und Patient eine gleichberechtigte Entscheidung zu machen. Die Freiburger Experten für Partizipative Entscheidungsfindung, Andreas Loh und Martin Härter[39], haben diesen Prozess aus der Sicht des Arztes beschrieben. Unser Schema beschreibt denselben Prozess aus der Klientenperspektive in leichter Abwandlung ihres Ansatzes.

Schritte einer PEF

1. Die Gleichberechtigung der Gesundheitspartner klären
2. Die Entscheidungssituation als solche ansprechen
3. Verschiedene Optionen (inklusive einer Empfehlung) benennen
4. Informationen über die verschiedenen Optionen einschließlich Vor- und Nachteilen der Optionen besprechen
5. Rückmeldung über Verständnis und weiteres Nachfragen
6. Eigene Präferenzen klären und ansprechen (oder: Entscheidung vertagen)
7. Entscheidung gemeinsam treffen oder aushandeln
8. Vertrag/Selbstverpflichtung/Plan zur Umsetzung der Entscheidung

1) Gleichberechtigung der Gesundheitspartner klären

Wenn Sie noch keine gleichberechtigte Beziehung zu Ihrem Geunsdheitsprofi aufbauen konnten, besteht der erste Schritt darin, auf Ihr Interesse an einer gemeinsamen Entscheidungsfindung hinzuweisen. Manche Gesundheitsprofis wissen schlichtweg nicht, dass ihre Klienten gerne intensiver mitentscheiden würden. Da es sich um ein in der Medizinischen Psychologie sehr aktuelles und anerkanntes Kommunikationsmodell handelt, können Sie Ihrem Gesundheitsprofi guten Gewissens mitteilen, dass Sie eine Entscheidung gerne mittels Partizipativer Entscheidungsfindung angehen würden. Ein Arzt, der von PEF oder Informed Consent nie etwas gehört hat, ist nicht auf dem neuesten Stand und sollte sich gefallen lassen, dass Sie ihm erklären, um was es dabei geht.

2) Die Entscheidungssituation als solche ansprechen

PEF ist ein Verfahren für besonders wichtige Entscheidungen – und nur für diese. Eine banale Entscheidung oder ein Notfall bedürfen sicherlich keiner systematischen gemeinsamen Entscheidungsfindung. Allerdings wird es kein objektives Kriterium geben, welche Entscheidung banal ist – und selbst im Notfall hat der Kranke natürlich ein Mitspracherecht über das, was mit ihm geschieht. Manche Entscheidung erscheint nur auf den ersten Blick banal: Wie oft hat der Arzt schon die altbewährte Tablette gegen Kopfschmerz empfohlen oder ein Belastungs-EKG durchgeführt, ohne sich der Einwilligung des Patienten zu vergewissern. Gerade Fortschreibungen von jahrelang verschriebenen Mitteln aber sind keineswegs unbedenklich: Manches Medikament lässt sich bedenkenlos einnehmen, solange man es nur wenige Wochen nimmt, entfaltet aber nach längerem Gebrauch schädigende Wirkungen oder macht abhängig. Deshalb sollte auch die Entscheidung, dem Arzt eine Entscheidung zu überlassen, bei Ihnen allein liegen.

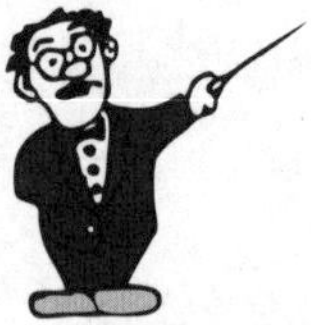

Tipp: Thematisieren Sie die Beziehung offen!

Je nach der Beziehung zwischen Ihnen und Ihrem Gesundheitsprofi werden Sie sehr unterschiedlich vorgehen. In jedem Fall aber empfiehlt es sich, wirklich klarzustellen, dass Sie eine PEF wünschen und was Sie darunter verstehen!

- Sagen Sie Ihrem Arzt ganz offen, dass Sie in wichtige Entscheidungen einbezogen werden wollen!
- Fragen Sie ihn, ob er etwas von Partizipativer Entscheidungsfindung gehört hat und wie er dazu steht!
- Sagen Sie ihm, dass es für Sie wirklich wichtig ist, umfassend aufgeklärt und informiert zu werden! (Manchen Ärzten muss man das wirklich erst sagen!)
- Wenn Ihr Arzt nicht dazu bereit ist, sich auf eine PEF einzulassen: Wechseln Sie ihn!

Die Bedeutung einer PEF zeigt sich bei Medikamentenverschreibungen besonders gut. Gerade hier braucht der Profi den kritischen Verstand mitdenkender Klienten, um Fehlentscheidungen zu verhüten. Haben Sie sich schon einmal überlegt, welche Computer-artigen Leistungen von einer Medizinerin verlangt werden, die Ihnen ein Medikament aufschreibt? Meist in wenigen Sekunden (!) müsste sie idealerweise die therapeutischen Wirkungen, die möglichen Nebenwirkungen in der Reihenfolge ihrer Wahrscheinlichkeit, die Kontraindikationen in Ihrem speziellen Fall und die Wechselwirkungen mit anderen Medikamenten, die Sie gerade einnehmen, gegeneinander verrechnen und zu einem Urteil kommen, ob eines und welches von mehreren Präparaten für Sie in Frage kommt. Da Ärzte aber keine Computer sind, bedienen sie sich wie alle Menschen meistens so genannter Heuristiken, das sind vereinfachte Entscheidungsregeln, die mehr oder weniger gut funktionieren. Sehr eingeschränkt ist eine Entscheidungsregel wie „Ich verschreibe immer nur...", die manche Ärzte allerdings anwenden. Andere Ärzte haben einige Kategorien von Medikamenten parat und machen sich bei kniffligen Fällen die Mühe, noch einmal nachzuschlagen. In jedem Fall ist hier die Mitarbeit des Patienten gefragt. Wenn ich als Psychologe Ärzte und Klienten in der Klinik über die Anwendung von Psychopharmaka beraten habe, fand ich selbst es immer sehr hilfreich, wenn Klienten von sich aus gesundheitliche Risiken erwähnten (etwa in der Art: „Kann ich dieses Antidepressivum auch bei meinem Bluthochdruck nehmen?").

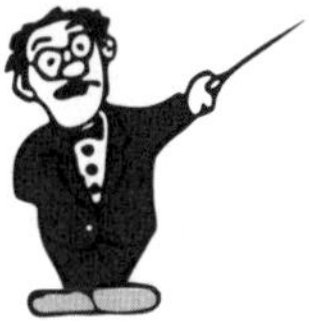

Tipp: PEF ja oder nein?

1. Machen Sie sich schon vor dem Arztbesuch (oder der Visite im Krankenhaus) klar, welche Entscheidungen voraussichtlich anstehen.
2. Achten Sie während des Arztgesprächs darauf, ob Sie den Eindruck haben, hier müsste eine Entscheidung für eine weiterführende Diagnostik, eine Behandlung oder anderes getroffen werden. Seien Sie besonders sensibel wenn folgendes eintritt:

- Der Arzt übergeht die Entscheidung, indem er eine ausweichende Formulierung benutzt („Na, das wird schon wieder...") oder das Problem banalisiert („Das ist bei vielen Leuten so!").

- Der Arzt trifft die Entscheidung selbst, ohne Sie vorher nach Ihrer Meinung zu fragen: „Da verschreibe ich Ihnen mal...", „Dann gehen Sie mal zum Kollegen X..."

3. Wenn eine Entscheidung von Ihrem Arzt nicht thematisiert wird, dann sprechen Sie diese von sich aus an: „Ich würde gerne wissen, ob man nicht..."

Übung 7.1: Eine Entscheidungssituation erkennen

Welche der folgenden Situationen erfordern es, dass Sie den Arzt auf die Notwendigkeit einer gemeinsamen Entscheidung hinweisen?

a) Ihr Hausarzt kontrolliert Ihren Blutdruck und verschreibt Ihnen dasselbe blutdrucksenkende Medikament, das Sie schon seit zehn Jahren erhalten.
b) Sie beklagen starken Schwindel. Ihr Hausarzt sagt: „Ziehen Sie bitte mal Ihren Pullover aus, damit ich Ihnen den Blutdruck messen kann".
c) Sie besprechen mit Ihrem Hausarzt die Blutuntersuchung. Er sagt: „Alles in Ordnung, nur Ihre weißen Blutkörperchen sind erhöht. Aber das ist nicht tragisch".

Übung 7.2: Eine Entscheidungssituation ansprechen

Art der Übung:	Rollenspiel (zu zweit oder allein in der Phantasie)
Situation:	Vor der geplanten Operation kommt die Narkoseärztin zu Ihnen und sagt: „Wir machen bei Ihnen eine Rückenmarksnarkose, das ist eine sehr sichere Methode". Wie verhalten Sie sich?
Ziel:	Formulieren Sie auf die Ihnen am angemessensten erscheinende Weise, dass Sie gerne eine gemeinsame Entscheidung treffen möchten.
Beispiel:	„Gibt es nur diese eine Möglichkeit?" / „Ich fände es wichtig, dass Sie mir die Vor- und Nachteile der Narkosemethoden erläutern, da ich ja meine Zustimmung geben muss."

3) Verschiedene Optionen benennen

Wenn Sie als kranker Mensch wirklich an einer Entscheidung beteiligt sein wollen, ist es unabdingbar, dass Sie das Wissen des Profis in den für Sie wichtigen Punkten teilen. Die wichtigsten Informationen können Sie direkt von Ihrer Medizinerin erhalten, wenn Sie sich nur zu fragen trauen: „Was bedeutet das?" und: „Welche Alternativen gibt es?". Die Medizinerin sollte angeregt werden, so umfassend und objektiv wie möglich zu berichten. Alle Seiten sollten dargestellt werden, nicht nur die von ihr favorisierte. Der Klient sollte wachsam darauf achten, ob Informationen verschwiegen oder einseitig dargestellt werden. Da Mediziner dazu neigen, ihre eigene Ansicht als die einzig wahre zu verkaufen, tun Sie gut daran, höflich aber bestimmt zu hinterfragen, ob die vorgeschlagene Variante die einzige und die einzig gute ist.

Wenn Sie nicht nur Fragen, sondern eigene Vorschläge einbringen wollen, können Sie diese ebenfalls in Frageform formulieren, um einen schüchternen Arzt nicht zu verunsichern („Wie wäre es mit Akupunktur? Könnte mir das helfen?" – „Was halten Sie von einer Craniosakralen Therapie?"). Der Arzt wird nicht von jedem dieser Vorschläge begeistert sein, aber wenn Sie als gleichberechtigter Gesprächspartner behandelt werden wollen, sollten Sie sich nicht abspeisen lassen mit einer Bemerkung wie: „Ich wundere mich immer, an was für einen Unsinn meine Patienten so glauben" oder: „Das liest man jetzt in diesen bunten Zeitschriften beim Frisör, nicht wahr?". Das sind *keine* sachlichen Auskünfte und sollten Sie nicht einschüchtern können.

4) Die Optionen besprechen (Pro und Contra)

Der vierte Schritt ist vom dritten kaum zu trennen. Wenn Sie erst einmal wissen, was für Möglichkeiten der Behandlung oder Diagnostik es gibt, müssen Sie auch noch wissen, welche Vorteile und welche Nachteile sich aus ihnen ergeben. Das Abwägen von Vor- und Nachteilen ist keineswegs einfach und wird später unser Thema sein. Auch für den Experten ist eine sorgfältige Abwägung oft schwierig oder gar unmöglich. Kein Arzt kennt die Nebenwirkungen und Wechselwirkungen aller Medikamente auswendig, die Sie von ihm und anderen Ärzten verordnet bekommen haben. Kein Mediziner weiß die Studienlage zu allen Maßnahmen, die er Ihnen vorschlagen kann: Gibt es mehr Erfolge mit Spritzen oder mit Krankengymnastik? Hält die Wirkung manueller Medizin länger an als Akupunktur? Selbst Fachärzte wissen auf solche Fragen oft keine Antwort. Das ist bedauerlich, denn schließlich haben sie bisher solche Entscheidungen oft getroffen, ohne den Patienten auch nur nach seiner Meinung zu fragen.

Lassen Sie sich deshalb nicht mit Halbinformationen abspeisen und bestehen Sie gegebenenfalls darauf, sich erst noch aus anderen Informationsquellen schlau zu machen. Vergessen Sie auch nicht, dass zu der Besprechung der Vor- und Nachteile einer Option auch die mit ihr verbundenen finanziellen Kosten gehören. Klienten, die von ihren Ärzten erwarten, dass Geld keine Rolle spielen solle, verführen Ärzte dazu, die Wahrheit mit Scheinargumenten zu verschleiern. Tatsächlich sind sich Experten einig, dass mittlerweile in die meisten Entscheidungen von Ärzten Kosten- und Gewinnerwägungen einfließen. Es ist nicht nötig, um den heißen Brei herum zu reden: Fragen Sie offensiv danach!

Übung 7.3: Rollenspiel (zu zweit; oder allein in der Phantasie)

Situation: Ihr Arzt erläutert Ihnen, wozu die verschiedenen Medikamente gut sind, die man in dieser Situation einnehmen könnte und welche Nebenwirkungen eventuell auftreten könnten. Sie wollen es genauer wissen.

Ziel: Suchen Sie nach Fragen, die Ihnen zu beantworten helfen, was ein Vorteil eines Medikaments ist und was ein Nachteil!

Beispiele: „Was hat es denn für Konsequenzen, wenn ich das Medikament nicht nehme?“
„Ist dieses Medikament das beste (oder nur das billigste)?“
„Was wäre denn die schlimmste Nebenwirkung, die Sie schon einmal bei diesem Medikament erlebt haben?“
„Wie ist es mit den Vorteilen der anderen, ähnlichen Medikamente?“

Übung 7.4: Rollenspiel (zu zweit oder allein in der Phantasie)

Situation: Ihr Arzt kann oder will Ihnen auf die Frage nach den Vor- und Nachteilen des neuen Medikaments, das er für das richtige hält, keine Antwort geben.

Ziel: Formulieren Sie auf die Ihnen am angemessensten erscheinende Weise, dass Sie das Medikament nicht nehmen werden, wenn der Beipackzettel Sie nicht überzeugt.

Beispiel:	„Können Sie mir genauer erklären, was der Vorteil dieses Medikaments ist? Und hat es irgendwelche Nebenwirkungen oder andere Nachteile?" (Arzt: „Ich würde Ihnen das Medikament nicht verordnen, wenn es nicht gut für Sie wäre!") „Das glaube ich Ihnen zwar, aber ich bin weiter skeptisch. Wenn ich mir den Beipackzettel durchlese, werde ich es möglicherweise gar nicht nehmen. Könnten Sie mir nicht lieber gleich erläutern, was es wirklich taugt und womit ich rechnen muss?"

5) Rückmeldung über Verständnis und Nachfragen

Wenn Sie bis hierher alles verstanden haben: hervorragend! Sagen sie das Ihrer Medizinerin. Geben Sie ihr eine Rückmeldung, wie wir Sie unter der Rubrik „Aktiv Zuhören" in Kapitel 5 kennen gelernt haben, auch um sich selbst über das Verstandene zu vergewissern. Wenn nicht: Fragen Sie weiter nach! Bevor Sie zu einer Entscheidung kommen, sollten Sie sich bemühen, die Argumente der Medizinerin so gut wie möglich verstanden zu haben. Zugleich sollte auch sie verstanden haben, worum es *Ihnen* geht.

6) Präferenzen klären

Eine wichtige Erkenntnis der Wissenschaftler, die sich mit partizipativen Entscheidungsprozessen befasst haben, liegt darin, dass die bloßen Fakten nicht ausreichend sind, um zu einer Entscheidung zu kommen: die Fakten müssen auch noch bewertet werden. Wenn Sie wissen, dass vieles für eine Operation spricht, sollten Sie dennoch noch einmal in sich gehen und sich fragen, ob *Sie* diese Operation, dieses Medikament, diese Behandlungsmethode wollen. Und wenn nicht, warum nicht? Beide Partner sprechen nun also offen aus, wofür sie plädieren und weshalb. Die Meinung des Arztes ist Ihnen vermutlich längst deutlich geworden, aber vergessen Sie nicht, jetzt auch Ihre eigene Meinung zu klären und auszusprechen!

Bei allen Entscheidungen spielen nicht nur Begründungen eine Rolle, die in der Sache liegen, sondern auch persönliche, subjektive Vorlieben. Manche Menschen haben eine große Abneigung gegen chemische Medikamente und nehmen lieber Naturarzneimittel.

Andere halten Naturarznei für baren Unsinn. Sie meinen: Wenn schon ein Medikament, dann eines, das spürbar wirkt. Für manche solcher Präferenzen lassen sich kaum Gründe angeben („Natur ist einfach natürlicher...“), für andere hat der Klient sehr wohl einen guten Grund („Ich hatte eine allergische Reaktion nachdem ich X genommen hatte“). Die Präferenzen sind gewissermaßen Vor-Urteile, die erst durch den Austausch mit dem Profi und weiteres Nachdenken zu Urteilen und damit zu einer Entscheidung werden. Und wenn Sie Ihre Entscheidungsoption noch nicht benennen können, weil sie noch eine Nacht zum drüben schlafen brauchen, sollten Sie dies auch sagen.

7) Entscheidung gemeinsam treffen oder aushandeln

Wo unterschiedliche Meinungen und Ansichten aufeinander treffen, muss ein gemeinsamer Weg gefunden werden. Ein solcher Kompromisses gestaltet sich bei medizinischen Entscheidungen allerdings anders als in der Politik oder bei Tarifverhandlungen. Denn beim Gesundheitsprofi gilt: Sie haben das letzte Wort! Der Arzt ist Ihr Berater, aber die eigentliche Entscheidung treffen Sie – und wenn Sie wollen auch ganz und gar „gegen ärztlichen Rat“.

Der Arzt kann und wird offen äußern, wenn er mit ihrer Entscheidung gar nicht einverstanden ist. Im schlimmsten Fall muss (und sollte) er Ihnen eröffnen, dass er Ihre Behandlung nicht so, wie Sie es wüschen übernehmen kann, da er Ihre Entscheidung für unverantwortlich hält. Vielleicht wird er versuchen, Sie umzustimmen. Damit treten Sie wieder in die argumentative Phase Nr. 4 bzw. 5 ein. Um nicht unter Druck zu geraten, sollten Sie sich vornehmen, eine einmal getroffene Entscheidung niemals während desselben Gesprächs völlig aufzugeben, sondern bitten Sie sich noch einmal Bedenkzeit aus! Ein guter Arzt ist nicht gekränkt, wenn Sie nicht seinen „Anordnungen“ Folge leisten, sondern über seine Vorschläge nachdenken.

8) Selbstverpflichtung zur Umsetzung der Entscheidung

Die Entscheidung sollte eindeutig getroffen werden. Dazu gehört, dass beide Gesundheitspartner wissen, welche weiteren Schritte daraus zu folgen haben und dass beide bereit sind, diese zu vollziehen.

Klienten die eine Maßnahme gemeinsam mit dem Arzt und voll informiert getroffen haben, haben keinen Grund, sich hinterher davor zu drücken. Es nützt niemand etwas, wenn man sich zu einem Medikament entschließt, dieses danach aber nicht eingenommen wird. In aller Regel wird diese „Selbstverpflichtung" nicht in Form eines schriftlichen Vertrages vereinbart werden. In Fällen von sehr komplexen Maßnahmen ist aber die Anfertigung eines schriftlichen Planes sehr sinnvoll (zum Beispiel: Behandlungsplan im Krankenhaus in schwierigen Situationen).

Was Sie für eine PEF brauchen

Wie gesagt: Das Vorgehen nach einer idealen PEF ist erst einmal eine Denkübung. Wenn die anstehende Entscheidung vergleichsweise einfach zu treffen ist, wird niemand sich exakt an alle acht Phasen halten. Es ist aber nützlich, wenn Sie selbst für die einfachsten Entscheidungen das Prinzip des PEF-Ablaufs verstanden haben. Dann werden Sie und Ihr Gesundheitsprofi schon in wenigen Minuten auf einen Nenner kommen – oder eben nicht, was ebenso legitim ist.

Bei schwerwiegenden Entscheidungen dürfte es hingegen wichtig sein, dass alle acht Phasen in irgendeiner Weise durchlaufen wurden. Es genügt dann beispielsweise nicht, dass der Arzt Ihnen eine Operation vorschlägt, die sie nach längerem Nachdenken ablehnen, ohne dass es noch einmal zu einem Austausch von Argumenten gekommen ist. Je wichtiger die Entscheidung, umso sorgfältiger sollten Sie Informationen sammeln, prüfen, diskutieren und gemeinsam entscheiden. Haben Sie aber bereits alle nötigen Voraussetzungen dafür oder müssen Sie noch an sich arbeiten?

Voraussetzungen für PEF und gleichberechtigte Beziehungsgestaltung auf Klientenseite:

- Der eindeutige Wunsch, selbst mitzuentscheiden, was mit einem gemacht wird
- Die Bereitschaft, sich dafür auch mit unangenehmen oder unbequemen Aspekten des Krankseins oder des Gesundwerdens auseinanderzusetzen

- Die Bereitschaft, sich dafür mit dem Profi auseinander zu setzen
- Fragen stellen können oder wissen, wie man an relevante und zuverlässige medizinische Informationen kommt
- Eine Kommunikationsweise, die eine PEF zustande kommen lässt

Der eindeutige Wunsch, selbst mitzuentscheiden

Wenn Sie mit Sicherheit wissen, dass Sie keinen anderen über Ihr Leben und Ihre Gesundheit entscheiden lassen wollen, dann haben Sie die beste Voraussetzung dafür, sich mit Ihrem Wunsch nach gemeinsamer Entscheidungsfindung durchzusetzen. Dass Sie dafür einiges an Kraft, Zeit und Engagement investieren müssen, ist Ihnen vielleicht erst beim Durchlesen dieses Buches klar geworden. Das könnte dazu führen, dass Sie sich entmutigt nach dem naiven Kinderglauben zurücksehnen, es gäbe allwissende Heilkundige, die jede Krankheit richtig erkennen und garantiert heilen können. Das ist ein Mythos: den perfekten Arzt hat es wahrscheinlich ebenso jemals gegeben wie den perfekten Richter, Busfahrer oder Lehrer. Und dennoch wollen Sie lieber einem anderen blindlings vertrauen, als selbst ein wenig nachzudenken? Für alles Mögliche investieren Sie Zeit und Mühe, aber Ihre eigene Gesundheit ist es Ihnen nicht wert? Dann finden Sie sich damit ab, dass andere das mit Ihnen machen, was denen als das Richtige erscheint, aber beschweren Sie sich hinterher nicht.

Die Bereitschaft, sich mit dem Kranksein auseinander zu setzen

Vielleicht sind Sie sich ganz sicher, dass Sie als Mensch von Ihrem Arzt ernst genommen werden wollen und an der Entscheidungsfindung beteiligt sein möchten. Aber wenn es dann darum geht, sich über eine Krankheit ernsthafte Gedanken zu machen, dann kneifen Sie. Damit sind Sie nicht allein. Die Gesundheitspsychologie hat herausgefunden, dass Sie einfach einen Schutzmechanismus nutzen, der eine Zeitlang gut funktioniert: die Vermeidung oder Verleugnung („Suppressor-Verhalten"). Wie Studien zeigen, kommen Menschen, die zum Beiseiteschieben unangenehmer Tatsachen neigen, besser mit einer Krankheit klar, wenn man sie mit dieser Strategie weitermachen lässt, als wenn man sie gegen ihren Willen damit konfrontiert.

Dennoch ist die Vogel-Strauß-Politik dieser „Unterdrücker" keine dauerhafte Lösung. Schwierigkeiten ergeben sich spätestens dann, wenn die Verleugnung zu direkten gesundheitlichen Konsequenzen führt. Wenn man nichts davon wissen will, die Beklemmungsgefühle in der Brust beim Treppensteigen untersuchen zu lassen, wird man leichter einen drohenden Herzinfarkt übersehen. Umgekehrt wird der Hypochonder bei jeder Muskelverspannung im Brustbereich glauben, einen solchen zu erleiden. Der Mittelweg zwischen konsequentem Wegsehen und hysterischer Selbstbeobachtung ist – wie meist bei den Mittelwegen – der goldene Weg zur Gesunderhaltung.

Therapeutisches Privileg

Die Dichterin Ingeborg Bachmann hat den Satz geprägt: „Die Wahrheit ist dem Menschen zumutbar". Das ist besonders an die Adresse derjenigen Profis zu richten, die den Kranken (oder sich selbst) *gegen* dessen Willen vor unangenehmen Tatsachen schützen wollen. *„Therapeutisches Privileg"* nennt man im Fachjargon das Prinzip, dass im Zweifelsfall der Gesundheitszustand des Patienten größeres Gewicht besitze als seine Aufklärung und dass folglich schlechte Nachrichten vom Profi verschwiegen werden dürfen, wenn zu befürchten ist, dass der Patienten damit nicht zurecht kommt. Sind Sie sich sicher, dass Sie von der Wahrheit verschont werden wollen, wenn es darauf ankommt? Auch wenn jeder seinen eigenen Stil des Umgangs mit der Wahrheit haben darf, ist es nicht hilfreich, wenn Ärzte nur die Angehörigen aufklären und dann alle wissen und über das schweigen, was dem Betroffenen selbst niemand gesagt hat. Das gilt für potentiell tödliche Erkrankungen ebenso wie für Alkoholismus oder andere chronische Krankheiten, die gerne mit dem Mantel des Schweigens bedeckt werden. Dabei haben die Familien und Freundeskreise eine große Bedeutung in der Bewältigung schwieriger Krankheitssituationen, und Studien haben gezeigt, dass viele Menschen sich bei Ihren Verwandten, Familienangehörigen und Freunden lange vor dem Gang zum Profi Rat einholen.

Die Bereitschaft, sich dafür mit dem Profi auseinander zu setzen

Selbst wenn Sie der Wahrheit über die Erkrankung, die Sie haben oder haben könnten und deren vielleicht anstrengende Behandlungskonsequenzen mit offenem Visier gegenübertreten: Verlässt Sie vielleicht der Mut, wenn Sie Ihrer langjährigen Hausärztin eröffnen sollen, dass Sie mit Ihrer Verschreibungspraxis („Dann nehmen Sie mal das hier!") nicht mehr einverstanden sind? Die Beziehung zu klären und ein offenes, Selbstdurchsetzung anstrebendes Gespräch, wie wir es in vorigen Kapiteln thematisiert haben, sind nötig, wenn der Gesundheitspartner sich seinerseits nicht kooperativ zeigt. Keiner kann gegen den Willen des anderen eine PEF durchsetzen, aber umgekehrt kann kein Profi Ihnen seinen Willen aufzwingen, wenn Sie es nicht zulassen.

Die Fähigkeit, eine PEF zustande kommen zu lassen

Die wichtigsten Kommunikationsfähigkeiten für die PEF kennen wir bereits: Fragen stellen, sich durchsetzen und nicht einschüchtern lassen sowie Informationen geben, das sind die drei kommunikativen Säulen, auf denen auch eine PEF ruht. Sind Sie beim Profi ganz still und wissen gar nicht mehr, was Sie sagen wollten? Oder fühlen Sie sich im Gegenteil nicht ernst genommen und stehen deshalb mit jedem Medizinprofi sofort auf Kriegsfuß? In beiden Fällen brauchen Sie die Übungen dieses Buches ganz besonders dringend. Falls Sie genau wissen, wie Sie es schaffen, mit einem durchschnittlichen Medizinprofi eine gleichberechtigte Kommunikationsebene herzustellen und Ihnen dies bereits problemlos gelingt, ist das hervorragend. Andernfalls empfehle ich Ihnen, die Kommunikationsübungen des vorigen Kapitels noch einmal zu wiederholen!

Ein Schema zur Entscheidungsfindung

Frau S. ist eine aktive und interessierte 31jährige Frau, die sich nach einem betriebswirtschaftlichen Erststudium nun noch einmal entschlossen hat, ihr Traumfach Kunstgeschichte zu studieren. Das aber ist seit fünf Monaten nicht mehr möglich, seit sie mit schnell zunehmendem Rückenschmerz beim Arzt war und dieser einen Bandscheibenvorfall feststellte. Seitdem fällt ihr langes Stehen, Gehen oder Heben schwer. Sie versucht, das Problem mit Krankengymnastik und Schmerzmitteln in den Griff zu bekommen, wodurch eine Besserung, aber keine Heilung eingetreten ist. In dieser Situation wurde sie in der psychologischen Beratung in der Klinik vorstellig.

Frau S. hat sich von allen Befunden, die Ihr Rückenproblem betreffen, Kopien geben lassen – einen ganzen Stapel Papiere, den sie in einer Mappe mit sich trägt, und sie hat mittlerweile von vier Ärzten verschiedener Fachrichtungen unterschiedliche Aussagen über ihr Problem gesammelt. Da Frau S. eine sehr selbstverantwortliche Klientin ist, die niemals eine Entscheidung über ihren Körper an einen Arzt delegiert hätte, hat sie sich mehrere Meinungen eingeholt und will nun zu einer *richtigen* Entscheidung kommen.

Während der Orthopäde sie erst mit Spritzen und Krankengymnastik behandelt, sich dann aber doch für eine OP ausgesprochen hat, war die Aussage des Arztes für Physikalische Medizin in der Rehaklinik recht eindeutig: physiotherapeutisch sei bei ihr noch längst nicht alles ausgereizt und man solle auch die psychische Situation unbedingt einbeziehen, denn es gäbe auch psychosomatische Anteile, die durch eine OP keinesfalls besser würden. Der Neurochirurg hatte sie zu einer OP geradezu gedrängt und Ihre Hausärztin wiederum ist skeptisch und meint, sie solle sich das gut überlegen, da könne auch mal etwas schief gehen.

Vier Ärzte – sechs Meinungen, so kommt es ihr jedenfalls vor. An medizinischen Empfehlungen mangelt es ihr also nicht. Das Problem ist einzig und allein, dass sie selbst sich jetzt entscheiden muss, was sie tun will. Gibt es irgendeine Methode, nach dem sie diese schwerwiegende Entscheidung sicher treffen kann? In der Patientenberatung wird die Entscheidung systematisch nach einer Problemlösestrategie angegangen, wie sie auch in anderen Zusammenhängen angewandt wird. Zunächst sollte sie das Problem, das sie lösen will, genauer unter die Lupe nehmen und präzise beschreiben, worum es sich dabei handelt. Danach ging es daran, Informationen zu suchen, die ihr Argumente für die einzelnen möglichen Standpunkte liefern würden. Im dritten Schritt sollte sie diese Argumente bewerten, indem sie sich fragte, was ihre eigenen Prioritäten sind und wie sich diese Prioritäten auf ihre Entscheidung auswirkten. Statt Frau S. zu raten, was das Beste für sie sei, dient die Beratung ihr also dazu, sich besser selbst entscheiden zu können.

1. Problemformulierung

Das erste Problem, das Frau S. zu lösen hat, besteht darin, ihr eigentliches Problem zu definieren. Denn unter der Rubrik „Soll ich mich operieren lassen oder nicht?" entdeckt sie ein ganzes Bündel von anderen Fragen. Für gewöhnlich meinen wir, unser Problem bereits gut zu kennen. Das ist aber oft nur in einem sehr allgemeinen Sinn der Fall. Bei Frau S. ist die Frage nicht nur *ob* sie sich operieren lassen sollte, sondern auch *wann* (sofort oder erst, wenn es nicht besser wurde?) und mit welcher Methode. Frau S. formuliert daraufhin ihre Entscheidungssituation folgendermaßen:

Soll ich mich

1a) Mit Methode A operieren lassen?
1b) Mit Methode B operieren lassen?
2a) Sofort operieren lassen?
2b) Erst, wenn sich nach weiteren drei Monaten nichts wesentlich gebessert hat?
3) Ganz von einer OP absehen?

Da es ihr unrealistisch erscheint, die Notwendigkeit einer OP ganz zu verwerfen, fällt Option Nr. 3 von vorneherein weg. Es bleibt die Entscheidung zwischen Methode A versus B und zwischen einer Operation sofort oder nach drei Monaten, wenn keine wesentliche Besserung eintritt.

Klären Sie zunächst, zwischen welchen Alternativen Sie sich zu entscheiden haben! Formulieren Sie das zu entscheidende Problem möglichst präzise!

2. Informationen suchen und strukturieren

Frau S. ordnet die 4 verbliebenen Alternativen in Form einer Tabelle an, in der die Spalten als Argumente für und gegen die jeweilige Option gestaltet sind. Nun geht es daran, Informationen zu beschaffen, die sich in die einzelnen Felder als Argument eintragen lassen. Frau S. schreibt als erstes alles hinein, was ihre vier behandelnden Ärzte ihr gesagt haben. Danach setzt sie sich an den Computer und recherchiert im Internet nach Chancen und Risiken der einzelnen Operationsmethoden. Im Laufe der Zeit hat sie so einige Erfahrungsberichte von Patienten und Expertenurteile beisammen, die ihr einiges an unterschiedlichen Informationen liefern.

Entscheidungstabelle	PRO	CONTRA
1a) Methode A		
1b) Methode B		
2a) sofort		
2b) später		

Machen Sie eine Tabelle mit Pro und Contra als Zeilen und den verschiedenen Alternativen als Spalten und versuchen Sie für jede Zelle Informationen zu finden, die für eine Entscheidung hilfreich erscheinen.

3. Bewertungskriterien finden

Allerdings hat sie nicht damit gerechnet, dass es so schwierig sein würde, die ganzen Informationen richtig zu bewerten. Die Operationsmethoden A und B unterscheiden sich vor allem hinsichtlich bestimmter medizinischer Erfahrungsberichte. Frau S. findet beispielsweise heraus, dass die Methode A in 80 % der Fälle gute Ergebnisse in den ersten drei Jahren und in 75 % noch nach fünf Jahren zeigte, während die Methode B in den ersten drei Jahren in 90 % gute Ergebnisse und nach fünf Jahren noch 65 % positive Ergebnisse aufweisen konnte. Frau S. meint, dass sie eher an langfristigen als an kurzfristigen Erfolgen interessiert ist, was für die Methode A spricht. Die persönliche, subjektive Präferenz von Frau S., die in diese Entscheidung mit hineinspielt, lässt sich keinesfalls durch wissenschaftliche Studienergebnisse ersetzen.

Bewertungskriterien aus persönlichen Präferenzen bestehen meist aus allgemeinen Gesundheitsregeln („Wer rastet, der rostet"), ethisch-weltanschaulichen Überzeugungen („Ich will schonungslos über alles aufgeklärt werden") oder eigenen Lebensgewohnheiten („Meine Intimsphäre ist mir so wichtig, dass ich dafür ein Einzelzimmer zu zahlen bereit bin"). Wenn Sie möchten, dann schreiben Sie doch einmal einige dieser allgemeinen Einstellungen und Prinzipien auf, die Sie in medizinischen Entscheidungen zu benutzen pflegen. Wenn Sie herausfinden möchten, welche Prinzipien für Sie handlungsleitend sind: Sehen Sie sich die Argumente an, die Sie bisher für Ihre Entscheidung benutzt haben und stellen Sie sich folgende beiden Fragen:

a) Kann ich in diesen Argumenten ein allgemeines Muster erkennen, was mir besonders wichtig ist?
b) Wenn ich diese Argumente durchlese, welche davon sind mir besonders wichtig und weshalb?

Machen Sie sich bewusst, welche Prinzipien Ihnen besonders wichtig sind und schreiben Sie diese auf!

4. Prüfung: Ziel erreicht oder zurück zu Start

Wenn Sie am Ende des Entscheidungsprozesses angelangt sind, und das Ergebnis Sie nicht zufrieden stellt, kann es daran liegen, dass wir mit jeder Entscheidung ein Stückchen von dem wählen müssen, das uns nicht gefällt. Jede Entscheidung hat ihre Kosten, nicht nur ihren Nutzen, ansonsten bräuchten wir uns nicht zu entscheiden und die Sache wäre von Anfang an klar. Vielleicht sind Sie mit der Entscheidung unzufrieden, weil Ihnen die Belastungen und Nachteile, die mit der Entscheidung verbunden sind, nicht behagen. Aber vielleicht haben Sie auch einfach einige Prinzipien übersehen, die Ihnen bei der Entscheidungsfindung hätten hilfreich sein können. Dann empfiehlt es sich, noch einmal alles in Ruhe durchzugehen. Gehen Sie also zurück bis zum allerersten Schritt und schauen Sie sich noch einmal an, was Sie am meisten beschäftigt.

Übung 7.5: Medizinische Entscheidungen

Nehmen Sie sich ein eigenes Entscheidungsproblem vor, das Sie zur Zeit zu bearbeiten haben oder das Sie einmal zu entscheiden hatten (oder nehmen Sie unser letztes Beispiel „In was für einem Krankenhaustyp soll ich mich behandeln lassen?") und lösen Sie die Entscheidung nach dem oben geschilderten Vorgehen auf (mit oder ohne mathematische Entscheidungshilfe)!

Tipps für konkrete Entscheidungen

Wir leben in einer Welt, die ständig und unabwendbar fordert, dass wir uns für irgendetwas entscheiden. Irgendwann ist fast jeder einmal vor die Entscheidung gestellt, sich einen Arzt zu suchen, ein Medikament einzunehmen, oder ein Krankenhaus aufzusuchen. Wer mehr über die dabei relevanten Vorgänge weiß, tut sich mit den jeweiligen Entscheidungen leichter als der naive Laie, den Gesundheitsprofis oft vor sich zu haben glauben. Dabei gibt es durchaus einige allgemeine Leitlinien, die helfen, eine Entscheidung in all den eben genannten Situationen zu erleichtern.

> *Fordert aber die Not, dass Du Dich an einen Doktor wendest, und Du willst Dir einen unter dem Haufen aussuchen, so gib zuerst acht, ob der Mann gesunde Vernunft hat; ob er über andre Gegenstände mit Klarheit, unparteiisch, ohne Vorurteil räsoniert; ob er bescheiden, verschwiegen, fleißig, anhänglich an seine Kunst ist; ob er ein gefühlvolles, menschenliebendes Herz offenbart; ob er seine Kranken mit einer Menge verschiedener Arzeneien zu bestürmen oder sich einfacher Mittel zu bedienen, der Natur womöglich ihren Lauf zu lassen pflegt; ob er eine Diät empfiehlt, die nach seinen Begierden abgemessen, ob er verbietet, was ihm zuwider ist, anrät, wozu er Appetit hat; ob er sich im Reden zuweilen widerspricht; ob er Brotneid gegen seine Kunstverwandten, ob er sich bereitwilliger zeigt, den Großen und Reichen als den Niedern und Armen beizustehn? Bist Du über diese Punkte befriedigt und beruhigt, so vertraue Dich ihm an.*
>
> *Adolph Freiherr von Knigge*
> *Über den Umgang mit Menschen, III. Teil, 6. Kap., 1.*

Welches ist der richtige Arzt?

Wenn wir nach dem richtigen Arzt für unser Problem suchen, können wir uns blind auf die Überweisung unserer Hausärztin verlassen – oder selbst mitdenken und vielleicht sogar schon einmal aktiv werden. Dann werden wir uns zunächst die folgenden Fragen stellen:

1. Welche Qualifikation sollte der Arzt haben?

Außer den bekannten und den weniger bekannten Facharztgruppen gibt es Schwerpunkt- und Zusatzbezeichnungen, die für bestimmte Erkrankungen die echten Spezialisten bezeichnen (z.B. der Gastroenterologe für Magen-Darm-Krankheiten, der Proktologe für den Enddarm etc.; vgl. Kapitel 3). Möglicherweise gibt es auch Qualifikationsunterschiede, die sich in Zertifikaten einer bestimmten Güte ausdrücken. Wenn Ihr Arzt Akupunktur anbietet, könnte es sich beispielsweise lohnen, nach der Dauer der Ausbildung zu fragen, die mit den Zertifizierungsstufen A (kürzere) und B (längere Ausbildung) bezeichnet wird. Ärzte mit bestimmten Facharzt- oder Zusatzbezeichnungen lassen sich über die Suchseite der Ärztekammern (www.arzt.de/Arztsuche) und auf Seiten wie www.arzt-auskunft.de suchen finden, außerdem über die Gelben Seiten und über Internetsuchmaschinen.

2. Wie finde ich einen guten Arzt?

Erkundigen Sie sich bei Bekannten nach deren Erfahrungen mit Ärzten. Mittlerweile gibt es auch Internetforen zur Bewertung von Ärzten, die man unter Stichworten wie „Arztbeurteilung“ oder „Ärzte bewerten“ findet und die subjektive Eindrücke von Patienten über ihre Ärzte publizieren, z.B.: www.aerzte-bewerten.de; www.checkthedoc.de; www.ximt.de; www.helpster.de. Ansonsten hilft leider nur: selbst ausprobieren und dabei kritisch sein!

3. An wen wende ich mich mit besonders seltenen Problemen?

Leider kommt es immer wieder vor, dass Patienten mit seltenen, schwer behandelbaren oder bei Profis besonders unbeliebten Problemen nicht an den Experten gelangen und deshalb erst einmal eine lange Odyssee von achselzuckenden Ärzten, Psychologen oder Heilpraktikern hinter sich bringen müssen. Wenn Sie einen Experten für ein besonders schwieriges Problem suchen, lohnt es sich, im Internet unter dem betreffenden Stichwort zu recherchieren, sich vom Haus- oder Facharzt einen Spezialisten empfehlen zu lassen oder sich an die Ambulanz einer Uniklinik zu wenden, weil sich an Universitäten am ehesten ein Spezialist für seltene Erkrankungen findet. Einige Erkrankungen allerdings kommen in unserem schulmedizinischen Spektrum schlicht nicht vor. Hier lohnt es sich, weiter zu denken und die Augen bei fernöstlichen oder alternativmedizinischen Heilverfahren offen zu halten.

Wenn Sie einen Arzt oder anderen Gesundheitsprofi aufgesucht haben, werden Sie versuchen, seine Qualität einzuschätzen. Aber nach welchen Kriterien sollte eine solche Einschätzung erfolgen? Denken Sie an die ideale Kommunikation, die Sie im Sinne einer PEF von einem Profi erwarten. War Ihre Kommunikation in dieser Hinsicht befriedigend? Die wichtigsten PEF-konformen Kriterien zur Beurteilung eines Arztes finden Sie in einer Checkliste im Anhang und in den folgenden Fragen:

Kriterien für die Beurteilung eines medizinischen Angebots

Zeitliches und kommunikatives Angebot:
Nimmt der Profi sich so viel Zeit, dass er alle wesentlichen Informationen erfasst? Und wie ist seine Kommunikationsweise? Klärt er Sie auf über das, was er tut oder zu tun gedenkt? Geht er auf Sie ein oder interessiert er sich gar nicht für das, was Sie sagen?

Informiertheit:
Kann er Ihnen auf Sachfragen befriedigende Antworten geben oder weicht er Ihren Fragen aus? Erklärt er von sich aus medizinische Sachverhalte so, dass Sie dies überzeugt?

Beziehungsgestaltung:
War die Beziehung so, dass Sie Vertrauen schöpften? Wurden Sie höflich und respektvoll behandelt? Auch von den Sprechstundenhilfen, die häufig das Auftreten ihrer Chefin oder ihres Chefs widerspiegeln? Hat er Ihren Wunsch nach gemeinsamer Entscheidungsfindung respektiert oder sogar von sich aus im Sinne einer partnerschaftlichen Beziehung mit Ihnen kommuniziert?

Fachliches Vorgehen:
Haben Sie den Eindruck gewonnen, dass eine sorgfältige Diagnostik der Therapie vorausging? Haben Sie den Eindruck, dass Standards wie die Abklärung von Wechselwirkungen und Gegenanzeigen bei Medikamenten gewahrt wurden?

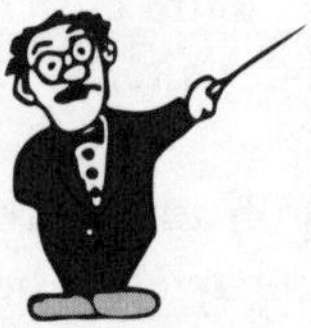

Tipp: Jemanden mitnehmen

Wenn Sie ein schwieriges Arztgespräch vor sich haben (z.B. eine schwierige Diagnose zu erwarten ist): Nehmen Sie jemanden mit! Damit haben Sie nicht nur einen Zeugen, sondern auch Unterstützung, wenn Sie nicht mehr weiter wissen. Es kann allerdings sein, dass der Profi sich weigert, das Gespräch mit Ihnen und Ihrem „Beistand" gemeinsam zu führen. Niemand kann ihn dazu zwingen! Versuchen Sie zu erklären, dass Sie wegen des Termins aufgeregt sind und gerne jemanden dabei hätten, dem Sie vertrauen.

Übung 7.6: Kommunikationsqualität beurteilen

Beurteilen Sie, wie Sie die folgenden Kommunikationssituationen finden. Lösungen finden Sie am Kapitelende!

a) Sie haben einen Orthopäden zum ersten Mal aufgesucht, weil Sie Schmerzen im Rücken haben. Er hat Ihnen eine Schuherhöhung verordnet und versprochen, das würde die Schmerzen beheben, denn Ihr eines Bein sei deutlich kürzer. Jetzt haben Sie die Schuherhöhung bekommen, aber die Schmerzen sitzen nun im Bein *und* im Rücken, und Sie rufen in der Praxis an. Sie hören, wie die Sprechstundenhilfe, während Sie miteinander telefonieren, zu dem Arzt sagt: „... hat jetzt Schmerzen in Rücken und Bein trotz der Schuherhöhung und will einen neuen Termin haben". „Es braucht seine Zeit, bis die Schuherhöhung wirkt", sagt der Arzt. „Erst mal abwarten".

b) Sie sind zum ersten Mal in einer neuen Zahnarztpraxis, weil Sie Schmerzen haben, obwohl Ihr vorheriger Zahnarzt kein Loch finden konnte. Die neue Zahnärztin begrüßt Sie mit Händedruck und fragt Sie freundlich, wie es Ihnen geht und welche Beschwerden Sie haben. Sie fragt Sie: „Ist es eher ein heller oder ein dumpfer Schmerz? Wie stark auf einer zehnstufigen Skala? Andauernd oder nur manchmal? Sind Sie kälteempfindlich und auf Süßes? Und auch hitzeempfindlich? Wie ist es beim Zubeißen?". Danach prüft sie vorsichtig den Zustand Ihrer Zähne. Wenn sie ein Instrument in die Hand nimmt, führt sie es Ihnen vor die Augen und erklärt Ihnen, was sie damit tun wird und ob dabei Schmerzen zu erwarten sind. Während sie mit einem dünnen Haken die Zahnzwischenräume und mit einem Hämmerchen die Klopfempfindlichkeit überprüft, erklärt Sie Ihnen, wozu die Untersuchung gut ist. „Wir können sofort aufhören, wenn Sie eine Pause brauchen", erklärt sie dabei. „Sie brauchen nur eine Hand zu heben, dann höre ich auf".

c) Sie sind wegen eines plötzlichen Energiemangels, eines Verlustes der Freude an kleinen Dingen und Schlafproblemen zu einem Nervenarzt überwiesen worden, der sich ihr Problem angehört und Ihnen einige Medikamente verschrieben hat. Die sollen Sie jetzt vierzehn Tage einnehmen und dann wieder kommen und berichten, wie es Ihnen geht. Die Konsultation dauerte acht Minuten. Erst als Sie die Medikamente in der Apotheke abgeholt haben, lesen Sie im Beipackzettel, dass es sich um ein Mittel gegen Depressionen handelt. Sie haben Bedenken, es zu nehmen.

d) Sie sind wegen eines plötzlichen Energiemangels, eines Verlustes der Freude an kleinen Dingen und Schlafproblemen zu einem Psychologen gegangen. Der hört sich Ihr Problem an, stellt einige Fragen, die Sie nicht als zum Problem gehörend empfinden, und empfiehlt Ihnen, in einer Woche wiederzukommen. Die Konsultation dauerte etwa eine Dreiviertel Stunde. In der nächsten Woche will er etwas über Ihre Herkunftsfamilie und Ihre jetzigen Beziehungen wissen. Daraufhin legt er Ihnen einen Antrag auf Psychotherapie vor und erklärt Ihnen, dass Sie nur zu unterschreiben bräuchten, den Rest mache er für Sie. Er habe in zwei Monaten wieder einen freien Platz und inzwischen könne man den Antrag bei der Krankenkasse laufen lassen. Als Sie noch einige Fragen haben, weist er Sie auf die fortgeschrittene Zeit hin.

Ein Gütesiegel für Gesundheitsberufe?

Ich plädiere für die Einführung eines Gütesiegels, das die oben genannten Kriterien offen erkennbar macht: ein Gütesiegel, das dem Gesundheitsprofi bescheinigt, eine Praxis zu führen, die nach den Prinzipien einer partnerschaftlichen Kommunikation funktioniert.

Ein solches Gütesiegel wäre für jeden Interessenten sofort erkennbar und würde nur solchen Profis verliehen werden, die entsprechende Kriterien nachgewiesen haben. Ähnlich dem Vorgehen der Stiftung Warentest könnten ehrenamtliche Patientenvertreter als Inspektoren einmal jährlich die Einhaltung der Standards des Gütesiegels überprüfen. Eine solche Kontrolle der ärztlichen Dienstleistung erfolgt bislang durch keine Institution, weder durch die Ärztekammern noch durch die Gesundheitsbehörden oder die Kassenärztlichen Vereinigungen. Zudem fehlt für die Einführung eines solchen Gütesiegels momentan eine öffentliche Lobby: Sparzwänge widersprechen der Idee einer realen Qualitätskontrolle, während die DIN-Normen, nach denen heute Gesundheitsberufe und Krankenhäuser theoretisch ein so genanntes Qualitätsmanagement betreiben sollen, eher Papiertiger produzierrn als dass sie dem Nutzer nützen. Wenn Sie die Idee unterstützen, schreiben Sie uns doch ins Gästebuch unter www.partner-statt-patient.de

Ein Medikament einnehmen

Ob die richtige Ärztin gefunden und das Medikament von ihr verschrieben worden ist oder ob Sie es sich als freiverkäufliche Arznei in der Apotheke selbst besorgt haben – in jedem Fall sollten Sie wissen, was Sie tun, bevor und während Sie es einnehmen. Die wichtigsten Kriterien, um Kosten und Nutzen, Pro und Contra eines Medikaments gegeneinander abzuwägen, haben Sie bereits im vorigen Kapitel kennen gelernt. Es sind dies die Merkmale des Medikaments, die Sie auf dem Beipackzettel finden. In der Bewertung sollten Sie wie immer von Ihren persönlichen Prioritäten ausgehen. Es sei jedoch davor gewarnt, unwichtige, aber häufige Nebenwirkung überzubewerten und gefährliche, aber seltene Nebenwirkungen zu wenig zu beachten.

So nehmen viele Menschen verschriebene Medikamente nicht mehr ein, wenn sie unangenehme Wirkungen wie Verstopfung oder leichten Schwindel bemerken. Verstopfungen sind aber erst einmal nur unangenehm und noch nicht gleich ein ernsthaftes Problem. Wenn sie ihren Arzt danach fragen würden (und wenn dieser sich mit dem Medikament auskennt), wird er ihnen sagen können, ob diese unerwünschten Wirkungen bald wieder vergehen, bleiben oder gar mit der Zeit zunehmen werden. Nebenwirkungen können sich in alle drei Richtungen entwickeln, je nachdem, ob der Körper sich erst an das Medikament gewöhnen muss oder ob er im Gegenteil mit der Zeit von ihm geschädigt wird. Wegen harmloser und vorübergehender Nebenwirkungen ein sinnvolles Medikament nicht einzunehmen, dafür aber ein Medikament über längere Zeit einzunehmen, das erst mit der Zeit schwerwiegende unerwünschte Wirkungen entfaltet, ist nicht sehr vernünftig. Zusammengefasst, sollten Sie auf folgendes achten und diesbezüglich im Beipackzettel, in zuverlässigen Fachinformationsquellen oder bei ihrem Arzt nachforschen:

Nebenwirkungen: Sind die möglichen Nebenwirkungen harmlos? Wenn schwerwiegende (lebensbedrohliche) Nebenwirkungen auftreten können, treten diese abhängig von der Dauer der Einnahme oder unabhängig davon auf? Wenn sie abhängig von der Einnahmedauer auftreten, ab wann wird die Einnahme kritisch? Beispielsweise sind Schäden, die das Medikament an Leber, Magen oder Niere verursacht, manchmal schon nach Tagen oder Wochen, bei anderen Medikamenten aber erst nach Jahren bemerkbar. Auch Medikamente, die eine körperliche oder psychische Entzugssymptomatik und Dosissteigerungen zur Folge haben (das heißt, dass sie abhängig machen), tun dies zuweilen erst nach längerem Gebrauch. Wenn die Nebenwirkungen nicht entsprechend der Einnahmedauer auftreten: Treten sie plötzlich oder schleichend auf? Wodurch machen sich diese gefährlichen Nebenwirkungen bemerkbar, so dass Sie rechtzeitig reagieren können? Müssen vielleicht zur Vorbeugung Blutkontrollen durchgeführt werden? Und wie lassen sie sich verhindern (zum Beispiel durch Einnahme eines weiteren Medikaments, das den Magen schützt; durch bestimmte Einnahmevorschriften)?

Effektivität: Wie groß ist die *Effektivität* des Medikaments (laut Medikamentenstudien; nach den Erfahrungen des Arztes; nach Ihren eigenen Erfahrungen) für Ihre Erkrankung? Ist die Wirkung so groß, dass Nebenwirkungen demgegenüber weniger wichtig werden oder ist die Wirkung eher gering im Verhältnis zu den möglichen Schäden, die das Medikament verursachen kann? Achten Sie auch darauf, ob diese Wirksamkeit sich wirklich auf Ihr medizinisches Problem bezieht oder ob damit eine andere Zielgruppe des Medikaments angesprochen ist. Beispielsweise kann es gut sein, dass ein Scherzmittel Fieber senkt und Schmerzen lindert, aber gegen das Grundproblem, Ihren grippalen Infekt (wenn es denn einer ist) nichts ausrichtet. Ist es dann wirklich ein effektives Medikament?

Kosten-Nutzen: Die Frage nach der Effektivität lässt sich auch anders stellen: Wie groß ist der medizinische Nutzen für Sie? Ist der Grad Ihrer Gefährdung oder Erkrankung so groß, dass Nebenwirkungen in Kauf genommen werden müssen oder ist Ihre Erkrankung eher harmlos? Beispielsweise wurde eine zeitlang jede bakterielle Infektion mit Antibiotika bekämpft, bis bekannt wurde, dass das Kosten-Nutzen-Verhältnis bei diesen nebenwirkungs- und folgereichen Medikamenten (die zur Züchtung behandlungsresistenter Keime beitragen) oft auf der Kostenseite liegt. All diese Überlegungen fließen ein in eine Größe, die den Nutzen des Medikaments letztlich bestimmt, nämlich der Prognose ohne Behandlung. Ist die Prognose auch ohne das Medikament gut, dann werden Sie vielleicht auch ohne dies auskommen.

Wie groß ist der *persönliche Nutzen* für Sie? Hier sind Ihre eigenen Präferenzen gefragt! Sind Sie davon überzeugt, dass man jede Krankheit bekämpfen und verhindern sollte, dafür aber Nebenwirkungen hinnehmen? Oder ist es Ihnen lieber, eine Krankheit zu ertragen (mit allen damit verbundenen Risiken) statt die Nebenwirkungen von Medikamenten? Auch *soziale* Faktoren (manche Medikamente machen fahruntüchtig oder erschweren die Teilhabe am sozialen Leben, weil sie müde machen etc.) oder *finanzielle* Aspekte spielen sicherlich eine Rolle, ebenso wie persönlich als besonders unangenehm empfundene Krankheitssymptome oder Medikamentennebenwirkungen (manche Medikamente machen z.B. dick).

Behandlungsalternativen: Neben der Frage nach der Prognose ohne Behandlung stellt sich immer auch die Frage nach Alternativmethoden. Auch hier sind letztlich Ihre persönlichen Präferenzen ausschlaggebend. Vielleicht müssen Sie sich zwischen einem nachgewiesenermaßen wirksamen, aber potentiell nebenwirkungsreichen chemischen und einem nachgewiesenermaßen nur leicht wirksamen, aber nebenwirkungsarmen Naturmedikament entscheiden. In vielen Fällen aber ist eine Veränderung von Lebensgewohnheiten (solange es dafür nicht zu spät ist) weitaus wirksamer und nebenwirkungsärmer als eine Medikamenteneinnahme. Sind Sie also beispielsweise dazu bereit, Ihre Ernährung umzustellen und täglich eine Stunde schnell zu gehen oder Fahrrad zu fahren oder wollen Sie lieber das Medikament einnehmen?

Gegenanzeigen: Achten Sie auch auf die im vorigen Kapitel angesprochenen, ebenfalls sehr individuellen Gegenanzeigen (Kontraindikationen) oder Wechselwirkungen, die von Ärzten zuweilen einfach übersehen werden. Wenn Sie eine Kontraindikation bei sich oder Wechselwirkungen mit anderen Medikamenten feststellen, sollten Sie vor einer Einnahme Ihren Arzt fragen, ob und wenn ja weshalb er die Einnahme dennoch befürwortet!

Eine Operation durchführen lassen

Operationsindikation: Wenn Ihnen von einer Ärztin eine Operation vorgeschlagen wurde, erkundigen Sie sich bei diesem und einem unabhängigen zweiten Arzt noch einmal nach der medizinischen Indikation: Handelt es sich um eine dringliche und unvermeidliche Operation oder ist der Eingriff elektiv, das heißt möglich, aber nicht unbedingt notwendig (im Sinne der Erhaltung von Leben und Lebensqualität). Wenn letzteres der Fall ist, sollten Sie sich nach den Konsequenzen fragen: Bin ich bereit mit den Konsequenzen des jetzigen Zustands weiter zu leben? Bin ich bereit mit den Konsequenzen eines Operationsfehlschlags zu leben? Ist mir das mögliche OP-Ergebnis so viel wert, dass ich diese Konsequenzen hinzunehmen bereit bin? Cave*: Lassen Sie sich niemals zu einer Operation drängen!

Konservative Behandlungsalternativen: Sprechen Sie mit Ihren Ärzten und informieren Sie sich im Internet oder bei einer Patientenberatungsstelle über mögliche Alternativen zu einer Operation. Gehen Sie wie oben beim allgemeinen Entscheidungsprocedere vor, indem Sie Vor- und Nachteile von chirurgischer und konservativer Behandlung gegeneinander abwägen. Zum Beispiel könnte es sein, dass die OP das Leiden schneller und gründlicher behebt als ein Medikament, während das Medikament weniger Risiken birgt. Zuweilen ist es aber auch genau umgekehrt und die Medikamenteneinnahme ist riskanter als die OP. Die Entscheidung darüber ist keine Geheimwissenschaft, sondern beruht auf Erfahrungswerten, die Fachleute aus ihrer eigenen Praxis kennen oder die in Studien statistisch erfasst sind.

Alternative Operationsmethoden: Wenn Ihnen eine bestimmte Operationsmethode vorgeschlagen wurde, sollten Sie in der gleichen Weise erst einmal die alternativen Operationstechniken von min-

---

* *Cave* ist lateinisch = „Vorsicht!“ und wird gerne von Medizinern verwendet.

destens einem unabhängigen Arzt, einer Patientenberatungsstelle oder durch eigene Recherchen abklären. Bei sehr neuen Operationsmethoden, die nur von wenigen Operateuren angewandt werden (darunter natürlich der Arzt, der Ihnen zu dieser OP geraten hat), ist immer ein höheres Risiko vorhanden als bei altbewährten Verfahren (die wiederum wenig schonend oder effektiv sein können). Erkundigen Sie sich also auch danach, wie gut die Methode bereits erprobt ist. Auch die Frage nach der Gewebeschädigung sollte bei Ihrer Kriteriensuche eine Rolle spielen. Operationen mit Endoskopietechnik oder kleinen Schnitten sind schonender, müssen aber vom Operateur sehr gut beherrscht werden (siehe unten).

Der richtige Operateur: Die Frage, wer der richtige Operateur ist, lässt sich kaum trennen von der Frage nach dem richtigen Krankenhaus (siehe dort). Grundsätzlich gilt: Je mehr derartige Operationen der Arzt durchgeführt hat, umso erfahrener ist er – und Erfahrung ist neben einer ruhigen und geschickten Hand das wichtigste, was ein Operateur braucht. Die Bedeutung der Erfahrung des Operierenden ist auch vom Gemeinsamen Bundesausschuss anerkannt worden, der beispielsweise für den Einbau einer Knie-Endoprothese festgelegt hat, dass nur Krankenhäuser, die pro Jahr mehr als eine bestimmte Anzahl derartiger Operationen vornehmen, weiterhin von den gesetzlichen Kassen finanziert werden sollen. Im Internet veröffentlichen Krankenhäuser mittlerweile auch Zahlen über die Häufigkeit der bei ihnen durchgeführten Operationen, die sich dann mit anderen Krankenhäusern vergleich lassen. Übrigens ist ein älterer Chefarzt oft nicht der beste Handwerker (griechisch = »Chirurg«) der Klinik, sondern einer der Oberärzte, der noch mehr in der Praxis steckt.

Tipp: Zweit- oder Drittmeinung?

Um eine schwerwiegende Entscheidung zu treffen, empfiehlt es sich stets, auf „Nummer sicher" zu gehen. Auch wenn Sie Ihrem Arzt vertrauen, kann es nur von Vorteil sein, wenn Sie zusätzlich die Ansicht eines weiteren Arztes einholen. Erklären Sie Ihrem Erstbehandler, dass Sie erst noch eine Zweitmeinung einholen wollen. Es spricht sehr gegen ein partnerschaftliches Selbstverständnis Ihres Arztes, wenn er darauf Verärgerung zeigt oder

Ihnen abrät. Nach dem heutigen gesetzlichen Stand *muss* bei der Gabe besonders risikoreicher Medikamente sogar zwingend eine Zweitmeinung eingeholt werden!

Suchen Sie den Zweitbeurteiler selbst aus. Lassen Sie ihn sich nicht von Ihrem Erstbehandler empfehlen, da sonst die Gefahr zu groß ist, dass Mediziner aus ein und demselben Stall einander unterstützen.

Lassen Sie sich die Meinung des Zweitbeurteilers erläutern und begründen! Nur wenn Sie nach dem Einholen der Zweitmeinung verunsichert sind, empfiehlt es sich, noch einen dritten Arzt aufzusuchen. Setzen Sie die Suche nach der Wahrheit aber nicht endlos fort, sondern überlegen Sie sich lieber vorher, welchen Arzt sie um eine Zweit- oder Drittmeinung bitten könnten.

Wie finde ich die richtige Klinik?

Spezialkrankenhaus oder Allgemeinkrankenhaus

Es gibt Kliniken, die sich auf bestimmte Krankheitsbilder oder Behandlungen spezialisiert haben (z.B. auf die Behandlung von Schmerzerkrankungen, auf den Einbau von Endoprothesen*). Die meisten Krankenhäuser hingegen sind für die regionale Versorgung ausgestattet und bieten deshalb den medizinischen Standard aus allen Bereichen (hauptsächlich Chirurgie, innere Medizin, Geburtshilfe). Universitätskliniken sind die Lehr- und Forschungskliniken an den medizinischen Fakultäten der Universitäten und bieten ebenfalls das gesamte Spektrum der Medizin. Dabei bietet jeder Kliniktyp üblicherweise typische Vor- und Nachteile:

* Endoprothesen sind künstliche Körperteile (Prothesen), die im Körper (endo) und nicht außen angebracht werden (also z. B. künstliche Knie- und Hüftgelenke)

	Vorteile	Nachteile
Spezialklinik	große Erfahrung und gebündeltes Fachwissen im jeweiligen Gebiet	wenig Behandlungsmöglichkeiten über die Fachgrenzen hinweg
Allgemeinkrankenhaus	oft in der Nähe; verschiedene Fächer leicht erreichbar	weniger spezialisiert und dadurch Überforderung in schwierigen Fällen
Uniklinik	hohe Fachkompetenz bei schwierigen Fällen	Achtung: Hier wird geforscht (viele Studenten; Patienten sind potentielle Studienobjekte)!; häufig ein hektischer Massenbetrieb mit wenig individueller Atmosphäre

Qualitätsberichte

Zur Beurteilung der Qualität eines Krankenhauses können die Qualitätsbereichte herangezogen werden, die jedes Krankenhaus (in Deutschland) anfertigen lassen und veröffentlichen muss, zu finden unter www.klinik-lotse.de oder www.qualitaetsbericht.de. In diesem so genannten strukturierten Bericht beantwortet das Krankenhaus eine Reihe von standardisierten (für alle Krankenhäuser gleichen) Fragen. Die Beantwortung ist insofern überprüfbar, als der Qualitätsbericht das Resultat eines zertifizierten Qualitätssicherungsverfahrens darstellen soll, das wiederum von einer unabhängigen Zertifizierungsstelle überwacht wird. Leider haben die meisten Krankenhäuser bislang einige wichtige Qualitätsdaten nicht veröffentlicht, darunter die Ergebnisse der Patientenbefragungen, die in Krankenhäusern heute üblich sind und die wohl das zutreffendste Licht auf die Behandlung und Versorgung im betreffenden Haus liefern. Gerade sie gelten weiterhin fast überall als Betriebsgeheimnis. Dagegen sind die veröffentlichten Daten für ratsuchende Kranke häufig nur bedingt aussagekräftig und oft genug eher verwirrend. Da der veröffentlichte Bericht zwar extern geprüft, aber vom Krankenhaus in eigener Regie verfasst wird, ist die Übereinstimmung zwischen den Angaben im Bericht und der Realität außerdem zuweilen fraglich.

Manche Angaben im Qualitätssicherungsbericht bieten trotz allem einen brauchbaren Überblick über die Leistungsmerkmale des Krankenhauses – wenn sie sorgfältig gelesen werden. So findet man im Qualitätsbericht eine Auflistung der Häufigkeiten, mit der eine bestimmte Operation im Berichtszeitraum durchgeführt wurde oder eine bestimmte Diagnose vergeben wurde. Oft finden Sie diese Angaben unter einer Überschrift wie „Top-20-DRG". Das bedeutet im Klartext: Die 20 häufigsten Abrechnungsziffern (DRG steht für „*Diagnosis Related Groups*", die in Krankenhäusern üblichen Abrechnungsposten, die zugleich Diagnosegruppen entsprechen). Wie im vorigen Abschnitt dargestellt, ist dies mehr als eine bloße Statistik um der Statistik willen: Sie bildet einen verlässlichen Anhaltspunkt für die Erfahrung, die ein Team von Behandlern mit einer bestimmten medizinischen Aufgabe hat. Vergleichen Sie aber nicht nur, ob die Schulter-Operation häufiger durchgeführt wird als das künstliche Hüftgelenk (also die Häufigkeit der Diagnosen in einem Haus), vergleichen Sie ein Krankenhaus mit einem anderen von ähnlicher Größe!

Interessant sind auch Rubriken wie „*Therapeutische Möglichkeiten*", „*Leistungsangebote*" oder „*Geräte*", in denen die Krankenhäuser auflisten, welche Leistungen in ihren einzelnen Abteilungen möglich sind. Wohl gemerkt: möglich heißt nicht, dass Sie wirklich oft genutzt und verordnet werden. Manche Angebote sind schon von vorneherein zu erwarten, ohne wirklich etwas über die Qualität des Hauses auszusagen (zum Beispiel das Leistungsgebot „Angehörigenberatung" bei einer Demenzstation, das sich in jeder derartigen Auflistung finden wird, auch wenn in der Praxis dafür gar keine Zeit bleibt). Andere Angebote sind hingegen sehr speziell und deshalb relevanter, beispielsweise das Angebot *Osteopathie**. Unter einer Überschrift wie „*Besondere Versorgungsschwerpunkte*" werden zudem Spezialitäten dargestellt, die das jeweilige Krankenhaus tatsächlich auszeichnen. Hier lohnt sich der Vergleich zwischen spezialisierten Abteilungen verschiedener Kliniken.

---

* Osteopathie ist eine Behandlungsmethode ähnlich der manuellen Medizin, bei der Muskeln, Gelenke und bis hin zu inneren Organen durch manuelle Techniken behandeln werden.

Persönliche Empfehlungen: Persönliche Empfehlungen haben den großen Vorteil, dass sie oft ein lebensnäheres Bild vermitteln als die veröffentlichten Daten der Qualitätsberichte. Andererseits sind sie oft durch Eindrücke verzerrt, die nicht repräsentativ für alle Stationen, alle Behandler und alle Patienten sind. Deshalb lohnt es sich, im Internet oder bei mehreren Patienten nach Erfahrungen zu recherchieren oder einfach das Krankenhaus der engeren Wahl selbst zu besuchen und einige Patienten in der Cafeteria nach ihren Erfahrungen zu fragen. Krankenhausbewohner erzählen im Allgemeinen sehr gerne von ihren Erfahrungen! Übrigens sollten Sie auch den Empfehlungen von Ärzten nur trauen, wenn Sie wissen, weshalb der Arzt das Krankenhaus empfiehlt (kennt er es selbst aus jüngerer Zeit, hat er Patientenberichte, hat er dort einen guten Freund als Chefarzt). Wenn ein Krankenhaus wirklich einen schlechten Ruf hat, erfährt der Patient es oft gerade dann nicht, wenn er seinen Arzt danach fragt (der aus Kollegialität lieber schweigt), sondern nur wenn er geschickt fragt: „Welche Klinik würden Sie selbst aufsuchen?"

Eigene Erfahrungen: Natürlich ist ihre persönliche Erfahrung mit einem vorherigen Klinikaufenthalt ebenfalls ein sehr gutes Kriterium – insofern er nicht zu lange zurück liegt, denn die Qualitätsstandards von Kliniken verändern sich in einer rasanten Umbruchssituation wie der heutigen permanent (in beide Richtung). Wenn Sie vor einem Aufenthalt wissen wollen, was Sie in einem Krankenhaus erwarten könnte, wenn Sie die menschliche oder räumliche Atmosphäre kennen lernen wollen, empfiehlt sich ein Besuch im vorgesehen Krankenhaus, der hierzulande kein Problem ist, da weder Einlasskontrollen (wie etwa in den USA) noch feste Besuchszeiten Sie davon abhalten können, ihre zukünftige Station schon vorher zu inspizieren.

Persönliche Beurteilungskriterien: Wie immer kommen Sie nicht darum herum, Ihre eigenen Präferenzen zu klären. Es gibt Patienten, denen die zwischenmenschliche Behandlung in einem Krankenhaus weit wichtiger ist als die fachliche Qualifikation der Ärzte, die sie ohnehin nicht beurteilen zu können glauben. Bei anderen wieder ist es umgekehrt. Welches sind Ihre persönlichen Präferenzen (Beispiele siehe im Kasten)?

Was ist Ihnen wichtig?

- Die Spezialisierung und der Ruf der Ärzte (Indikatoren können die Zahl der durchgeführten spezifischen Operationen sein, die Zahl der Ärzte mit Facharztabschluss, der Ruf in Fachkreisen)
- Personelle Ausstattung und Freundlichkeit des Pflegepersonals
- Räumliche Ausstattung der Zimmer: Fernseher an jedem Bett? Dusche und WC im Zimmer? Balkon oder Terrasse? Maximale Bettenzahl?
- Lage des Krankenhauses (Erreichbarkeit für Besucher; Möglichkeit zum Spazierengehen und Ausblick; Krankenhäuser in besseren Wohngegenden haben andere Patienten als solche in einfacheren Wohngegenden)
- Essen: Wird auf Sonderwünsche Rücksicht genommen (z.B. ausreichende vegetarische Auswahl)?
- Besondere Leistungen: Seelsorge, psychologische Betreuung, Fitnessraum

Eine Untersuchung durchführen lassen

Ob Sie eine Untersuchung zu diagnostischen Zwecken durchführen lassen oder nicht, sollten Sie vor allem unter zwei Bedingungen nicht auf die Schulter nehmen: Wenn die Untersuchung selbst das Potenzial in sich birgt, zum Gesundheitsrisiko zu werden, sollten Sie die Notwendigkeit dieser Untersuchung genau prüfen. Leider habe ich Patienten erlebt, die nach (beinahe) harmlosen Untersuchungen längere Zeit die Folgen zu kurieren hatten. Und zweitens sollten Sie vorher wissen, was Sie mit einem ungünstigen Untersuchungsergebnis machen.

Untersuchungen mit medizinischem Risiko: Manche Untersuchungen bergen Risiken für die Gesundheit, die in einem angemessenen Verhältnis zum Nutzen stehen sollten. Doch wann ist dies der Fall? Generell gilt: Je risikoreicher die Untersuchungsmethode, umso eindeutiger muss es sein, dass a) die Diagnostik ohne die Untersuchung nicht auskommt und dass b) das erwartete Ergebnis der Diagnostik gravierend genug ist. Dies ist nicht immer der Fall, wenn es auf den ersten Blick so erscheint (Herzkatheteruntersuchungen beispielsweise stehen im Ruf, viel zu häufig durchgeführt zu werden, obwohl sie immer mit dem Ausschluss von lebensbedrohlichen Gefährdungen begründet werden). Fragen Sie vor der Untersuchung jeden Experten, den Sie an den Wickel bekommen und entscheiden Sie nach Ihren eigenen Präferenzen!

Untersuchungen mit psychologischem Risiko: Grundsätzlich empfiehlt es sich, auch eine unangenehme Diagnostik in Anspruch zu nehmen, wenn sie wenig medizinische Risiken birgt, und den Tatsachen mutig ins Gesicht zu blicken. Es gibt aber auch Untersuchungen, die ein hohes psychologisches Risiko bergen, weil sie scheinbar bedeutsam sind, aber in Wirklichkeit eien Gefahr erst übertreiben. Ein ohnehin ängstlicher Patient kann verunsichert werden, wenn er einen erhöhten Wert bei der Prostata-Vorsorgeuntersuchung berichtet bekommt (so genannter PSA-Wert), obwohl eine Erhöhung dieses Wertes auch in harmlosen Fällen vorkommt und obwohl selbst ein in der Biopsie bestätigtes Prostatakrebsergebnis nicht immer ein Grund zur Operation sein muss. Deshalb ist es keineswegs selbstverständlich, dass eine medizinisch nützliche Untersuchung auch psychologisch sinnvoll ist. Beide Risikoarten – das medizinische und das psychologische Risiko – sind hingegen bei einer sehr beliebten Untersuchungsmethode unverhältnismäßig erhöht: der Pränataldiagnostik (siehe Kasten).

Exkurs: Pränataldiagnostik

Seit der weiten Verbreitung von Diagnosemethoden wie Ultraschall und Fruchtwasserpunktion gehört es zum Mutterwerden fast schon zwangsläufig dazu, sich einer vorgeburtlichen Diagnostik zu unterziehen, um eine „gesunde Schwangerschaft“ zu garantieren. Problematisch ist allerdings, dass heutzutage nicht mehr der Gesundheitszustand der Mutter im Mittelpunkt des diagnostischen Interesses steht, sondern ihr ungeborenes Kind. Während die Schwangerschaftsuntersuchungen in den 60er Jahren eingeführt wurden, um das Leben der Schwangeren im Falle von Komplikationen zu retten, geht es heute letzten Endes um die rechtzeitige Tötung „lebensunwerten Lebens“, auch wenn kaum eine Medizinerin das so formulieren würde. Die Untersuchung des Genoms im Fruchtwasser und die Untersuchung des heranwachsenden Embryos durch Ultraschall sollen vor allen Dingen ausschließen, dass ein Kind mit Normabweichungen überhaupt erst geboren wird. Die bislang nur in einem dunklen Winkel unserer Seelen verborgene Vorverurteilung, das zuweilen sehr glückliche Leben eines freundlichen Menschenkindes mit Down-Syndrom („Mongolismus“) sei „lebensunwert“, ist durch die Hintertür plötzlich hoffähig geworden.

Zudem ist eine Fruchtwasserpunktion nicht ungefährlich für das Kind (auch das gesunde), während der sehr häufig eingesetzte Ultraschallapparat leicht zu Fehldiagnosen führt. Leider scheint sich in die berechtigte Sorge um das Wohl von Mutter und Kind auch oft die Sorge um die Amortisierung des Ultraschallgeräts zu mischen, das mittlerweile aus der gynäkologischen Praxis kaum mehr wegzudenken ist und das mit IGLn (siehe Kapitel 3) aus der Reihe der freiwilligen Schwangerschaftskontrollen gut refinanzierbar erscheint. Dem Forschungsinteresse der Eltern sind dadurch keine Grenzen gesetzt. An der Wand der tibetischen Klinik von Dharamsala, dem indischen Sitz der tibetischen Exilregierung, steht indessen in großen Lettern ein Auszug aus einem indischen Gesetz: „Die Bestimmung des Geschlechts eines Kindes vor seiner Geburt ist gesetzlich untersagt.“- aus gutem Grund.

Sich einen Befund mitteilen lassen: Dementsprechend ist es nicht nur entscheidend, ob ich mich überhaupt untersuchen lasse, sondern auch, ob ich auf ein möglicherweise unangenehmes Ergebnis vorbereit bin. Das gilt insbesondere für solche Befunde, bei denen viel auf dem Spiel steht. Hier ist es wichtig, dass Sie gedanklich vorbereitet sind,

- ob Sie einen sehr unangenehmen Befund wirklich erfahren möchten,
- und was Sie tun werden, wenn das negativste mögliche Ergebnis eintritt,
- unter welchen Umständen dies geschehen soll.

Wie wichtig ist es, den Befund zu kennen? Der Befund kann lebensrettend sein, wenn er die Möglichkeit und die Notwendigkeit einschließt, darauf mit bestimmten Maßnahmen zu reagieren. Vielleicht handelt es sich auch um einen Befund, bei dem es wichtig ist, dass Sie Ihr Leben danach ausrichten und Ihren Alltag entsprechend verändern und anpassen. Nur wenn der Befund keine Konsequenzen hat, die Sie beeinflussen könnten, macht es gar keinen Sinn, den

Befund zu kennen. Eventuell können Sie auch einen Angehörigen oder Freund/Freundin bitten, den Befund (mit Vollmacht) für Sie in Empfang zu nehmen. In schwierigen Situationen sollten Sie sich die folgenden Fragen stellen:

– Was wäre das unerwünschteste Ergebnis, das diese Untersuchung, realistisch betrachtet, ergeben könnte?
– Wie würde es mir gehen, wenn ich diese negative Nachricht bekäme? Was würde sich für mich verändern? Ist es psychologisch besser, den Befund zu kennen oder nicht zu kennen?
– Ist es unter medizinischen Gesichtspunkten wichtig, den Befund zu kennen? Muss etwas unternommen werden?

Der eigene Umgang mit dem Befund: Wenn der Befund das für Sie am wenigsten wünschenswerte Ergebnis enthielte, wie würde es Ihnen gehen? Könnten Sie damit alleine umgehen oder bräuchten Sie jemanden, der Ihnen hilft? Was wäre das erste, was Sie tun? Gibt es jemanden, den Sie anrufen könnten oder gibt es etwas, das Sie tun können, um damit klarzukommen? Und was ist mit der Zeit danach? Würde sich Ihr Leben verändern oder würden Sie alles so weiter machen wie bisher? Sich diese Frage einmal im Vorfeld einer Untersuchung ernsthaft zu stellen, kann sehr wichtig und sogar interessant sein. Es gibt Menschen, die plötzlich entdecken, dass sie ganz anders leben würden, wenn sie nur noch kurze Zeit zu leben haben. Oft stellt sich dann die Frage: *Und warum lebe ich nicht schon jetzt so?*

Wenn Sie bei diesen Überlegungen feststellen, dass es einen positiven Unterschied macht, ob der Befund so oder so ausfällt, haben Sie ein gutes Argument dafür, ihn wissen zu wollen. Wenn Sie hingegen feststellen, dass sich dadurch alles zum Negativen verändern würde und sie allen Lebensmut verlieren würden, müssen Sie ernsthaft darüber nachdenken, ob Sie die Untersuchung überhaupt durchführen und das Ergebnis überhaupt wissen wollen. Oder ob Sie Maßnahmen ergreifen könnten, um auch mit einem ungünstigen Ausgang noch gut leben zu können (z.B. professionelle Hilfe aufsuchen oder sich an Betroffenenverbände wenden).

Noch etwas anderes sollten Sie bei der Vorbereitung auf einen besonders negativen* Untersuchungsausgang bedenken: Oft ist das

* Wenn ein Befund für Sie negativ ausgeht, ist er positiv, weil positiv bei Befunden bedeutet: Es gibt ein Ergebnis; und ein negativer Befund ist also einer, bei dem nichts gefunden wurde.

erste Ergebnis nicht 100 %ig sicher und es ist sinnvoll, die Untersuchung wiederholen zu lassen, um wirklich die größtmögliche Sicherheit eines richtigen Ergebnisses zu haben. Bei HIV-Tests beispielsweise wird die Kontrolle eines positiven Befundes mit einer zweiten Methode generell empfohlen. Es bleibt immer ein Rest an Irrtum – aufgrund technischer Fehler oder weil Ihr Testmaterial im Labor mit dem eines anderen Nutzers vertauscht wurde. Besprechen Sie die Möglichkeit oder Notwendigkeit einer Kontrolluntersuchung mit Ihrem Arzt.

Die äußeren Umstände der Mitteilung: Bevor Sie den Befund entgegennehmen, sollten Sie sicher sein, dass Ihnen der Befund von einer Person Ihres Vertrauens oder von einer damit sehr erfahrenen Person mitgeteilt wird. Besonders unpersönlich ist die Befundmitteilung oft in einer Krankenhausambulanz oder in der Sprechstunde einer betriebsamen Universitätsklinik, wenn es sich nicht um eine spezialisierte Ambulanz handelt. Persönlicher wird die Befundbesprechung bei Ihrem langjährigen Hausarzt oder mit einem Experten in einer spezialisierten Praxis ausfallen.

Lösungen der Übungsaufgaben

Übung 7.1: Entscheidungssituationen erkennen

a) Es handelt sich eindeutig um eine Entscheidungssituation. Der Arzt hat sich aufgrund eines alten Befundes für die Wiederverschreibung eines Medikamentes entschieden. Jeder Medikamentenverschreibung ist aber eine Entscheidungssituation für sich: Ist es sicher, dass der ursprüngliche Befund weiter existiert? Außerdem treten Nebenwirkungen bei vielen Medikamenten nach jahrelangem Gebrauch auf, so dass die Kosten-Nutzen-Relation sich dadurch verändert. Eine Wiederverschreibung ohne gründliche Prüfung sollte es deshalb nicht geben. Wenn der Arzt Ihnen nichts über die Wiederverschreibungsgründe sagt, sollten Sie ihn danach fragen!

b) In diesem Fall gibt es wenig zu entscheiden. Der Arzt reagiert auf Ihre Beschwerden mit einer Untersuchung, die weder gefährlich noch aufwändig oder unangenehm ist. Es gibt keinen Grund, darüber zu diskutieren, ob man Ihnen den Blutdruck messen sollte oder nicht. Was danach geschieht (ob der Arzt

Ihnen das Ergebnis erläutert oder nicht, ob er Ihren Schwindel weiter ernst nimmt oder nicht etc.), wird dann wieder Teil einer PEF.

c) Haben Sie verstanden, *warum* es nicht tragisch ist, wenn die Zahl der weißen Blutkörperchen etwas erhöht ist? Hier sollte eine Erklärung angefügt werden. Es handelt sich also um eine versteckte Entscheidungssituation, die vom Arzt durch Banalisieren (Alles nicht so schlimm!) verdeckt wird. In Wirklichkeit hat er sich still und heimlich für etwas entschieden, ohne es Ihnen mitzuteilen. In seinem Kopf hat er in Windeseile die Möglichkeit: „Man muss die Ursache genauer erforschen und noch einmal Blut abnehmen" verworfen. Warum, das sollten Sie ihn fragen. Selbst wenn es dafür noch andere als wirtschaftliche Gründe geben mag, sollten Sie davon erfahren.

Übung 7.6: Kommunikationsqualität beurteilen

a) Der Orthopäde hat Ihnen versprochen, dass die Schmerzen weggehen würden. Ein solches „Versprechen" klingt unseriös, weil niemand guten Gewissens eine Heilung versprechen kann. Er hat nicht in Erinnerung, dass Sie zuvor keine Schmerzen im Bein hatten oder nimmt dieses zusätzliche Symptom nicht ernst. Er geht davon aus, dass die Beinlängendifferenz die Ursache für beides sein müsse. Eine Kontrolle seiner Therapie oder die Erforschung alternativer Ursachen unterbleibt. Zudem handelt es sich, auch wenn der Arzt Sie bereits kennt, in diesem Fall um eine Ferndiagnose, die man selten qualifiziert stellen kann.
b) Die Zahnärztin hat die Regeln der ärztlichen Gesprächsführung sehr gekonnt eingehalten. Sie hat nicht nur aufgeklärt, sondern auch etwas von der Angst genommen, die viele Patienten vor dem Zahnarzt haben. Sie hat offenbar nicht nur ihr Handwerk, sondern auch ihr medizinisches Fachwissen verinnerlicht, denn sie kann präzise Erklärung zu einzelnen Symptomen liefern, die sie gezielt abfragt.
c) Der Facharzt hat sich keine Zeit genommen, eine ordentliche Diagnose zu stellen und sehr schnell ein Medikament verschrieben. Er hat Sie weder über die vermutete Diagnose aufgeklärt noch über die Wirkungen und Nebenwirkungen des verordneten Medikaments. Falls er die Hypothese hat, dass Sie unter ei-

ner Depression leiden, sollte er Ihnen zumindest erklären, warum er bei Ihnen keine Psychotherapie für nötig hält.

d) Falls der Psychologe eine volle „Psychotherapeutische Einheit" von 50 Minuten mit Ihnen verbracht hat, hat er sich ausreichend Zeit genommen. Allerdings lässt er es wie sein Mediziner-Kollege an Transparenz vermissen. Dieser Eindruck bestätigt sich beim zweiten Termin. Ohne Sie zuvor aufzuklären, überrumpelt er Sie mit der Aufforderung, einen Antrag auf Psychotherapie zu unterschreiben, mit dem Sie erklären, dass Sie Psychotherapie *bei ihm* machen wollen, obwohl Sie weder Gelegenheit hatten, zuvor über eine Psychotherapie im Allgemeinen nachzudenken, weitere (Ihnen zustehende) Probestunden zu nehmen, noch sich einen alternativen Behandler anzusehen. Die Methoden von Versicherungsvertretern gehören sich für einen Arzt oder Psychologen nicht! Wenn Sie dann doch einmal unüberlegt unterschrieben haben, gibt es aber immer noch Wege zurück: Reden Sie mit Ihrer Krankenkasse, falls Sie nach der Antragstellung den Behandler wechseln wollen!

8.
Im Krankenhaus

Was Sie in diesem Kapitel lernen sollen:

In Krankenhäusern herrschen eigene Gesetzmäßigkeiten, die Sie kennen und beherzigen sollten. Dann werden Sie es schaffen, Ihre Selbstbestimmung und Würde zu bewahren und sich nicht wie im Lazarett zu fühlen.

Mein erstes Mal im Krankenhaus: Typische Abläufe für Anfänger

Krankenhäuser sind Orte, die wir mit Leiden und Hilflosigkeit verbinden. Das muss aber nicht sein. Wir haben es selbst in der Hand, wie gut es uns gelingt, uns mit den Bedingungen des Krankenhausaufenthalts zu arrangieren und gleichzeitig unsere eigene Würde zu wahren. Aufgrund der Verknappung personeller Ressourcen leidet die Krankenhausbehandlung heute aber vor allem an einem: an menschlicher Zuwendung. Umso wichtiger ist es für den kranken Menschen, dass ihm drei Quellen seines Leidens genommen werden: die Angst vor dem Unbekannten, die Angst vor Schmerz und körperlichen Komplikationen und die Angst davor, zu Hilflosigkeit verdammt zu sein. Gegen die erste Angst helfen sachliche Informationen über die zu erwartenden Abläufe; gegen die zweite gute Kommunikation und Kooperation mit dem medizinischen Personal; und gegen die dritte eine innere Einstellung, die man mit einem Motto der Anonymen Alkoholiker umschrieben könnte: „Die Gelassenheit, Dinge hinzunehmen, die ich nicht ändern kann, den Mut, Dinge zu ändern, die ich ändern kann und die Weisheit, das eine vom anderen zu unterscheiden". Es ist wichtig, gelassen die unvermeidlichen Einschränkungen der Lebensqualität hinzunehmen und die Hilfe anderer dankbar zu akzeptieren, wenn man auf sie angewiesen ist, statt sich dagegen aufzulehnen. Aber es gibt auch Dinge, die wir ändern können – und die sollten wir uns vorher verdeutlichen.

Wenn Sie sich auf Ihren Krankenhausaufenthalt vorbereiten wollen, finden Sie eine Checkliste im Anhang. Für Krankenhaus-Anfänger mag der folgende virtuelle Rundgang von der Aufnahme bis zur Entlassung nützlich sein. Falls Sie sich lieber über die Berufsgruppen informieren wollen, die Sie im Krankenhaus antreffen werden, lesen Sie den zweiten Abschnitt; oder Sie bereiten sich auf mögliche schwierige Situationen im Krankenhaus durch den dritten Abschnitt vor. Schließlich kommen wir noch einmal auf die Frage zurück, wie Sie den Umgang mit dem medizinischen Personal selbst gestalten können. Aber jetzt zu unserem virtuellen Rundgang, auf dem wir zwei Kranke begleiten wollen: Birgit F., 32 Jahre alt, Sekretärin, und Günther P., 53, Berufsschullehrer.

Birgit F. *muss sich zum ersten Mal in ihrem Leben einer Behandlung in einem Krankenhaus unterziehen. Vor einigen Wochen hat ihr Arzt bei ihr eine gutartige Geschwulst an der Gebärmutter festgestellt. Er hat ihr dazu geraten, sich einer Operation zu unterziehen und mit ihr gemeinsam ein Krankenhaus ausgesucht, in dem sowohl laut Qualitätsberichten als auch in der persönlichen Erfahrung des Arztes die gynäkologische Abteilung gut abschneidet. Außerdem erfüllt das Krankenhaus einige andere Kriterien, die ihr wichtig sind: es hat einen grünen Park, in dem sie vielleicht spazieren gehen kann, und eine Freundin hat ihr von den sehr freundlichen Schwestern und Pflegern in der gynäkologischen Abteilung berichtet. Der Arzt hat daraufhin das Krankenhaus „Am Roseneck" auf dem Einweisungsschein vermerkt und einen Termin für die Operation vereinbart und ihr diesen mitteilen lassen. Vor kurzem hat sie einen Brief des Krankenhauses bekommen, in dem sie gebeten wird, Eigenblut für die Operation zu spenden, damit sie im Falle eines starken Blutverlusts kein fremdes Blut zugeführt bekommen muss.*

Günther P. *hat Pech gehabt. Ihm ist plötzlich schwindlig geworden und neben Magenschmerzen hatte er das Gefühl, nicht mehr richtig durchatmen zu können, so dass er den Notarzt rufen musste, der ihn mit dem Rettungswagen ins Krankenhaus fahren ließ.*

Rettungsstation und Aufnahme

Als ***Birgit F.*** *im Krankenhaus ankommt, legt sie ihren Einweisungsschein am Empfangstresen ab. „Gehen Sie dort durch die Glas-*

tür", sagt man ihr, „das ist die Aufnahme". Birgit F. wird von ihrem Freund begleitet, der ihre schwere Reisetasche schleppt. Zuerst will die Sachbearbeiterin den Einweisungsschein des Arztes und die Krankenkassenkarte von ihr haben. Dann legt sie ihr drei Blätter hin: eine Einzugsermächtigung, in der Birgit F. sich mit der Einziehung der Krankenhauszuzahlung einverstanden erklärt, denn – so wird ihr mitgeteilt – der Gesetzgeber hat in Deutschland festgelegt, dass sie für maximal 28 Tage pro Kalenderjahr an jedem Tag, den sie sich im Krankenhaus befindet, 10 Euro zuzahlen muss. Zweitens soll sie einen Fragebogen ausfüllen und ihn anschließend wieder hereinbringen. Drittens soll sie einen Behandlungsvertrag mit dem Krankenhaus unterschreiben und ihn sich zuvor gut durchlesen.

Birgit F. verlässt die Aufnahme also wieder mit den Blättern und setzt sich in eine Warteecke. Dort füllt sie als erstes den Fragebogen aus. Wen man im Notfall benachrichtigen soll, wird dort gefragt, was Birgit F. etwas irritiert. „Es ist doch nur für alle Fälle" beruhigt sie ihr Freund. Natürlich gibt sie seine Telefonnummern an. „Und wozu wollen die wissen, welche Konfession man hat?" fragt sie. „Um zu wissen, wie ich beerdigt werden will, falls etwas schief geht?" – „Blödsinn!" entgegnet ihr Freund. „Das geht doch aus der nächsten Frage hervor: Wünschen Sie den Kontakt mit einem Seelsorger!". Als nächstes unterschreibt sie den Behandlungsvertrag, der als juristisches Dokument regelt, welche Leistungen ihre Kasse an das Krankenhaus bezahlen wird und welche sie – wenn sie das wünscht – selbst bezahlen muss. Da sie keine private Zusatzversicherung für stationäre Behandlungen hat und auch keine Zusatzkosten aus eigener Tasche bezahlen möchte, kreuzt sie die Optionen „Einzelzimmer" und „Chefarztbehandlung" nicht an.

Nachdem sie die unterschriebenen Bögen abgegeben hat, teilt die Sachbearbeiterin ihr den Namen der Station mit. Nach langem Suchen finden sie die Station im dritten Stock und bleiben vor einem Raum mit großer Fensterscheibe, dem Stationszimmer, stehen, wo ein Krankenpfleger sehr beschäftigt etwas in eine große Kladde schreibt. Erst als Birgit F.s Freund zur Tür geht und „Guten Tag" hineinruft, tritt der Mann heraus und begrüßt sie. „Bitte warten sie noch einen Moment dort hinten in der Sitzecke, ich muss erst sehen, in welches Zimmer Sie kommen" erklärt er. Sie sind schon fast zwei Stunden im Krankenhaus, als die Stationsschwester ihr endlich das Zimmer zeigt, und ihr Freund muss sich nun wirklich beeilen, da er sich eigentlich nur eine Stunde von der Arbeit frei nehmen wollte. In Birgit F.s Zimmer liegt bereits eine ältere Frau, die erst einmal recht unfreundlich über die Bettdecke schaut, aber Birgit F. weiß als Sekretärin, dass man Menschen nur richtig anzusprechen braucht, dann werden sie schon freundlich. Deshalb stellt sie sich sofort ordentlich bei der Mitbewohnerin vor und fragt sie, was ihr fehle. Die Frau wird gleich viel freundlicher und beginnt von ihrer Krankengeschichte zu plaudern, während Birgit F. ihren Koffer auspackt.

***Günther P.** hingegen wird liegend direkt vom Krankenwagen in einen Flur gefahren, wo er in ein Krankenhausbett umziehen muss. An seinem Arm hängt eine Infusionsflasche, die man jetzt an seinen Bettgalgen hängt. Weil er sich ziemlich schwummerig fühlt, bleibt er in der Horizontalen liegen. Nun hört er, wie der Rettungssanitäter sich mit einem weiß gekleideten Mann unterhält, ihm etwas über „EKG unauffällig" mitteilt und ein Blatt übergibt. Günther P. kann nicht erkennen, ob es sich bei dem Mann um einen Arzt oder einen Pfleger handelt. Der weiß gekleidete Mann sagt nur, dass er noch einmal den Blutdruck von Günther P. messen werde und legt die Messmanschette an. Nachdem er den Blutdruck gemessen und die Manschette gelöst hat, geht er wortlos davon. Günther P. starrt an eine nüchterne weiße Decke, in der Leuchtstoffröhren nicht gerade ein Gefühl von Geborgenheit aufkommen lassen. Irgendwo schreit eine Frauenstimme fast rhythmisch, aber Günther P. kann sich nicht aufsetzen, um zu sehen, von wem die Schreie stammen. Ab und zu fliegt ein weißer Kittel neben ihm vorbei, sagt jemand etwas Unverständliches wie „In den Defi!" oder ruft „Polytrauma!", woraufhin mehrere eilige Schritte über den Flur trappeln, aber er kann nicht sehen, wohin. Er hat den Eindruck, dass es Stunden dauert, bis wieder einmal ein weiß gekleidetes Wesen bei ihm vorbeischaut, diesmal eine Frau. Nur durch die Bezeichnung auf ihrem Namensschild kann er sie als Ärztin identifizieren, denn auch sie stellt sich nicht vor, selbst dafür fehlt offenbar die Zeit. „Schildern Sie mir noch einmal Ihre Beschwerden" sagt sie und: „Wir werden Ihnen jetzt Blut abnehmen" und sie ist schon dabei, seinen Oberarm abzubinden. „Waren Sie schon im Röntgen?". Günther P. wundert sich etwas über die Frage, denn er denkt, dass sie das doch wissen müsste. „Bisher nicht" entgegnet er, woraufhin die Ärztin missbilligend die Stirn runzelt. Nachdem sie sein Blut in ihrer Spritze hat, schaut sie auf das Blatt, das man ihm auf den Bauch gelegt hat.*

„EKG normal, RR erhöht", murmelt sie und sagt zu einer anderen Person, die in einiger Entfernung steht und etwas sortiert: „Wir machen ein Rö-Thorax bei ihm!". Damit verschwindet sie wieder.

Diagnostik und Voruntersuchungen

Während ***Birgit F.*** *ihre Kleidung in den Wandschrank hängt, betritt ein Arzt ihr Zimmer und teilt ihr mit, er sei der Stationsarzt und er müsse ihr nun Blut abnehmen. Danach solle sie in die Röntgenabteilung gehen, wo man ein Ultraschall machen wolle. Nach der Blutabnahme misst er noch ihren Blutdruck und horcht ihre Lunge ab. Anschließend schickt er sie auf den Weg in die Röntgenabteilung. Auch dort muss Birgit F. wieder warten, bis sie endlich drankommt. Dabei findet sie Warten ganz schrecklich. Aber immerhin weiß sie ja, dass Ultraschall nicht weh tut. Die Radiologin, die Röntgenärztin also, die das Ultraschallbild bei ihr macht, erklärt ihr genau, was man auf dem Bild sieht und dass sie deswegen morgen operiert werde. Andere Untersuchungen, ein CT oder MRT, seien in diesem Fall nicht nötig.*

Als sie wieder in ihrem Zimmer auf der Station ist, hat ihr die Schwester einen Zettel aufs Bett gelegt, sie solle sich in ihrem Zimmer für die Ärzte bereithalten. Sie weiß zwar nicht, welche Ärzte damit gemeint sind, aber sie probiert erst einmal den Fernseher aus und freut sich, dass sie hier die volle Palette der Privatsender empfangen kann. Plötzlich geht die Tür auf und ein freundlicher grauhaariger Mann im weißen Kittel steht vor ihr. „Ich bin der Anästhesist", stellt er sich vor, „der Narkosearzt. Ich werde zwar bei ihrer Operation morgen nicht dabei sein, aber ich nehme ihre Daten auf und informiere dann meine Kollegin". Danach stellt er ihr eine Reihe von Fragen, die auf ihren Gesundheitszustand abzielen. So will er beispielsweise wissen, ob sie schon einmal Probleme bei einer Operation hatte, ob sie herzkrank sei, lungenkrank oder allergisch gegen irgendetwas. Sie kann alle Fragen verneinen, was ihn offenbar zufrieden stellt. Dann sieht er sich auf einem Blatt, das er in seinen Unterlagen mit sich trägt, die Ergebnisse der Blutuntersuchung an, für die sie erst einige Stunden zuvor Blut hergeben musste. Sie wundert sich, dass die Ergebnisse schon so schnell da sind, aber der Anästhesist erklärt ihr, heutzutage müsse alles schnell gehen. Dann bespricht er mit ihr die Narkosetechnik, die bei ihrer Operation zum Einsatz kommen soll. Er schlägt eine Spinalanästhesie – eine Rückenmarksnarkose – vor und erklärt ihr, dass eine Vollnarkose ebenfalls möglich sei, aber bei dieser Operation nicht unbedingt nötig und die Rückenmarksnarkose weniger belastend für den Organismus sei. Birgit F. ist damit aber gar nicht einverstanden, da sie sich davor fürchtet, bei der Operation wach zu liegen und alles mitzubekommen. Obwohl der Anästhesist sie dahingehend zu beruhigen versucht und ihr ein Schlafmittel ankündigt, will sie unbedingt eine Vollnarkose. Er willigt schließlich nach einer ausführlichen Diskussion der Vor- und Nachteile ein und klärt sie noch über die Risiken der Operation auf. Nachdem sie ihm einige Fragen zu den Wahrscheinlichkeiten gestellt hat, mit denen diese Risiken bei ihr zu erwarten sind, unterschreibt sie den Aufklärungsbogen.

Etwas später kommt eine junge Frau herein, die sich als die operierende Ärztin vorstellt. Sie zeichnet ihr auf einer schematischen Abbildung der Gebärmutter den genauen Verlauf der Operation auf und erklärt ihr, was sie danach zu erwarten hat: „In der Regel haben unsere Patientinnen nach dieser Art von Operation nur einige wenige Tage noch Schmerzen im operierten Bereich. Wenn Sie Schmerzen haben, zögern Sie bitte nicht, sich sofort ein Schmerzmittel geben zu lassen". Schließlich unterschreibt Birgit F. eine Einverständniserklärung zur Operation. „Heute Abend kommt dann noch die Schwester. Der Operationsbereich muss rasiert sein", erklärt die Ärztin ihr. „Außerdem bekommen sie ein Flügelhemdchen, das sie morgen früh anziehen müssen. Ab heute um Mitternacht dürfen sie auch nichts mehr essen und ab etwa vier oder fünf Uhr morgen früh nichts mehr trinken, denn sie müssen völlig nüchtern in die Operation gehen, das heißt ganz ohne Mageninhalt, damit Ihnen nicht während der OP übel wird".

***Günther P.** wurde währenddessen einer Röntgen-Untersuchung im Liegen unterzogen. Danach wird er wieder auf den weißen Gang geschoben und fragt sich, ob man ihn nicht einfach nur hin und her schiebt, ohne sich wirklich um ihn zu kümmern. Schließlich tritt eine ältere Ärztin an sein Bett heran, die er zuvor noch nicht gesehen hat, und erklärt ihm, sie sei die Neurologin und müsse ihn nun untersuchen. Das tut sie, indem sie zunächst mit einer Nadel über verschiedene Körperstellen streicht, wobei er feststellt, dass sein Schwin-*

del und die Übelkeit schon etwas besser geworden sind. Schließlich erklärt sie ihm, sie könne weder aus ihrer Untersuchung noch aus seinen Symptomen etwas Beunruhigendes erkennen. Nachdem sie ihm noch einige Fragen gestellt hat, lässt sie ihn ohne weitere Erklärungen allein. Wieder liegt Günther P. in seinem Bett, und noch immer spürt er Schmerzen im Oberbauch und das Gefühl, nicht gut durchatmen zu können. Da kommt plötzlich die Ärztin auf ihn zu, die ihm das Blut abgenommen hat und sagt: „Sie hatten wohl doch so etwas wie einen kleinen Herzinfarkt. Wir haben das eben anhand der Blutwerte bemerkt. Wir bringen Sie jetzt erst einmal auf die Intensivstation". Günther P. fällt aus allen Wolken. Hatte denn der Rettungssanitäter nicht gesagt, das EKG sei in Ordnung gewesen? Er fragt sich, wieso er kein Handy dabei hat, um seinen Bruder anzurufen und ihn über seinen unfreiwilligen Aufenthalt im Krankenhaus zu informieren. Aber die Schwester, die jetzt sein Bett den Gang entlang schiebt, hat wohl mitgedacht und fragt fürsorglich: „Sind Sie alleine hier? Sollen wir jemanden informieren, dass Sie hier sind?".

OP und Intensivmedizin

*Am nächsten Tag wird **Birgit F.** operiert. Die Schwester hat ihr zuvor eine Tablette gebracht, die ein Beruhigungsmittel enthält, damit sie nicht so aufgeregt ist. Außerdem hat man ihr eine zweite Tablette mit einem Schmerzmittel verabreicht. Das hatte sie zuvor mit dem Anästhesisten vereinbart, der meinte, dadurch könnten die eventuell auftretenden Schmerzen nach der Operation schon im Vorfeld verhindert werden. Obwohl man ihr angekündigt hat, sie sei etwa um 9.30 Uhr dran, liegt sie um 10.00 Uhr noch immer nervös in ihrem Bett. Die vorige Operation müsse sich wohl verzögert haben, meint die Schwester, das komme oft vor. Dann endlich um 10.20 kommt eine Schwester herein, die Birgit F. noch nie gesehen hat und ruft hektisch: „Jetzt ist es soweit!". Ob sie alle Schmuckstücke abgemacht habe und herausnehmbaren Zahnersatz in den Nachttisch gelegt habe, will die Schwester wissen. Und dann löst sie auch schon die Bremsen an Birgit F.s Bett und rollt sie aus ihrem Zimmer. „Und was ist mit meiner Brille?" will Birgit F. wissen. „Die bringe ich für Sie in den Aufwachraum" erklärt die Schwester, „Service des Hauses, damit sie noch etwas sehen können, bevor sie einschlafen". Birgit F. zuckt zusammen, als sie das Wort „einschlafen" hört, aber* *sie weiß, dass sie sich aus freien Stücken für diese Operation entschieden hat. Also muss sie jetzt da durch und kann keinen Rückzieher mehr machen. Dann wird sie in einen Raum gefahren, der von blitzblankem Chrom glänzt. Ein Mann in einem grünen Kittel, mit einer ebenso grünen Haube begrüßt sie mit Namen und erklärte ihr, es werde jetzt etwas pieken. Dann führt er eine Injektionsnadel in eine Unterarmvene und unterhält sich mit ihr einige Sekunden. Was danach geschah, wusste sie hinterher nicht mehr.*

Das nächste, was sie erinnert, ist ein weiter Raum, in dem sie sich alleine glaubt. Sie kann kaum ihren Mund bewegen vor Müdigkeit, aber sie will doch kundtun, dass sie da ist und ruft deshalb einige Mal zaghaft. Sofort steht eine Schwester an ihrem Bett und hält ihre Hand. Das war also der Aufwachraum und offenbar war sie gerade wach geworden. Dann ist wieder alles weg und sie wird erst wieder wach, als sie in ihrem eigenen Zimmer liegt und es schon längst finstere Nacht ist. Sie wundert sich, wie tief sie geschlafen hat und dass sie den Rest des Tages nicht erinnern kann.

***Günther P.** hingegen ist auf der Intensivstation des Krankenhauses gelandet, auf der ITS, wie der Pfleger sagt, der ihm ein Handy reicht, damit er seinen Bruder anrufen könne. Hier klebt man ihm als erstes EKG-Elektroden an, die seinen Herzschlag messen und hängt eine neue Infusionsflasche an die Kanüle, die bereits in seinem Handgelenk steckt. Zudem soll er vorsorglich zusätzlichen Sauerstoff über einen kleinen Schlauch in die Nase aufnehmen. Auf seine Anfragen erklärt ihm der junge Arzt, der ihm die Geräte anlegt, was die Geräte aufzeichnen und die Infusion bewirken soll. Günther P. ist durch das andauernde Piepsen und die vielen Geräte um ihn herum beunruhigt. Obwohl er eine Art Einzelkabine bewohnt, sieht er durch eine Glasscheibe in einen anderen Raum, in dem jemand offenbar von einer Maschine beatmet wird. Er fühlt sich sehr unwohl, weil er das Gefühl hat, sein Leben könnte bald nur noch von solch einer Maschine abhängen. Günther P. war nie zuvor auf einer Intensivstation. Zum Glück sind der Arzt und der Pfleger hier sehr freundlich zu ihm. Und er wird ständig beobachtet, zumindest über die Maschine, auch wenn der Pfleger in einem Glasraum hinter einer zugezogenen Jalousie sitzt. „Ich bin hier viel sicherer als irgendwo anders“, sagt er sich, „auch wenn es ungewohnt ist, hier zu sein. Was auch immer passiert, man wird mir sehr schnell helfen können“.*

Der Stationsarzt klärt ihn darüber auf, man wolle am nächsten Tag eine Herkatheteruntersuchung bei ihm durchführen, bei der ein Schlauch durch die Blutgefäße bis zum Herzen geschoben wird um genauer zu sehen, welche Herzareale betroffen sind und gegebenenfalls auch gleich eine Erweiterung verschlossener Gefäße durchzuführen. Günther P. ist aber misstrauisch und möchte es genauer wissen. Er fragt nach den Risiken und dem genauen Nutzen dieser Untersuchung. Der Arzt holt eine Aufklärungsbroschüre und darin liest Günther P., dass die Komplikationen erheblich sein können, aber bei weniger als 1 % der Untersuchten aufträten. Den genauen Nutzen der Untersuchung versteht Günther P. auch nach Lektüre der Aufklärungsbroschüre nicht. Er fragt deshalb noch einmal den jungen Arzt, als der wieder an seinem Bett steht. Doch obwohl Günther P. eigentlich nicht schwer von Begriff ist, kann der Arzt ihm immer noch nicht überzeugend erklären, welche Vorteile diese Untersuchung bei seiner Art von Herzinfarkt haben soll. Günther P. lehnt deshalb eine solche Untersuchung kategorisch ab.

Die Visite

Günther P. und Birgit F. bekommen einmal pro Woche Besuch von dem für sie zuständigen Oberarzt, der vom Stationsarzt, einer Krankenschwester und einem Medizinstudenten begleitet wird. Bei Günther P., der am nächsten Tag auf eine normale Station verlegt werden konnte, schaut gleich am ersten Tag der Chefarzt persönlich vorbei, denn Günther P. ist als Beamter privatversichert. Außerdem kommt jeden Tag, außer am Wochenende, der Stationsarzt alleine mit der Krankenschwester vorbei und erkundigt sich nach ihrem Befinden. Solche offiziellen, geplanten Besuche von Ärzten am Krankenbett werden Visite (lateinisch: „Besuch") genannt. Für unsere beiden Musterpatienten kommt die Visite jeweils recht überraschend. Günther P. hat sich zwar vorher bei der Schwester darüber informiert, an welchem Wochentag die Visite in welcher Besetzung vorbeikommen wird (mit Chefarzt, Oberarzt oder nur dem Stationsarzt), aber Birgit F. hat nicht gefragt und auch keine Information darüber erhalten und lässt sich nun an jedem Tag davon überraschen, wer plötzlich ihr Krankenzimmer betritt. Den Stationsarzt kennt sie ja bereits, aber als der zum ersten Mal ihr Zimmer hinter einem adretten, weiß gekleideten Herrn mit Schnauzer betritt, ist sie doch etwas irritiert, denn der stellt sich bei ihr weder vor noch macht er Anstalten, seine Anwesenheit irgendwie zu erklären. Er steht plötzlich in ihrem Zimmer – nicht einmal ein Anklopfen hat sie bemerkt – wünscht ihr knapp einen guten Morgen und will von ihr Wissen, ob sie noch Schmerzen habe. Aber so spricht man nicht mit Birgit F. „Schön, dass Sie sich für meine Schmerzen interessieren", entgegnet sie resolut, „aber wer sind Sie eigentlich?". Der Herr mit dem Schnauzer blickt irritiert in eine Patientenkladde, die er in der Hand hält und erklärt ihr, er sei der Oberarzt für diese Station. „Na dann", sagt Birgit F. und scherzt: „Sie hätten ja auch der Koch sein können". Der Oberarzt aber zeigt wenig Humor. Er lässt sich von Birgit F. kühl die Operationswunde zeigen, gibt einige Instruktionen an den Stationsarzt und die Krankenschwester und stellt ihr noch zwei knappe Fragen, dann geht er weiter zum nächsten Bett. Birgit F. ist abermals erstaunt, denn sie hätte selbst auch noch einige Fragen gehabt, die sie jetzt nicht mehr loswerden kann, ohne unhöflich zu sein und die Visite ihrer Zimmergenossin zu stören. Nach ihren eigenen Anliegen ist sie gar nicht gefragt worden.

In einer Beschwerde, die ein Kölner Bürger im 16. Jahrhundert an den Magistrat der Stadt Köln richtet, beklagt er, die amtsärztliche Untersuchungskommission, bestehend aus vier Wundärzten, sei gegen seinen Willen in seine Krankenstube eingedrungen, habe ihn trotz seiner heftigen Proteste zwangsweise untersucht und seiner Kopfwunde unter starken Schmerzen mit der Pinzette Knochensplitter entnommen. Vor allem aber störte ihn die Tatsache, dass die Herren Amtsärzte ganz offensichtlich so betrunken waren, dass sie ihre Hüte und Mäntel verwechselten[40]. Wenn es auch Weltgegenden geben soll, in denen betrunkene Ärzte noch immer anzutreffen sind, so hoffen wir doch, dass Ihre Erfahrungen mit ärztlichen Visiten wenigstens in dieser Hinsicht weniger unangenehm sind. Was die übrigen Beschwerden des Kölners betrifft, so dürfen wir leider nicht mit einer wesentlichen Veränderung der Verhältnisse rechnen:

Noch immer dringen Ärzte in Rudeln in die Krankenzimmer ihrer Patienten ein und fallen über sie her, indem sie den Kranken untersuchen und seine Wundverbände entfernen, ohne vorher darüber zu informieren, was geschieht. Damit aber nicht genug, sind Visiten doch oft ein beliebtes Studienobjekt dafür, wie Kommunikation sich hierarchisch statt partnerschaftlich gestalten lässt: Es wird nicht mit dem Kranken geredet, sondern über ihn, ohne dass er eingeladen wird, an diesem Gespräch teilzuhaben. Anweisungen an die Krankenschwester oder den ärztlichen Kollegen werden in Fachsprache ausgedrückt, ohne noch einmal für den Kranken übersetzt zu werden. Manche Kommunikationsforscher meinen sogar, dass Ärzte (insbesondere leitende Ärzte) in Visiten nur ihre eigenen Kollegen als Gesprächspartner betrachten, während alle anderen, inklusive dem Patienten, eher als Komparsen beim großen Auftritt des Doktors fungieren[41].

Diese autoritäre, arztzentrierte Struktur der Visite ist insbesondere deshalb so unerfreulich für viele Kranken, weil der Kontakt mit dem Arzt für sie den wichtigsten Tagesordnungspunkt im einförmigen Krankenhausalltag darstellt. Der kurze Moment, zu dem sie die bedeutendste Person in ihrem Patientendasein zu Gesicht bekommen – den Stations-, Ober- oder gar Chefarzt – besitzt für viele Kranke eine herausragende Bedeutung. Umso enttäuschter sind sie, wenn sie nach der Visite feststellen, dass der Arzt gerade einmal 5 Minuten für sie Zeit hatte (das ist die durchschnittlich übliche Zeit pro Patient) und dass sie kaum Gelegenheit hatten, eigene Anliegen vorzutragen. In der Regel bewerten Ärzte die Visite als sehr viel weniger wichtig als die Patienten[42]. Sie sehen darin allenfalls die Möglichkeit, den Patienten körperlich zu untersuchen und ihm offizielle Mitteilungen zu machen. An das Informationsbedürfnis des Patienten und an die für die Patienten hier so wichtigen Bedürfnisse nach Zuwendung, Zuspruch und Wertschätzung denken Ärzte oft nicht.

Vielen Ärzten erscheint die so genannte *Kurvenvisite* in puncto Informationsgewinn sogar ergiebiger und deshalb auch wichtiger als die eigentliche Visite. Bei Kurvenvisiten aber bekommen sie den Patienten gar nicht zu Gesicht, sondern nur dessen Krankenunterlagen, die so genannte Kurve eben, die sie entweder im Besprechungszimmer oder auf dem Flur vor dem Betreten des Krankenzimmers mit der Krankenschwester oder der ärztlichen Kollegin durchsprechen. Peinlicherweise denken viele nicht daran, dass Krankenzimmer nicht immer mit schalldichten Türen ausgestattet sind, so dass die Patienten zuweilen jedes Wort mitbekommen, das unter der Annahme der Heimlichkeit vor der Tür über sie gesprochen wird. Das ist für den Kranken umso verstörender, als er die dabei verwendeten Fachworte oft nicht kennt und deshalb manches in sie hineindeuten wird.

Weil viele Ärzte sich deren Bedeutung für Patienten nicht bewusst sind, gestalten sie die Visite ganz nach ihren eigenen Bedürfnissen und das heißt: Sie muss schnell gehen und lediglich jene Fragen beinhalten, die zu einer Entscheidung über das weitere Vorgehen und zur Vermeidung von Komplikationen dienlich sind. Die Kommunikation in Visiten ist deshalb streng reglementiert und geht einseitig vom Visitenleiter aus. Nicht selten geschieht es dann, dass der Patient unmittelbar nach der Visite erst bemerkt, wie viele Fragen noch offen geblieben sind. Darauf reagieren die Visitierenden dann zusätzlich verärgert: „Warum haben Sie das nicht gleich in der Visite gefragt?" Was dabei übersehen wird: Dem Patienten blieb einfach keine Gelegenheit, auch nur daran zu denken, was er wollte.

Untersuchungen haben ergeben, dass in einer durchschnittlichen Visite von etwa 5 Minuten Dauer 6 bis 11 Fragen des Arztes einer einzigen Frage des Patienten gegenüberstehen. 54 % der Fragen, die der Arzt an den Patienten richtet, sind Sachfragen in Ja-Nein-Form wie „Haben Sie weiterhin Schmerzen?" und 27 % Suggestivfragen („Sie haben doch Ihre Medikamente eingenommen!?"). Beide Fragentypen lassen nur eine einzige richtige Antwort zu und laden nicht gerade zum Gespräch ein. Das ist anders bei offenen Fragen („Was machen Ihre Beschwerden?"), die zu ausführlicheren Antworten Gelegenheit geben, aber nur zu 18 % verwendet werden.[43] Wenn der Patient dieses Frage-Antwort-Spiel mitspielt, wird er kaum zu Wort kommen und schon gar nicht seine eigenen Anliegen loswerden.[44]

In Visiten zu Wort kommen

Patienten, die zu Wort kommen, wagen es, aus der vom Arzt strukturierten Kommunikation auszusteigen und selbst das Ruder zu übernehmen. Sie warten nicht, bis sie vielleicht vom Arzt aufgefordert werden, sondern stellen ihre Fragen da, wo sie ihnen einfallen. Dabei übergehen sie sogar Fragen des Arztes, ignorieren schon einmal Aufforderungen, um ihre eigenen Fragen zu stellen. Oder sie schieben ihre eigenen Anliegen bei passender Gelegenheit ein, wie es in jedem anderen Alltagsdialog zwischen Erwachsenen ebenfalls üblich wäre. Ein Beispiel:

Arzt: „Und wenn ich hier drücke, tut es dann noch weh?"
Patientin: „Ja, etwas. *Meinen Sie das ist etwas Ernstes?*"

Arzt: „Nein, überhaupt nicht. Nehmen Sie einfach weiterhin Ihre Medikamente ein. Haben Sie noch Beschwerden beim Wasserlassen?“

Patientin: „*Weil Sie gerade die Medikamente erwähnten, da wollte ich Sie noch fragen,* ob man die nicht etwas runtersetzen kann, weil ich davon Durchfall kriege“.

Arzt: „Lieber nicht, wir geben Ihnen besser noch Durchfallmittel dazu.“

Patientin: „*Und was meine Rückenschmerzen betrifft, die sind zwar besser, aber* die Schwester meint, ich habe da eine gerötete Stelle am Rücken. Könnten Sie noch mal auf den Rücken schauen?“

In diesem Beispiel hat die Patientin die Strukturierung der Visite ganz selbstverständlich übernommen, indem Sie einmal eine Frage an die Antwort anschließt, dann die Frage des Arztes einfach ignoriert und bei der dritten Gelegenheit ihr eigenes Anliegen ungefragt einschiebt. In dieser Sequenz hat der Arzt nur zwei und die Patientin drei Fragen gestellt. Das ist weitaus mehr als der Schnitt von elf zu eins, der in vielen anderen Visiten erreicht wird. Denken Sie deshalb besonders bei Visiten an die Devise: *Wer fragt, führt das Gespräch*! Hier ist das Fragenstellen das entscheidende Mittel, um aus einer einseitig hierarchischen eine gleichberechtigte Kommunikationssituation zu gestalten. Die Visite durch Fragenstellen selbst zu strukturieren, ist das wichtigste Ziel, das sich für ein Visitengespräch auf der Klientenseite stellt.

Manchmal mag es allerdings darüber hinaus nötig sein, ein weiteres Thema anzusprechen, bei dem sich visitierende Ärzte oft nicht gerade ein Ruhmesblatt verdienen. Es ist doch erstaunlich, mit welcher Selbstverständlichkeit die einfachsten Regeln einer respektvollen Kommunikationen zwischen Erwachsenen auch heute noch immer wieder ignoriert werden, so als gehöre es sich für einen Arzt, der was auf sich hält, bei jeder Gelegenheit den Unterfeldwebel herauszukehren: Es wird befohlen, angewiesen und zuweilen auch angeraunzt und gar angeschrieen, wenn der Patient nicht artig folgt. Statt eines Befehls wie „Machen Sie mal eine Faust“ könnten Ärzte schließlich auch eine Bitte äußern: „Würden Sie bitte mal eine Faust machen?“, statt einer Anweisung „Nehmen Sie ab jetzt zwei Tabletten ein“ könnte es auch eine Erläuterung tun: „Es ist deshalb besser, wenn Sie ab jetzt zwei Tabletten einnehmen“. Wenn Sie sich von anderen Menschen so nicht ansprechen lassen würden, wieso erlauben

Sie es dann einem Arzt in der Visite? Sprechen Sie das Thema offen an, wie Birgit F. es in unserem Beispiel tut:

Birgit F. hat nach ihren ersten Visiten dazugelernt und lässt sich nun nicht mehr so leicht überrumpeln. Als der Stationsarzt das nächste Mal ihr Krankenzimmer ohne anzuklopfen betritt, entgegnet Sie prompt: „Ach Sie sind es wieder, ich habe Sie gar nicht klopfen gehört. Aber wenn Sie schon hier sind: ich habe einiges, was ich gerne mit Ihnen besprechen würde". Der Stationsarzt runzelt die Stirn, da er es nicht gewohnt ist, auf eine solche Weise empfangen zu werden. Birgit F. hat sich nicht „skriptgemäß" verhalten, mit anderen Worten: Sie weigert sich, die Rolle zu spielen, die man ihr unterschieben will. Aber er findet die Fassung schnell wieder und fragt sie nach Schmerzen „Auf einer Skala von 0 bis 10, wie stark sind Ihre Schmerzen heute?". „Ich habe vorher noch eine wichtigere Frage", entgegnet Birgit F.: „Ich habe von der Schwester gehört, dass Sie mich übermorgen entlassen wollen. Warum erfahre ich das nicht offiziell?". Der Stationsarzt ist perplex. Einen solchen Ton würde er sich gerne verbitten, aber ihm fehlen für einen Moment die Worte. „Weil wir diese Entscheidung erst hier und heute treffen wollen", entgegnet er und ist damit auf das umgekehrte Rollenspiel eingestiegen, das Birgit F. ihm angeboten hat: Sie hat ihn zum Reagierenden gemacht. „Einverstanden, welche Informationen brauchen Sie, um diese Entscheidung treffen zu können?" fragt Sie ihn und spielt damit das Spiel weiter. Birgit F. hat durch ihr forsches Auftreten gepunktet, nicht durch eine besonders ausgefeilte Strategie. Sicherlich ginge es auch anders: zurückhaltender und eine Spur höflicher, aber sie redet nun mal, wie ihr der Schnabel gewachsen ist und hat damit Erfolg. Diesmal hört der Stationsarzt ihr zu.

Dass die Visitierenden nicht anklopfen, sich nicht vorstellen, vor dem Bett stehen bleiben und damit erzwingen, dass der Patient zu ihnen aufblickt, ist ein Versuch, Dominanz herzustellen. Nonverbal wird dem Kranken damit signalisiert, dass der Arzt der unangefochtene Herr über alle Krankenzimmer, Kranken und sonstigen Mitarbeiter der Klinik ist. Visite bedeutet aber wörtlich „Besuch" und wie Besucher sollten die Visitierenden sich benehmen und auch empfangen werden. Wenn Sitzgelegenheiten vorhanden sind, darf der Kranke ruhig einmal fragen: Wollen Sie sich nicht setzen? Wenn es ihm möglich ist, kann er auch selbst aufstehen, während die Ärzte an seinem Bett stehen.

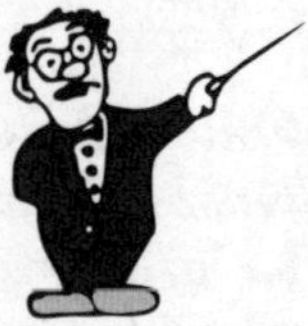

Tipp: Wenn die Visite kommt …

- Haben Sie keine Angst, unverschämt zu wirken, wenn Sie Ihre Anliegen durchsetzen! Bleiben Sie höflich, aber seien Sie auch bestimmt Stellen Sie Fragen und blockieren Sie Fragen und Aufforderungen des Arztes, solange Ihre eigenen Anliegen nicht hinreichend einbezogen werden.
- Machen Sie sich klar: Die Visite ist zu Besuch in Ihrem Zimmer. Entsprechend sollten sich die Besucher benehmen. Kommunizieren Sie dieses Verständnis von Visite, indem Sie auf entsprechende Umgangsformen bestehen („Wollen Sie nicht Platz nehmen?")
- Wenn über Sie, aber nicht mit Ihnen gesprochen wird, mischen Sie sich ruhig ein: Sie sind kein Objekt, sondern der unmittelbar Betroffene des Gesprächs. Wenn Sie etwas nicht verstanden haben, weil der Visitenleiter mit Kollegen in Fachchinesisch spricht, fragen Sie einfach nach: „Können Sie das, was Sie da eben zu Ihrem Kollegen gesagt haben, noch einmal für Doofe wie mich wiederholen?" oder „Ich habe wohl gerade nicht zugehört, was haben Sie gesagt?".
- Lassen Sie nichts mit sich machen, sondern nur mit Ihnen gemeinsam. Reagieren Sie nicht mit militärischem Gehorsam auf jede Aufforderung wie: „Lassen Sie mich mal die Wunde sehen!", sondern klären Sie, was Sie wissen wollen: „Wollen Sie meinen Verband wechseln oder die Narbe abtasten? Ich würde das gerne vorher wissen, weil die Stelle noch recht empfindlich ist!"

Verlegung, Entlassung, Beendigung

Birgit F. hat ihren offiziellen Entlassungstermin einen Tag vorher in der Visite mitgeteilt bekommen. Das war zwar etwas knapp, aber schließlich hatte sie nicht mehr viel zu organisieren, da die Krankenkasse ihr ein Taxi für die Heimfahrt bezahlt. Günther P. hingegen fühlt sich anderntags schon wieder gesund und möchte das Krankenhaus deshalb schnellstmöglich verlassen. Dass die Ärzte ihn stattdessen direkt weiter in eine Rehaklinik schicken wollen, sieht er nicht ein. Er weiß von einem Bekannten, der zwei Tage nach einem „kleinen" Herzinfarkt nach Hause geschickt wurde. Da die Ärzte aber einen Termin in einer Rehaklinik ausgemacht haben und Günther P. solange unter Beobachtung behalten wollen, beschließt er, sich selbst zu entlassen, „gegen ärztlichen Rat".

Das ist kein Problem. Denn einen Krankenhausaufenthalt können Sie jederzeit von sich aus beenden. Wenn Ihr behandelnder Arzt damit nicht einverstanden ist, bleibt ihm nichts anderes übrig, als *gegen ärztlichen Rat* in Ihre Akte zu schreiben und Sie zu *bitten,* eine entsprechende Erklärung zu unterschreiben. Ein Krankenhaus ist kein Gefängnis, und wenn Sie es verlassen wollen, können Sie das tun, ohne strafrechtliche Konsequenzen befürchten zu müssen. Sie sollten das allerdings nicht in einer heimlichen Nacht- und Nebelaktion tun, denn dann riskieren Sie, dass das Krankenhaus aus Verantwortung Ihnen gegenüber eine Vermisstenmeldung bei der Polizei macht. Müssen Sie, wenn Sie das Krankenhaus auf eigenen Wunsch und gegen ärztlichen Rat verlassen, eine diesbezügliche Erklärung unterschreiben? Natürlich müssen Sie das, wird Ihr Arzt behaupten, weil die Hausordnung eine solche Erklärung zur eigenen rechtlichen Absicherung verlangt. Aber was passiert, wenn Sie ohne eine solche Unterschrift gehen? Jeder, der Sie gegen Ihren Willen festhält, begeht – sofern Sie nicht gerichtlich untergebracht sind – Freiheitsberaubung. Niemand kann Sie davon abhalten, einfach zu gehen.

„Gegen ärztlichen Rat"

Eine versicherungsrechtliche Konsequenz allerdings kann Ihnen drohen: Der Patient hat eine Mitwirkungspflicht bei seiner Behandlung. Wer also die Behandlung gegen ärztlichen Rat abbricht, kann Schwierigkeiten bekommen, wenn er bei seiner Krankenkasse anschließend wegen derselben Erkrankung eine andere Akut- oder Rehamaßnahme bezahlt bekommen möchte. Der Kostenträger kann sich nämlich auf den Standpunkt stellen, der Patient habe nicht an seiner Genesung mitgewirkt und deshalb seinen Zustand selbst verschuldet. In diesem Fall muss der Kostenträger für die weiteren Behandlungskosten nicht aufkommen. Wenn Sie Ihren Krankenhausaufenthalt also abbrechen, weil Sie mit der Behandlung unzufrieden sind, ist es am besten, wenn Sie dies vorher mit Ihrem Kostenträger (Krankenkasse etc.) absprechen (immer Name der Sachbearbeiterin notieren!).

Gefällt Ihnen Ihre Behandlung nicht, ist es ohnehin sinnvoll, statt einer Entlassung gegen ärztlichen Rat eine Verlegung anzustreben. Eine Verlegung aus fachlich-medizinischen Gründen muss der behandelnde Arzt sogar von sich aus, insbesondere aber auf Ihren Wunsch hin veranlassen, wenn die Klinik, in der Sie liegen, für Ihr Problem nicht kompetent ist. Normalerweise genügt es dazu schon, wenn Sie gehört haben, dass eine andere Klinik sich besser auf Ihr Problem spezialisiert hat als das Krankenhaus, in dem Sie sich momentan befinden. Dann können Sie die Verlegung auf Krankenkassenkosten gegenüber Ihrem Arzt durchsetzen. Haben Sie keine Angst, die Gefühle des Arztes zu verletzen, der sich mit Ihnen Mühe gegeben hat – wenn auch ohne Erfolg. Sie tun nur das, was Ihnen zusteht: Sie verlangen, die bestmögliche Behandlung zu bekommen, die Ihre Versicherung zu bezahlen bereit ist. Und wenn die nur in einem anderen Krankenhaus zu bekommen ist, steht Ihnen eine Verlegung grundsätzlich zu.

Wenn Ihre Unzufriedenheit sich hingegen auf die zwischenmenschliche Behandlung bezieht, dann müssen Sie eine Verlegung oft gegen den Widerstand von Ärzten und Versicherern durchsetzen. Grundsätzlich gilt auch hier: Selbst wenn Sie im Bett eines Krankenhauses liegen und nicht aufstehen können, haben Sie ein Recht auf freie Krankenhauswahl. Sie können also jederzeit verlangen, in ein anderes Krankenhaus verlegt zu werden. Allerdings sollten Sie zuvor zumindest den Versuch unternehmen, Ihren behandelnden Arzt davon zu überzeugen, dass jenes andere Krankenhaus besser für Sie geeignet ist (weil Ihre Verwandten Sie dort besser besuchen können? Weil Sie da schon die Schwestern kennen?). Ansonsten müssen Sie die Verlegung selbst organisieren und den Transport selbst bezahlen. All dies sollte aber kein Hinderungsgrund sein. Wenn Sie wirklich das Gefühl haben, woanders besser aufgehoben zu sein, dann sollten Sie dieses Gefühl unbedingt ernst nehmen.

Wenn das Krankenhaus Sie von sich aus in eine andere Abteilung oder in ein anderes Krankenhaus verlegt, so sollte dieser Schritt selbstverständlich vorher mit Ihnen abgesprochen sein. Leider kommt es vor, dass Patienten morgens von zwei Sanitätern überfallen werden, um sie zu verlegen, ohne dass die Betroffenen zuvor informiert wurden.

Übrigens haben Krankenhäuser durchaus die Möglichkeit einer so genannten *disziplinarischen Entlassung*, wenn ein Patient derart grob gegen die Hausordnung verstößt, dass er für die Ordnung und Sicherheit des Krankenhauses nicht mehr tragbar erscheint. Patienten, die das Personal beschimpfen, betrunken in fremde Krankenzimmer wanken oder mit der brennenden Zigarette im Bett angetroffen werden, können und müssen ohne Rücksicht auf ihren Gesundheitszustand entlassen werden. Nicht nur, dass der Kranke damit seine Behandlung quasi selbst abgebrochen hat, er gefährdet auch noch die Kostenübernahme durch die Krankenkasse, die sich wiederum auf die verletzte Mitwirkungspflicht des Patienten berufen kann. Wer allerdings für dieses Verhalten nichts kann, weil er sich aus psychischen Gründen selbst nicht unter Kontrolle hat, der wird wohl nicht nach Hause entlassen, sondern entweder in eine psychiatrische Abteilung oder Klinik zwangsverlegt oder er wird in der für sein körperliches Leiden zuständigen Abteilung psychiatrisch behandelt (gegebenenfalls auch mit einer Fesselung ans Bett im wörtlichen Sinne).

Das Personal: Wer ist für was zuständig?

Hilfsdienste für die Psyche

Seelsorger, Psychologischer Dienst

Die meisten Krankenhäuser bieten die Betreuung eines *Klinikseelsorgers* an, falls Sie den Wunsch haben, mit jemandem zu sprechen, der zum einen kirchlich gebunden, zum anderen Ihnen gegenüber neutral ist, in vielen Dingen neutraler und verschwiegener als die eigenen Verwandten und Freunde. Außerdem gibt es in manchen Krankenhäusern ehrenamtliche Besuchsdienste, besonders für Patienten, die längere Zeit im Krankenhaus verbringen (oft als „Grüne Damen und Herren" bezeichnet).

Psychologen und *Sozialarbeiter* arbeiten ebenfalls in praktisch jedem Krankenhaus. Ihre Leistung ist jedoch meist keine Wunschleistung wie das Gespräch beim Seelsorger, sondern bedarf einer ärztlichen Verordnung bzw. einer Konsultationsanforderung. Der psychologische Dienst kann als *Konsiliardienst* organisiert sein und wird dann nur auf besondere Anforderung tätig oder als *Liäsondienst* automatisch, wenn zu Ihrem Behandlungsziel eine psychologische Dienstleistung gehört. In psychosomatischen Kliniken und auf psychotherapeutischen Stationen ist der Psychologe haupt- oder mitverantwortlich für die Behandlung. Bei psychischen Problemen, etwa wenn Sie mit der Tatsache Ihrer Erkrankung nicht zurecht kommen, können Sie den Arzt selbst um die Vorstellung bei der Psychologin bitten. Wie immer gilt auch hier: Scheuen Sie sich nicht, Ihre Wünsche deutlich und begründet zu äußern. Immer wieder kommt es vor, dass Patienten durch ihre Erkrankung oder durch die Folgen einer Operation (Schmerzen, die Wirkungen der Narkose) psychisch labil oder depressiv werden. Weil sie meinen, alleine damit klar kommen zu müssen, weil sie nicht als „Psychofall" gelten wollen und weil Schwestern und Ärzte selbst oft kein Verständnis für den Zustand des Patienten haben, wird es versäumt, einen Psychologen einzuschalten. Dabei lassen sich zuweilen schon mit wenigen Gesprächen trübe Gedanken klären.

Das gleiche gilt für das Gespräch mit den *Sozialarbeitern*, die für alle Fragen praktisch-organisatorischer Art außerhalb des Krankenhauses zuständig sind: Bitten Sie um ein Gespräch, wenn Sie diesbezüglichen Beratungsbedarf haben! Wenn Sie länger als geplant im Krankenhaus bleiben müssen und niemanden haben, der ihre minderjährigen Kinder betreut, wenn Sie gerade einmal wieder Pleite sind und nicht wissen, wie Sie die gesetzliche Zuzahlung abstottern sollen: Lassen Sie sich ein Gespräch mit der Sozialarbeiterin vermitteln. Auch bei Fragen einer anschließenden Reha-Maßnahme, eines Rentenantrags, einer Haushaltshilfe oder eines Behindertenausweises ist der Sozialdienst der kompetenteste Ansprechpartner.

Ärzte und ihre Schwestern

Manche Medizinhistoriker erklären, dass der personelle Aufbau von deutschen Krankenhäusern aus dem Preußen des 19. Jahrhunderts stammt, wo er in Anlehnung an militärische Hierarchien und das Lazarettwesen geschaffen wurde[45] und dass diese Strukturen bis heute fortbestehen. Oft findet sich in Krankenhäusern immer noch eine Art General, der sich meist Chefarzt nennt, eine zweite Ebene von Offizieren mit dem Titel Oberarzt und eine dritte Ebene von

Unteroffizieren, die Assistenzärzte. In vielen Krankenhäusern gibt es mehrere *Chefärzte*, die verschiedene Bereiche leiten. Die Bereiche heißen dann selbst Klinik, um ihnen mehr Gewicht zu geben, auch wenn sie Teile eines einzigen Krankenhauses sind. Dadurch leitet dann jeder Chefarzt seine eigene Klinik und nicht nur eine Abteilung. Der ärztliche Leiter aller Bereiche heißt *Ärztlicher Direktor* oder *Leitender Chefarzt.* Er ist den anderen Chefärzten gegenüber nicht weisungsbefugt, was die Arbeit in deren Abteilungen betrifft. Er ist oft eher ein *Primus inter pares*, ein Erster unter Gleichen, der nur für das Gesamtkrankenhaus Leitungsfunktionen innehat, aber den Chefärzten in ihre eigenen Bereich nicht hineinzureden hat.

Die *Oberärzte* sind meist Leiter von Abteilungen oder Bereichen innerhalb einer Klinik, sind also dem Chefarzt direkt unterstellt. Einer von ihnen ist in der Regel der Vertreter des Chefarztes und trägt die Bezeichnung „Erster" oder „Leitender" Oberarzt. Oberärzte sind stets Fachärzte. Das ist bei den übrigen Ärzten nicht unbedingt der Fall. Manche Krankenhäuser unterscheiden bei diesen „sonstigen" Ärzten Stationsärzte und Assistenzärzte. Stationsärzte und –ärztinnen leiten eine Station, Assistenzärzte sind ebenfalls fertige Ärzte, leiten aber die Station nicht. In manchen Kliniken, die sich schon etwas von den militärischen Hierarchien verabschiedet haben, wird allerdings auf eine solche Unterscheidung verzichtet: dort teilen mehrere Ärzte sich die Station untereinander gleichberechtigt auf und dürfen sich alle Stationsarzt nennen.

Außer diesen echten Ärzten kann man auch auf Personen treffen, die medizinische Aufgaben verrichten, obwohl sie noch nicht ganz grün hinter den Ohren scheinen und in Wirklichkeit Medizinstudenten sind, meist so genannte *PJler* (PJ= Praktisches Jahr im zweiten Studienabschnitt) oder gar *Famulanten* (Praktikant im Grundstudium). Der examinierte, aber nicht approbierte Arzt in der Erprobungsphase, der *Arzt im Praktikum*, den es einmal in Deutschland gab, ist hingegen bis auf weiteres nirgends mehr anzutreffen, denn er wurde angesichts eines zunehmenden Ärztemangels in den Krankenhäusern abgeschafft. Das führt dazu, dass Ärzte heute wieder frisch von der Uni kommend die volle Verantwortung aufgebürdet bekommen. „Dass Jungärzte nach einer Einarbeitungszeit von sechs Wochen allein die Verantwortung tragen, ist im Klinikalltag üblich", schreiben die Publizisten Kurt Langbein und Bert Ehgartner über die Situation der Ärzteschaft in deutschen Krankenhäusern. „Dabei haben sie während ihres Studiums nur selten ein Krankenhaus von innen gesehen. Deutsche Medizinstudenten sind berühmt für ihr theoretisches Wissen und berüchtigt für ihre praktischen Fähigkeiten, eine Folge des extrem verschulten Ausbildungssystems".[46] Nur an wenigen deutschen Universitäten – etwa der Privatuniversität Witten-Herdecke und in einem Reformstudiengang an der Berliner Charité – wird das Medizinstudium stärker nach den tatsächlichen Erfordernissen der Praxis ausgerichtet.

Die eigentlichen Herren des Krankenhauses, so wurde jedoch behauptet[47], sind gar nicht die studierten Mediziner, sondern das *Krankenpflegepersonal.* In vielen Bereichen sind sie unentbehrlich und können oft mehr als sie dürfen. Auch Krankenpfleger(innen) unterstehen einer klaren Hierarchie, die sich sowohl in Ausbildungsabschlüssen als auch in Funktionen zeigt. Eine *Pflegehelferin* hat nur eine einfache Grundausbildung, eine *Krankenpflegehelferin* hat immerhin eine einjährige Ausbildung, eine *Krankenpflegerin (Krankenschwester)* hat eine volle Berufsausbildung von drei Jahren Dauer absolviert und eine *Fachkrankenschwester* hat insgesamt so lange gelernt wie ein Universitätsabsolvent (mindestens fünf Jahre)*. In manchen Staaten ist Krankenpflege sogar ein Hochschulstudium, das einen dem Arzt nur wenig nachgeordneten Abschluss zur Folge hat. In Deutschland haben immerhin *Pflegedienstleiterinnen* oder *Pflegedirektorinnen* zuweilen ein Universitätsstudium absolviert. Sie sind es, die den Pflegedienst eines ganzen Krankenhauses eigenverantwortlich, ohne direkt Unterstellung unter die ärztliche Hierarchie, leiten. Die *Abteilungsschwestern* und *Oberschwestern,* die größere Bereiche leiten, sind wiederum den *Stationsschwestern* übergeordnet. Für die Altenpflege und -betreuung gibt es parallel den Beruf der *Altenpflegerin* und *Altenpflegehelferin.*

In Deutschland befindet sich der Pflegeberuf seit Jahrzehnten in einer Sinnkrise, seit sein Aufgabenbereich und seine Unterstellungsverhältnisse derart geregelt wurden, dass sie in typischen Krankenpflegetätigkeiten und in disziplinarischer Hinsicht keiner ärztlichen Weisungsbefugnis unterliegen, obwohl sie sich in den meisten medizinischen Belangen der fachlichen Federführung des

* Diese Angaben gelten für Deutschland. Die Ausbildung in der Schweiz beispielsweise ist teilweise noch anspruchsvoller.

Arztes unterzuordnen haben. Diese unklare Situation sorgt dafür, dass Krankenpflegerinnen sich im Konfliktfall mit der Ärztin darauf berufen, sie seien ihr nicht gar nicht unterstellt, während sie zugleich selbstverständliche Erwartungen an Ärzte herantragen, die Station fachlich zu leiten.

Noch dazu kommt eine langsame Abwertung traditioneller pflegerischer Kompetenzen, vor allem weil die technischen Mittel heute alte Fertigkeiten wie die „Blickdiagnose“ oder das „Gesundpflegen“ angeblich überflüssig gemacht haben. Die schwammige Unterstellung unter die ärztliche Autorität einerseits und die Abwertung der pflegerischen Aufgaben andererseits, hat zu einem Dilemma des Pflegepersonals geführt, das vielen Krankenschwestern selbst kaum bewusst ist, das sich aber unbewusst umso heftiger ausdrückt. In der Psychologie nennt man eine Situation, in der jemand zwei unvereinbare Anweisungen oder Impulse erhält, ohne dass es einen positiven Ausweg gibt, eine Doppelbindung (*double-bind*). Krankenpfleger und -schwestern leben oft in einer Situation von Doppelbindung:

Das Dilemma der Pflegenden

Der heutigen Krankenschwester, der man beigebracht hat, dass sie kein dienender, sondern ein eigenverantwortlicher Gesundheitsberuf ist, kann nur immer unzufriedener werden, weil sie die berufliche Freiheit niemals bekommt, die ihr versprochen wurde. Im Ergebnis lehnt sie sich deshalb gegen die Autorität von Ärzten auf, sabotiert ihre Macht sogar zuweilen, reagiert aber auch wie ein vernachlässigtes Kind, wenn der Arzt *keine* klaren Anweisungen gibt und sich nicht mit seiner fachlichen Überlegenheit durchsetzt. Einerseits fühlt sie sich immer weiter auf das Niveau von Dienstboten degradiert; zugleich begrüßt sie diese Einschränkung ihrer Verantwortlichkeit, weil sie weiß, dass eine intravenöse Spritze daneben gehen kann und weil sie sich davor fürchtet, deswegen belangt zu werden. Oft behaupten Schwestern sogar, sie hätten Angst davor, am Schluss für die Fehler der Ärzte gerade stehen zu müssen, ein Ausdruck für unterdrückten Neid auf die Macht der Ärzte, die sich anscheinend alles erlauben können; und zugleich Ausdruck der Verunsicherung, dass ihnen in ihrer beruflichen „Unabhängigkeit“ der väterliche Führer im allmächtigen Arzt genommen wurde.

Psychische Belastungen

Eine 63jährige Patientin berichtet: „Von dem Krankenhaus, in dem ich operiert wurde, bin ich noch immer nervlich ganz unten, obwohl das jetzt vierzehn Tage her ist. Dabei habe ich die Narkose und die Operation ganz gut vertragen und auch die Schmerzmittel waren ausreichend. Aber ich lag mit einer jungen Frau zusammen, die hat nur an mir herumgemeckert und eine fürchterliche Stimmung verbreitet, und die hat auch noch geschnarcht, so dass ich kaum schlafen konnte. Die Schwestern interessierte das alles nicht. Die eine ist sogar richtig pampig geworden, als ich um ein anderes Zimmer gebeten habe. Von den Ärzten habe ich auch nicht ein einziges freundliches Wort gehört, der eine meinte lapidar, ich solle mich nicht so hängen lassen. Das war der reinste Psychoterror".

Psychologen in nachbehandelnden Kliniken treffen zuweilen auf Patienten, die unter ihrer Krankenhausbehandlung körperlich genesen sind, aber psychisch verletzt wurden. Der Umwelt war dieses Leiden oft umso weniger verständlich, als die Behandlung angeblich gut lief und medizinische Fortschritte zu verzeichnen waren. Aber die körperliche Gesundheit ist nicht das einzige Gut eines Menschen, sein seelisches Wohlbefinden ist – mindestens – ebenso wichtig. Das aber wird in Krankenhäusern häufig vergessen, in denen das Funktionieren eines bestimmten Organsystems als einziges Kriterium für eine gute Arbeit gilt. Abgesehen von vielen ganz individuellen Problemen, die während eines Krankenhausaufenthalts auftreten können, gibt es in Krankenhäusern für die Psyche des Kranken einige typische Belastungen zu verkraften.

Sich Zurechtfinden und orientieren

Nicht nur alte Menschen haben am Anfang oft Schwierigkeiten, sich in der ungewohnten Umgebung zurechtzufinden. Räumlichkeiten und Wege müssen erst einmal gefunden werden. Schnell stellen sich Fragen ein wie: Wo ist die Cafeteria, um sich mit Besuchern zu treffen? Gibt es einen Friseur, falls der Krankenhausaufenthalt länger dauert? Wo gibt es einen Park oder eine Grünlage, um das geschlossene Gebäude – sobald möglich – etwas zu verlassen und eine andere Umgebung um sich zu haben? Wo ist die Kappelle, falls man sich zu Ruhe und Andacht zurückziehen möchte?

Tipp: Erkunden Sie Ihr Krankenhaus

Sie müssen ja nicht gleich den Wegeplan auswendig lernen, aber vielleicht finden Sie Zeit dazu, den ersten Tag im Krankenhaus, insofern Sie nicht bettlägerig sind, zu nutzen, um das Klinikgelände zu erkunden. Die Röntgenabteilung und die Physiotherapie sind ebenfalls Bereiche, die von vielen Patienten irgendwann einmal aufgesucht werden müssen.

Eingeschränkter Privatbereich

Der Intimbereich ist im Krankenhaus stets eingeschränkt. Selbst wer im Einzelzimmer liegt und nicht 24 Stunden täglich seine Mitpatienten um sich hat, muss auf die gewohnte Intimsphäre seines Zuhauses verzichten: Krankenpfleger, Reinigungskräfte und Ärzte können jederzeit Ihr Zimmer betreten; es gibt kaum einen sicheren Rückzugsort (außer – vielleicht – der Toilette). Noch schlimmer ist es um den eigenen Freiraum bestellt, wenn man im Mehrbettzimmer, beispielsweise im Vierbettzimmer untergebracht ist, das in Akutkrankenhäusern (im Unterschied zu Rehaklinken) nach wie vor den Standard darstellt. Manche Konflikte entstehen da um Themen wie Schnarchen, unterschiedliche Einschlafzeiten und andere Störungen. Manch einer fühlt sich schon durch die bloße Anwesenheit eines anderen Menschen in seiner engsten Umgebung so gestört, dass er von Anfang an schlechte Laune mitbringt, was die zwischenmenschliche Atmosphäre nicht gerade verbessert.

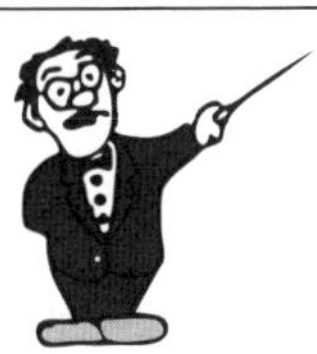

Tipp: Praktizieren Sie Solidarität!

Gewöhnen Sie sich an Ohrenstöpsel und Schlafen mit der Bettdecke über dem Kopf, um flackernde Fernsehbilder und Schnarchen gut zu überstehen. Versuchen Sie, mit Ihren Zimmergenossen auszukommen, auch wenn es dazu nötig ist, die eigenen Gewohnheiten etwas anzupassen und ein wenig von der eigenen Individualität aufzugeben. Den anderen geht es schließlich auch nicht anders. Für niemanden in unserer so auf Individualität aufgebauten Gesellschaft ist es leicht, mit völlig fremden Menschen ein Zimmer, die eigenen Schmerzen und Schwächen und möglicherweise sogar das zu teilen, was normalerweise nur hinter einer verschlossenen Tür stattfindet. Deshalb können Sie davon ausgehen, dass Sie und Ihre Zimmergenossin wirklich im gleichen Boot sitzen. Sie werden vermutlich nicht länger als ein paar Tage, höchstens wenige Wochen mit derselben Person in einem Raum liegen, meist verändert sich die Zimmerbelegung in einem Krankenhaus ziemlich rasch. Tragen Sie es mit Geduld!

Eingeschränkte Selbstbestimmung

Sie sind dem Reglement einer Institution unterworfen. Zwar sind Krankenhäuser in Mitteleuropa heute nicht mehr die totalitären Institutionen, die sie noch in den 1970er Jahren waren, wo manche potentiellen Besucher gar keine Chance hatten, auch nur ein einziges Mal beim Kranken vorbeizuschauen, weil die strengen Besuchszeiten mit den eigenen Arbeitszeiten nicht in Harmonie zu bringen waren. Dennoch gibt es nach wie vor Regeln, die einzuhalten sind und die auch nicht auf Wunsch abgeändert werden (beispielsweise die Essenszeiten, Visitenzeiten etc.). Hier lohnt es sich deshalb, sich zu arrangieren. Dennoch ist es nicht nötig, alle Individualität an der Rezeption abzugeben. Ihre Selbstbestimmung sollten Sie ohnehin nicht aufgeben: Das Recht über das zu entscheiden, was andere mit Ihrem Körper machen.

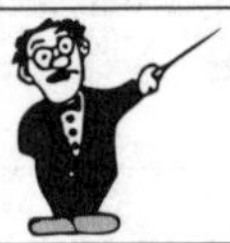

Tipp:
Akzeptieren Sie zumutbare Regeln!

Das Gefühl, eine Nummer zu sein

Aufgrund des Zeitmangels und des persönlichen Drucks, unter dem Pflegepersonal und Ärzte oft stehen, fühlen sich viele Patienten schnell abgespeist und wenig beachtet. Statt auf individuelle Bedürfnisse einzugehen, bekommt der Patient oft das Gefühl vermittelt, dass jeder Ausdruck von Individualität und eigener Persönlichkeit nur stört und zu unterbleiben hat. Bleiben Sie sich selbst treu und erlauben Sie sich ein Individuum zu bleiben, indem Sie

Ihre Eigenheiten pflegen: Richten Sie Ihren Nachttisch individuell ein, stecken Sie sich eine Blume ins Knopfloch des Pyjamas und schminken Sie sich auch im Krankenbett, wenn Sie sonst wert darauf legen, sich zu schminken.

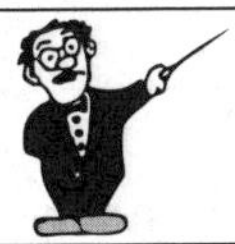

Tipp:
Gestatten Sie sich, ein Individuum zu sein!

Sinnkrise

Das eigene Kranksein belastet und zehrt an den Nerven, wirft Fragen nach dem Sinn und Zweck des menschlichen Daseins auf. Wer viel im Bett liegt und sich möglicherweise auch nicht einmal gut auf ein Buch oder das Fernsehprogramm zu konzentrieren vermag, neigt dazu, ins Grübeln zu kommen und über Dinge nachzudenken, die ihm nie zuvor oder zumindest schon lange nicht mehr in den Sinn kamen. An dieser Stelle sollten Sie eine wichtige psychologische Unterscheidung kennen, nämlich die zwischen Grübeln und Nachdenken. Grübeln ist ein kreisförmiger Prozess ohne Ergebnis und ohne Ziel. Wer grübelt, kommt immer wieder an denselben Punkt und kann seine Gedanken nicht mehr sortieren, abbrechen und verlassen.

Nachdenken hingegen besteht aus einer Frage und einem Ziel, das die Antwort auf die Frage darstellt. Es muss nicht die eine richtige Antwort geben, aber irgendwann ist eine vorläufige Antwort da und das Nachdenken kann beendet werden. Es ist schwierig, Grübeln in Nachdenken zu verwandeln, aber es ist möglich. Nachdenken lässt sich durch Aufschreiben oder Darüberreden befördern. Schreiben Sie sich Stichpunkte auf, damit ordnen sich Ihre Gedanken. Außerdem sollten Sie Ihren Gedanken keineswegs freien Lauf lassen, sondern *bewusst* denken. Damit Sie nicht ins Grübeln geraten, ist es auch wichtig, mehr zu *spüren* als zu denken. Spüren Sie in sich hinein, was das eigentliche Problem ist und worüber Sie wirklich nachdenken wollen. Und spüren Sie außerhalb von sich in den Raum und versuchen Sie, alles wahrzunehmen, was Ihnen angenehm erscheint (versuchen Sie schöne Musik ganz bewusst zu hören; sehen Sie sich den blauen Himmel draußen vor dem Fenster ganz bewusst an usw.). Dann werden Sie eine Sinnkrise nicht als Katastrophe, sondern als echte Chance nutzen können, sich einmal mit wichtigen Fragen auseinander zu setzen, zu denen Sie sonst im Alltag einfach keine Zeit hatten.

Tipp:
Erlauben Sie sich nachzudenken und wahrzunehmen, aber nicht zu grübeln!

Angst wegen des eigenen Krankseins

Die Angst vor dem Ausgang der eigenen Krankheit verunsichert besonders Patienten mit lebensbedrohlichen Krankheiten. Aber auch Menschen, die zum ersten Mal ernsthaft krank werden oder die sich vor Krankheit an sich fürchten, reagieren oft sehr ängstlich, wenn sie sich im Krankenhaus behandeln lassen müssen. Für Außenstehende ist es häufig schwer nachvollziehbar, wie viele Gedanken und Gefühle einen solchen Kranken zuweilen beschäftigen. So wird Krankheit oft als Kränkung empfunden, die einem der eigene Körper zufügt. Man fühlt sich verraten und verkauft von ihm, der doch untrennbar zu einem gehört. Menschen an der Schwelle zum Rentenalter empfinden alterstypische Krankheiten wie Artrose (Gelenkverschleiß) häufig überdies als Anzeichen, mit einem Mal alt geworden zu sein. Wer sich darauf nicht beizeiten vorbereitet hat, den überfällt das Älterwerden dann wie ein Schock.

Andere Kranke hingegen plagen sich mit der Frage „Warum musste ausgerechnet mir das passieren?“. Besonders Menschen, die sich immer gesund verhalten, ernährt und Sport getrieben haben, stellen sich diese Frage. Profis fallen hingegen meist gleich Dutzende von Patienten ein, die ein noch schwereres Schicksal getroffen hat, so dass der Profi in Versuchung gerät, den Kranken zu fragen: „Und warum hat das Schicksal Sie besser behandelt als den Patienten zwei Türen weiter?“. Es hängt von der eigenen Perspektive ab, ob wir eine Krankheit als ein großes Unglück oder als eine unvermeidbare Begleiterscheinung des Lebens ansehen.

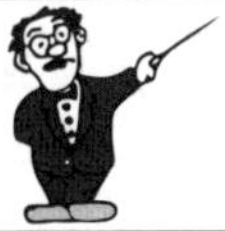

Tipp: Denken Sie ein wenig daran, dass Sie mit Ihrem Leiden nicht allein sind und viele Menschen ebenso sehr oder noch mehr leiden als Sie!

Der Schock, Leid mitzuerleben

Nur scheinbar genau umgekehrt trifft es Menschen, die im Krankenhaus zwar selbst gut genesen, jedoch das Leiden ihrer Mitpatienten mit ansehen müssen. Die Tatsache, dass um sie herum Menschen leiden oder sogar sterben, kann bei manchem zu einer anhaltenden Betroffenheit und psychischen Verunsicherung führen. *Wie kann es sein, dass Menschen so sehr leiden müssen?* ist eine Frage, die sich mancher stellt, der noch kein so „dickes Fell" hat wie die täglich damit konfrontierten Professionellen. Oft steht dahinter letztlich aber die Frage: Wie wird es mir einmal selbst ergehen? Kann mir dasselbe drohen wie meinem Mitpatienten?

Hier ist es hilfreich, viel mit Angehörigen oder Freunden, Geistlichen oder Psychologen über die existentiellen Fragen zu reden, die der Krankenhausaufenthalt möglicherweise aufgeworfen hat. Niemand entkommt dem Leiden völlig. Aber wir sind auch nicht für das Leiden der ganzen Welt verantwortlich. Vielleicht hilft dabei die Feststellung, dass Leiden so sehr zum Leben gehört, dass überall, wo man hinschaut, Leiden versteckt ist.

In buddhistischen Texten findet sich die folgende Anekdote dazu: Zum Buddha kommt eine völlig aufgelöste Frau, die dem Buddha erzählt, ihr einziges Kind sei soeben gestorben, ob er es nicht wieder zum Leben erwecken könne. Anders als Jesus im Evangelium, geht der Buddha nicht hin und erfüllt ihren Wunsch. Statt dessen erklärt er ihr: „Das will ich gerne tun, aber zuvor erbitte für mich etwas Salz aus irgendeinem Haus hier im Dorf, aber es muss ein Haus sein, in dem kein Toter betrauert wird. Dann will ich Dir Deinen Wunsch erfüllen". Die Frau zieht voller Hoffnung los und fragt beim erstbesten Haus, aber es stellt sich heraus, dass dort vor einiger Zeit der Vater der Familie verstarb, und so geht sie weiter. Aber wo auch immer sie fragt, sie erhält überall die gleiche Antwort auf ihre Frage: „Habt Ihr keinen Toten zu betrauern?": „Doch leider haben wir haben diesen und jenen verloren". Schließlich erkennt sie, dass es keinen gibt, der von Leid ganz verschont geblieben ist und geht geläutert zum Buddha zurück.

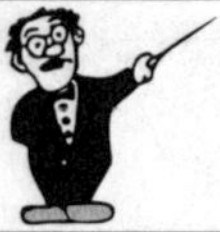

Tipp: Machen Sie sich klar, dass Kranksein ein normaler Teil des Lebens ist und keiner von Leiden verschont bleibt!

Angst vor Behandlungen und diagnostischen Maßnahmen

Es gibt Angst, die aus schlechten Vorerfahrungen herrührt und Angst vor dem Unbekannten, Angst aus Unwissenheit also. Viele Menschen, die ein Krankenhaus aufsuchen müssen, fürchten sich vor dem, was da auf sie zukommt, weil sie nicht wissen, was genau sie erwarten wird. Für den Profi, der im Krankenhaus arbeitet, ist diese Verunsicherung oft gar nicht nachvollziehbar – erscheint ihm die tagtägliche Routine doch sehr vorhersehbar und sogar eintönig. Tatsächlich folgen die Abläufe in Krankenhäusern – von besonderen Notfällen und Komplikationen einmal abgesehen – klaren Handlungsroutinen, die leicht nachvollziehbar sind, wenn sie dem Patienten erklärt werden. Die zu erwartende Schmerzhaftigkeit einer Maßnahme macht nicht nur weniger Angst, man weiß aus Studien sogar, dass auch die Schmerzbelastung geringer ist, wenn man zuvor darüber aufgeklärt wurde und sich darauf einstellen kann. Das gleiche gilt für andere Behandlungen: Genaue Informationen sind unabdingbar, wenn der Kranke die Angst verlieren und sich darauf einlassen soll. Deshalb ist es so wichtig, dass Sie genaue Informationen einfordern und nichts mit sich machen lassen, bevor Sie nicht zugestimmt haben.

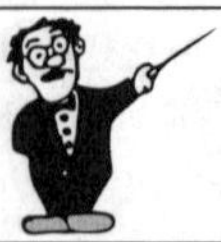

Tipp: Tun Sie alles, damit Sie sich nicht hilflos fühlen: Fragen Sie nach Information und Aufklärung und entscheiden Sie stets mit!

Einsamkeit, Heimweh, Langeweile

Man sollte nicht unterschätzen, wie sehr das Getrenntsein von der üblichen Umgebung, den Menschen und Aktivitäten zuhause manche Kranken belasten. Weil im Krankenhaus viele Aktivitäten unmöglich sind, die normalerweise als befriedigend und angenehm empfunden werden, entsteht Langeweile und innere Leere. Weil die Geborgenheit des eigenen Zuhauses, die eigene Familie und der eigene Tagesablauf fehlen, empfinden viele Kranke etwas, das man noch im 19. Jahrhundert als eine eigenständige, gefährliche Krankheit, eine sogar lebensbedrohliche Störung des körperlich-seelischen Gleichgewichts ansah: Heimweh. Jeder, dem ein längerer Krankenhausaufenthalt bevorsteht, sollte sich dagegen vorsorglich wappnen. Fotos der Familie oder des eigenen Zuhauses, Spiele, Bücher (besonders leichte Lektüre!), Rätselhefte und Zeitschriften oder ein Walkman mit der Lieblingsmusik können über endlose Krankenhausstunden hinwegretten, wenn das obligatorische Fernsehen oder die Unterhaltung mit der Bettnachbarin ermüden.

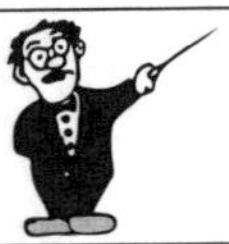

Tipp: Denken Sie daran, nicht nur praktische, sondern emotional bedeutsame und unterhaltsame Dinge mitzunehmen!

Passivität und Infantilisierung

Kranke geraten leicht in eine passive und infantile (kindliche) Haltung. Das ist gewissermaßen sogar der Situation angemessen, denn Krankheit macht abhängig von der Gunst der Pflegenden und Behandelnden und diese verstärken dies allzu oft noch, indem sie den Kranken ihrerseits wie einen Unmündigen behandeln. Noch immer wird insbesondere mit alten Patienten in einer Art Babysprache gesprochen. Babysprache erkennt man an einer erhöhten Stimme, einer einfachen, verniedlichenden Ausdrucksweise und an Formulierungen, die den anderen zu einem nicht eigenständig handlungskompetenten Wesen degradieren. Der alte Witz „Haben wir uns heute schon gewaschen?" – „Was denn? Gegenseitig?!" ist leider noch immer nicht überholt.

Oft ist es aber nicht nur gut gemeint, wenn Krankenschwestern ihre Patienten wie Kinder behandeln: es soll auch die Arbeit erleichtern, weil Patienten, die sich wie Kinder fühlen, sich allenfalls wie freche Kinder zur Wehr setzen, aber nicht wie souveräne Erwachsene.

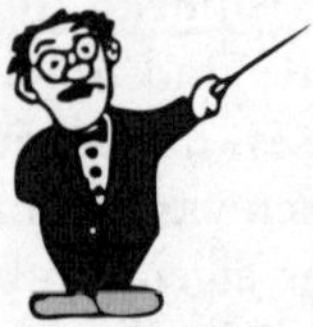

Tipp: Falls Sie sich dabei ertappen, dass Sie in eine kindliche (auch: trotzige) Rolle fallen, dann werden Sie wieder zum Erwachsenen!
Wenn Sie das Gefühl haben, wie ein unmündiges Wesen behandelt zu werden, benutzen Sie die unschlagbare Columbo-Technik: die Kombination aus Humor, Bescheidenheit und Entschlossenheit.

Krankenhausärzte und Chirurgen sollten den Kranken mit gebührender Berücksichtigung der Bedeutung ihres Amtes dienen; worin sich widerspiegeln sollte, dass die Linderung, Gesundung und das Leben derjenigen, die ihrer Obhut anvertraut wurden, abhängig sind von ihrer Befähigung, Aufmerksamkeit und Vertrauenswürdigkeit. Sie sollten auch an ihrem Betragen eifrig arbeiten, um Sanftheit mit Standfestigkeit und Entgegenkommen mit Würde zu verbinden.

Thomas Percival,
Autor des ersten bekannten Lehrbuchs der Medizinethik:
Medical Ethics, 1849, S. 27

Keine Angst vor weißen Kitteln!

Haben Sie sich schon einmal gefragt, warum Ärzte immer weiße Kittel tragen? Weil man darauf den Schmutz besser sieht oder weil man die weiße im Gegensatz zu farbiger Kleidung besser auskochen kann, so glauben viele – und versuchen damit eine rationale Erklärung zu finden, wo eigentlich alles ganz irrational ist: In Wirklichkeit wird weiße Kleidung von Hygiene-Spezialisten heutzutage nicht mehr oder weniger empfohlen als andersfarbige Klei-dung, die ja beispielsweise im besonders hygienischen OP zum Einsatz kommt. Dort ist man auf grüne oder blaue Kleidung übergegangen, weil das beim Operieren nötige grelle Licht bei weißer Kleidung unangenehm blendet und Nachbilder verursacht. Hingegen hat sich im Stationsbereich das traditionelle Weiß erhalten, weil Weiß die symbolische Farbe der reinen Unschuld, des Guten und eben des Arztes ist. Im Klartext heißt das: der weiße Kittel ist nichts als ein Statussymbol! Und weil Weiß so schick ist, tragen in manchen Krankenhäusern alle, zu deren Beruf es irgendwie passt, dieselben weißen Kittel wie die Ärzte – selbst die Küchenboten, die das Essen auf die Stationen bringen. Aber keine Angst: Ob Sie eine Ärztin für die Schwester halten oder einen Küchenhelfer für einen Arzt – darunter steckt immer nur ein Mensch.

Natürlich hat im Krankenhaus der Arzt das Sagen und der Chefarzt ist gewissermaßen Hausherr. Als Patient sind Sie sozusagen Gast in „seinem" Haus. Das ist auf den ersten Blick ein Nachteil für die Patientenautonomie: Als Gast haben Sie sich den Regeln des Hauses (bis zu einem zumutbaren Grad) anzupassen. Andererseits hat das Krankenhaus gegenüber der Arztpraxis einen enormen Vorteil, wenn Sie Ihre Patientenrechte durchsetzen wollen: Krankenhäuser sind hierarchisch strukturiert wie Militärkasernen, in denen fast jeder noch einen Vorgesetzten hat. Dadurch ist die Handlung jedes Mitarbeiters in irgendeiner Weise kontrollierbar. Insofern ist dann auch nicht der einzelne Arzt Hausherr seines Bereiches, sondern letztlich die Geschäftsführung oder Konzernleitung, bei welcher der Arzt – auch der Chefarzt – angestellt ist.

Tatsächlich beobachten wir auch im Krankenhausbereich die vier möglichen Beziehungsformen: die Krankenhäuser des 20. Jahrhunderts waren weitgehend nach dem Modell der preußischen Medizinalordnung und damit dem Halbgott-Halbmensch-Prinzips strukturiert. Das Heiler-Ideal, gepaart mit Barmherzigkeit und Fürsorge lässt sich am ehesten im Typ der geistlichen Klosterhospitäler des Spätmittelalters wiederfinden. So sah der Begründer des organisierten klösterlichen Ordenslebens, Benedikt von Nursia, die Krankenfürsorge als eine heilige, gewissermaßen ganzheitliche Verpflichtung an. Mit diesem Leitbild hat der Hochleistungsbetrieb Krankenhaus heute nur noch wenig gemein. Heutige Krankenhäuser scheinen einen Übergangstyp vom Halbgott-Modell des vorigen Jahrhunderts zu einem kapitalistischen Dienstleistermodell darzustellen. Und diese Zwischenposition bereitet Probleme. Zwar ist das Krankenhaus kein Hotel, und kann auch keines sein. Andererseits weigern sich Krankenhäuser standhaft, dort, wo es angebracht wäre, eine Mentalität des Dienens (neudeutsch *service*) zu etablieren. Weil das Krankenhaus ein beziehungsmodell im Übergang ist, kommt es zu vielfältigen Konflikten: Der Profi, der nicht dienen, sondern herrschen will, und die Patientin, die sich wie die Queen im Luxushotel fühlt, sorgen für Frustrationen und Aggressionen beim jeweils anderen. Angemessen wäre eine Dienstleistungshaltung sicherlich in der Art, wie Krankenhauspersonal mit Patienten spricht: Kein Hotelangestellter dürfte sich den Tonfall erlauben, mit dem Krankenhausangestellte ihre „Gäste“ herumkommandieren.

Aus der angespannten, weil unklaren Beziehungsdefinition im Krankenhaus ergibt sich zwangsläufig ein Aggressionspotential, für das sich Medizinprofis Ventile suchen müssen: dass sich der zynischste aller Anti-Arztromane, der Bestseller „House of God“ von Samuel Shem, ausgerechnet unter Ärzten größter Beliebtheit erfreut, ist sicherlich kein Zufall. Ein solches virtuelles Ventil ist allemal angemessener als die reale Aggressionsabfuhr, die Werner Bartens in seinem „Ärztehasserbuch“ (siehe Anhang) aus eigener Anschauung beschreibt, die Tatsache, dass manche Gesundheitsprofis jeden Bezug zu einer dienenden Haltung in ihr Gegenteil, Boshaftigkeit und Selbstgenügsamkeit, verkehrt haben. Für manche ist der Zusammenbruch des eigenen Helferselbstbildes angesichts der realen Überforderung so schwer zu verkraften, dass sie gar im Wahnsinn der Tötung von Patienten enden, wie in der Vergangenheit geschehen[48]. Der Dienst am anderen besteht nicht darin, sich ausnutzen, schikanieren oder herumkommandieren zu lassen, sondern ihm das zukommen zu lassen, was ihm zusteht und ihm trotz aller Abgrenzung mit dem nötigen Respekt zu begegnen. Auf dieser Ebene kann sich eine neue Beziehungsdefinition, die dem beratend-partnerschaftlichen Modell entspricht, auch im Krankenhaus ereignen.

Lassen Sie nichts mit sich machen, ohne zugestimmt zu haben

Leider kommt es allzu oft vor, dass Ihnen im Krankenhaus Ihr Selbstbestimmungsrecht verweigert wird, über das selbst zu entscheiden, was mit Ihnen geschieht. Da kommt die Schwester mit einem Plastikkästchen, in dem sich mehrere kleine Pillen befinden, die sie Ihnen wie selbstverständlich auf den Nachttisch stellt: „Das nehmen Sie jetzt mal gleich, das sind Ihre Medikamente!“. Wenn Sie wissen wollen, was für Medikamente das sind, werden Sie an den Arzt weiter verwiesen. Und wenn Sie den Arzt daraufhin suchen und zufällig auch finden, werden Sie mit maßregelndem Blick angeraunzt, Sie möchten doch bitte bis zur Visite warten. Dadurch befinden Sie sich dann in dem Dilemma, entweder bis zur Visite keine Medikamente einzunehmen und deshalb Ärger zu bekommen, oder zu schlucken, was Sie nicht kennen. Dabei haben Sie – selbstvertändlich – auch im Krankenhaus das volle Recht, nur die Medikamente einzunehmen, für die Sie selbst sich entschieden haben!

Aber wo, außer im Krankenhaus, würden Sie sich so etwas bieten lassen? Vielleicht an der Käsetheke: „Weiß ich doch nicht, was das für ein Käse ist! Essen Sie gefälligst, was ich Ihnen abpacke und wenn es Ihnen nicht passt, fragen Sie eben den Geschäftsführer!". Die Verkäuferin wird doch wohl wissen, was für Sie gut ist, schließlich ist das ja ihr Beruf, nicht wahr? Denken Sie wirklich, irgendjemand anders als Sie selbst könnte entscheiden, was Sie in Ihren Körper einführen sollten und was nicht? Werden Sie wirklich alles schlucken, nur weil ein Arzt es Ihnen verordnet hat? Meinen Sie also doch, Ärztinnen und Krankenpfleger seien perfekt und machten nie einen Fehler?

Leider ist es für das Personal in Krankenhäusern noch immer bequemer, Patienten in ihrer Souveränität einzuschränken statt sie darin zu bestärken. Man will ein möglichst „pflegeleichtes Krankengut" haben, das tut, was man sagt und sonst möglichst unsichtbar und unhörbar bleibt. „Krankengut" klingt ähnlich hohl wie „Leergut" und das entspricht wohl auch dem Grad an Mitdenken, den sich manche Krankenschwester von ihren Patienten wünscht: Folgeleisten ist ihr lieber. Wer das auch brav tut, ist allerdings selber schuld. Bleiben Sie einfach Sie selbst – und wenn Sie deshalb einen offenen Streit mit der resoluten Stationsschwester auszufechten haben: genießen Sie es! Sich mit einer resoluten Krankenschwester zu streiten gehört mit zu dem Erfrischendsten und Aufmunterndsten, das man während eines langweiligen Krankenhaustages tun kann! Probieren Sie es selbst aus, wenn Sie es nicht glauben!

Um sich im Krankenhaus durchzusetzen, ist es nicht nötig, dass der Oberarzt das Kürzel VIP (Very Important Person = sehr wichtige Person) in Ihre Krankenakte geschrieben hat. Allerdings hilft es ungemein, wenn Sie sich ein Bisschen den Ruf eines VIPs sichern – nicht durch Aufschneiderei, sondern durch das wichtigste Merkmal eines VIP: Beziehungen! Vielleicht haben Sie auch schon einmal im Krankenhaus erlebt, dass die sonst so griesgrämige Schwester wie ausgewechselt wirkt, wenn Sie in Ihrem Zimmer unerwarteterweise auf Besuch trifft. Dann können Sie Ihren Angehörigen klagen, so lange Sie wollen, wie Sie behandelt werden – Ihre Angehörigen werden sich nur sagen: Diese nette Schwester kann doch nicht so unfreundlich sein! Wie der Sozialpsychologe Goffman sagte: „Wir alle spielen Theater" und sobald wir Publikum haben, versuchen wir unsere Rolle besonders gut zu spielen – und umso besser, je wichtiger dieses Publikum ist. Sie können diesen Effekt für sich nutzen, indem Sie Publikum für sich mobilisieren. Jeder Mensch, der Sie besucht und der sich nach Ihnen erkundigt ist „Publikum", ist eine kleine Öffentlichkeit, ein Zeuge. Vorausgesetzt, er oder sie schafft es, sich den Respekt der Krankenhausangestellten zu verschaffen und sich nicht durch Nörgeln und Unfreundlichkeit unbeliebt zu machen. Nichts verabscheuen Krankenschwestern und Stationsärztinnen so sehr wie Nörgler, die sich einmischen und wichtig machen wollen. Wenn sich hingegen Ihre Bekannten freundlich auch beim Personal nach Ihnen erkundigen, wenn gar Ihr Hausarzt oder ein anderer Ihnen bekannter Gesundheitsprofi nach Ihrem Befinden fragt, so macht das tatsächlich Eindruck.

Schon deshalb ist es nicht sinnvoll, im Krankenhaus ganz auf Besucher zu verzichten. Wenn Sie keine Angehörigen in der Nähe haben, fragen Sie nach einem Besuchsdienst oder Seelsorger! Wenn Sie vermeiden wollen, dass Sie von zu vielen Menschen besucht werden, dann erlauben Sie oder erbitten Sie doch wenigstens, von einem oder zwei Menschen Besuch zu bekommen.

Übung 8.1: Sich im Krankenhaus behaupten

Die folgende Übung lässt sich in zwei Varianten durchführen:
- alleine, indem Sie die anschließenden Fragen beantworten.
- als Rollenspiel, für das Sie einen Mitspieler benötigen.

Situation: Ihr Knie ist nach einer Operation geschwollen. Ihr behandelnder Arzt lässt sich von der Schwester eine große Spritze bringen. Sie wüssten gerne vorher, was er damit zu tun beabsichtigt.

Beantworten Sie die folgenden Fragen:

a) Was möchten Sie alles vom Arzt wissen?
b) Was muss – schon aus juristischen Gründen – vor einem solchen Eingriff (z.B. einer Kniepunktion) geschehen?

c) Wie reagieren Sie, wenn der Arzt Ihre Fragen nur mit kurzen Andeutungen beantwortet und während dessen mit den Vorbereitungen zur Kniepunktion fortfährt, um Ihnen zu suggerieren, Sie könnten am Ablauf jetzt nichts mehr ändern und es gäbe überhaupt keine Möglichkeit mehr für Sie, „Nein" zu sagen.

d) Wie reagieren Sie, wenn der Arzt – was wir nicht hoffen wollen – pampig wird und zu Ihnen sagt: „Wenn Sie mir nicht vertrauen, können Sie sich gerne ein anderes Krankenhaus suchen!"?

➲ Hinweise finden Sie am Kapitelende!

In der Psychiatrie

Normalerweise darf niemand gegen seinen Willen an irgendeinem Ort festgehalten werden. Ausnahmen bestehen natürlich für Straftäter (die, auf frischer Tat ertappt, sogar von jedermann festgehalten werden dürfen), aber auch für Menschen, deren geistiger Zustand es nahe legt, dass sie nicht dazu in der Lage sind, die Konsequenzen ihres eigenen Handelns abzusehen. Wie Sie bereits oben lesen konnten, rechtfertigen drohende Selbst- oder Fremdgefährdung eine solche unfreiwillige Krankenhauseinweisung. Ein noch so gestörtes psychisches Funktionieren allein rechtfertigt die unfreiwillige Unterbringung in einem psychiatrischen Krankenhaus allerdings noch nicht! Wenn die diensthabende Ärztin Sie für fremd- oder selbstgefährdend hält, werden Sie also keine Chance haben, gegen ärztlichen Rat ein psychiatrisches Krankenhaus zu verlassen. Gegen Ihren Willen darf sie Sie jedoch nur nach richterlichem Beschluss festhalten, der in dringenden Fällen innerhalb einer bestimmten Frist nachgeholt werden muss.

Unter den heutigen gesellschaftlichen Bedingungen scheinen solche Maßnahmen unabdingbar, um Menschen in veränderten Geisteszuständen vor sich selbst oder andere vor ihnen zu schützen. Aber selbst wer zwangsweise in einer psychiatrischen Klinik untergebracht werden musste, hat nicht all seine staatsbürgerlichen Rechte eingebüßt, sondern zunächst einmal nur das Recht auf freie Bestimmung seines Aufenthaltsortes. Jede weitere Zwangsmaßnahme muss ebenfalls richterlich genehmigt oder durch eine Gefahrenlage gerechtfertigt sein, so die in geschlossenen Psychiatrien auch heute noch angewandten Fixierungen (Fesselungen), Isolierungen (Einsperren in unmöblierte Einzelzellen, die zynischerweise von manchen Psychiatriemitarbeitern als „Besinnungsräume" bezeichnet werden) und Zwangsmedikationen. Therapeutisch zu rechtfertigen sind solche Maßnahmen freilich nur, weil die personellen und finanziellen Ressourcen für eine gewaltfreie Psychiatrie derzeit nicht gegeben sind.

Das Recht auf menschenwürdige Behandlung steht jedoch jedem Psychiatriepatienten zu, denn die Menschenrechte sind, wie die deutsche Verfassung sagt, unveräußerlich. Deshalb können sich auch „Irre" (wie sich engagierte Psychiatriepatienten heute selbst nennen) im Gespräch mit ihren Behandlern oder gar juristisch gegen Übergriffe wehren. Die Nummer eines spezialisierten Rechtsanwalts hat schon manchem Psychiatriepatienten geholfen. Psychiatrie ist kein rechtsfreier Raum, sondern muss sich ständig auch juristisch kontrollieren lassen – gerade weil es sich um einen sensiblen Bereich von permanenter Grenzüberschreitung und (beiderseitiger) Bedrohung handelt. Wie in einem Rechtsstaat alle staatlichen Machtorgane (beispielsweise die Polizei) einer strengen juristischen und politischen Kontrolle unterliegen müssen, so gilt das gleiche für Bereiche des Gesundheitswesens, die dazu in der Lage sind, Menschen in Isolierzellen zu sperren, an Betten festzubinden oder gegen den eigenen Willen mit Medikamenten zu versorgen. Eine externe Kontrolle ihres Handelns sollte von den Profis deshalb auch nicht als unbegründetes Misstrauen bewertet werden, sondern als notwendige Gegenkraft gegen das Abdriften in verführerische Allmachtsphantasien.

Lösungen der Übungsaufgaben

Übung 8.1: Sich im Krankenhaus behaupten

a) Folgende Fragen können sich in einer solchen Situation stellen:
   - Was soll gemacht werden? Wenn Kniepunktion: Was ist das? Wie geht sie vor sich?
   - Wozu soll die Aktion gut sein? Was soll dabei herauskommen? Was ist das *wahrscheinliche* Resultat?
   - Wie schmerzhaft oder unangenehm ist das?
   - Welche sonstigen Nebenwirkungen sind möglich? Wie sicher ist dieses Vorgehen?

– Wie viel größer sind die Vorteile gegenüber den Nachteilen wirklich? Ist die Punktion wirklich notwendig? Was wäre, wenn man nicht punktiert?

b) Vor einem solchen Eingriff ist Ihre Zustimmung unbedingt erforderlich, da der Arzt sich ansonsten einer Körperverletzung schuldig macht. Ihre Zustimmung können Sie natürlich nur geben, wenn Sie zuvor informiert worden sind, worum es sich bei dem Eingriff handelt.

c) Wenn jemand versucht, Sie unter Druck zu setzen, indem er sie vor vollendete Tatsachen stellt, dann will er Sie zu etwas nötigen, was Sie eigentlich selbst zu entscheiden hätten. Es ist einzig und allein Ihre Sache, ob Sie sich einer Punktion unterziehen oder nicht. Deshalb: Bitten Sie sich Bedenkzeit aus! Solange Sie nicht genau wissen, ob Sie die Punktion wollen, sollten Sie niemandem erlauben, Sie auch nur anzufassen! Sagen Sie dem Arzt: „Ich möchte noch einen Tag abwarten, und mich bis dahin entscheiden, ob ich eine Punktion überhaupt möchte!". Das ist Ihr gutes Recht und es gibt keinen Grund, weshalb Sie von diesem Recht keinen Gebrauch machen sollten!

d) Natürlich gibt es Ärzte, denen selbstbewusste Patienten auf die Nerven gehen. Wenn Sie selbst höflich, aber bestimmt geblieben sind, hat der Arzt keinen Anlass, Sie pampig und unhöflich anzusprechen und so zu tun, als wäre es eine persönliche Beleidigung, wenn Sie Ihre Rechte wahrnehmen. Deshalb ist eine energische Reaktion Ihrerseits ebenso angemessen. Je nach Ihrer eigenen Verfassung und der jeweiligen Situation wären folgende Reaktionen denkbar:
„Ich will kein anderes Krankenhaus, sondern Bedenkzeit. Es ist mein Recht, selbst zu entscheiden, ob ich diesen Eingriff möchte oder nicht".
„Das ist kein Grund, so pampig zu werden! Ich werde mir das mit dem Eingriff noch einmal überlegen und Sie dann wissen lassen, wozu ich mich entschieden habe".
„Wenn Sie mir so kommen, dann beenden wir unsere Kommunikation an dieser Stelle und ich möchte noch heute Ihren Oberarzt sprechen. Und was Ihren Vorschlag betrifft: Ich denke darüber nach, ob ich mich tatsächlich in ein anderes Krankenhaus verlegen lasse".

9.
Sich beschweren

Was Sie in diesem Kapitel lernen sollen:

Lernen Sie, sich so zu beschweren, dass Sie sich erleichtern! Bleiben Sie fair, auch wenn es schwer fällt, und gehen Sie Beschwerdewege, die zum Ziel führen!

Wann haben Sie sich das letzte Mal beschwert? Und hat es Ihnen etwas genützt? In einem Gespräch irgendwo beim Einkauf auf der grünen Wiese unterhalten sich Frau Hase und Frau Bär über das Thema „Sich Beschweren". Frau Hase meint mit dünner Stimme: „Ich beschwere mich niemals. Das bringt sowieso nichts. Ich ändere damit nichts und bekomme davon nur Ärger". Frau Bär reagiert etwas aufbrausend: „Aber natürlich bringt es etwas, wenn Sie es nur richtig machen. Dann hat der andere Respekt vor Ihnen und muss sich am Riemen reißen, dass Sie sich nicht noch einmal beschweren". Frau Hase aber bekräftigt: „Da habe ich doch selbst gar nichts davon. Kann ich mir von dem Respekt vielleicht was kaufen?". „Na, klar, wenn Sie auf Schmerzensgeld klagen, können Sie sich was davon kaufen. Aber selbst wenn Sie nichts davon haben, könnten Sie es doch wenigstens für andere tun. So schützen Sie immerhin andere davor, dass es denen genauso geht, weil Sie die Schwachstellen öffentlich gemacht haben". „Das mag ja sein, aber wissen Sie, Frau Bär, ich bin stets der Meinung, dass man auch für die Fehler der anderen Verständnis zeigen sollte. Ich will ja auch nicht, dass man sich über mich beschwert. Deshalb tue ich es selbst ebenfalls nicht gerne". „Sie lassen sich gegen das Schienbein treten und schreien nicht einmal Aua, nicht wahr?" brummt Frau Bär und holt schon mit dem Fuß aus. „Das ist mir lieber als streitsüchtig zu sein" entgegnet Frau Hase. Und es ist völlig unklar, was Frau Bär darauf erwiderte, denn niemals wird eine von beiden Positionen über die andere einen endgültigen Sieg davontragen. Und Sie? Sind Sie eher Frau Bär oder Frau Hase?

Obwohl viele Menschen meinen, es hänge doch ganz von der Situation ab, ob eine Beschwerde sich lohnt, handeln sie nicht so. Oft herrscht eine große Unsicherheit darüber, ob ein Vorkommnis Anlass zur Beschwerde sein sollte oder nicht und in welcher Weise eine solche Beschwerde erfolgen sollte. Folglich beschweren sich „Bären"-Temperamente bei jeder Kleinigkeit, „Hasenfüße" aber selbst dann nicht, wenn ihnen aus Versehen ein gesundes Bein abgenommen wird. Wo ist die Grenze für eine kleine Beschwerde, ab wann ist eine Klage angemessen? Der Übersicht halber ordnen wir Beschwerdeanlässe drei Kategorien zu: In der ersten Kategorie finden wir die geringfügigsten, die *„minimalen Beschwerdeanlässe"*. Zahlreiche Beschwerden in einem Krankenhaus, einem Pflegeheim oder einer Praxis können berechtigt sein, obwohl sie nicht eigentlich einen medizinischen Fehler betreffen, der zu einer echten Schädigung führt.

3 Kategorien von Beschwerdeanlässen

Sie unterscheiden sich von Vorkommnissen der zweiten Kategorie, die eine schädigende Wirkung besitzen, deren Schädigungsgrad aber noch gering ist, weil der eigentliche Krankheits- und Genesungsverlauf dadurch nicht beeinträchtigt wird – zumindest nicht offensichtlich. Auch hier werden noch keine gravierenden juristischen oder fachmedizinischen Regeln verletzt, allerdings kann der Betroffene seelische Verletzungen davontragen. Solche „Beschwernisse" bestehen zum Beispiel in einem rüden Umgangston, einer groben körperlichen Behandlung oder unzureichender Fürsorge eines Medizinprofis. Wir nennen sie *„periphere Behandlungsfehler"*, (peripher = „am Rande gelegen") und machen damit deutlich, dass es sich sehr wohl um Behandlungsfehler, wenn auch nicht unbedingt um juristisch einklagbare handelt.

Schwerwiegender sind Behandlungsfehler, die eine direkte Schädigung des Patienten verursachen, die den Erkrankungsverlauf beeinträchtigen und ernste juristische Regelverletzungen beinhalten, beispielsweise das Vernachlässigen der Aufklärungspflicht. Bei diesen Fehlern der dritten Kategorie kommt es zu einem ungünstigen Krankheitsverlauf oder zu Behandlungen gegen den Willen des Patienten. Ein grober Behandlungsfehler ist obendrein ein solcher, „der aus objektiver Sicht nicht mehr verständlich erscheint, weil er einem Arzt schlechterdings nicht unterlaufen darf" (BGH Arztrecht 10/1997, 274). Bei ihm resultieren auch tatsächliche Schädigungen, der Schweregrad der Schädigung ist zumindest erheblich und das

Versäumnis des Arztes ist eindeutig. Wenn Sie eine Orientierung zugrunde legen wollen, wie es sich zu reagieren lohnt, dann können Sie Art und Ausmaß Ihrer Reaktion auf Behandlungsfehler zumindest teilweise an dieser Schweregradeinteilung orientieren.

1. Kategorie: Minimale Beschwerdeanlässe

Es bleibt Ihnen überlassen, ob Sie sich darüber beschweren wollen, dass das Frühstück im Krankenhaus immer schon so früh gebracht wird oder dass die Stationsschwester permanent pampig ist. Vielleicht bedarf es ja nur einer gewissen Zahl an Patienten, die sich über das frühe Wecken und die unhöfliche Schwester beschweren, damit sich einmal etwas ändert. Denn in solchen Fällen ist es ohnehin nur die Masse an Beschwerden, die ins Gewicht fällt, nicht die einzelne Beschwerde, die zu geringfügig wirkt, um Beachtung zu finden. Aber wo beschweren Sie sich in einem solchen Fall? Natürlich dort, wo das Problem gelöst werden kann: also bei der unfreundlichen Schwester selbst oder der Klinik- oder Abteilungsleitung, die für organisatorische Abläufe zuständig ist. Die Leitungsebenen erreichen Sie am besten über den Patientenfragebogen, den Sie am Ende einer Krankenhausbehandlung heutzutage fast überall ausgehändigt bekommen. In den meisten Fällen gibt es tatsächlich jemanden, der diese Fragebögen liest und auswertet. Zwar wird nicht jedes Statement an die richtige Stelle gelangen, aber je mehr Beschwerden über eine bestimmte Situation sich häufen, umso mehr Bedeutung wird ihr beigemessen. Wenn Ihre Beschwerde sich auf eine einzelne Person bezieht, wäre es jedoch fair, wenn Sie zuerst mit dieser das Gespräch suchen, bevor Sie sie namentlich in einem Qualitätsfragebogen nennen. Möglich ist dies aber sehr wohl. Wenn es Ihnen das Wert ist, können Sie natürlich auch auf schriftlichem, persönlichem oder telefonischem Weg an eine übergeordnete Instanz wenden. Was Sie dabei beachten sollten, erklärt Ihnen das folgende Schema.

Patientenfragebögen

Für jeden Beschwerdeanlass: COMPLAIN

Nicht nur bei minimalen Beschwerdeanlässen, sondern besonders bei peripheren und echten Behandlungsfehlern ist eine schriftliche

Beschwerde angemessen. Um Ihnen für alle Kategorien von Beschwerdeanlässen ein Handwerkszeug an die Hand zu geben, das Ihnen helfen kann, schriftliche Beschwerden richtig zu formulieren, habe ich das COMPLAIN-Beschwerdeschema entwickelt. COMPLAIN ist zugleich der englische Begriff für „sich beschweren" als auch ein Akrostichon (Merkwort) für die acht Faktoren einer gut formulierten Beschwerde.

COMPLAIN-Beschwerdeschema:

Circumstances (Umstände): Die genauen Umstände der Situation, um die es geht.

Occurrences (Ereignisse): Das eigentliche Ereignis, möglichst präzise geschildert.

Modesty (Bescheidenheit): Bescheidenheit der Formulierung und des Auftretens

Proof (Beweise): Belege, Befunde, Zeugen, die das Ereignis bestätigen können

Legitimation (Legitimierung): Juristische Gründe für das Recht auf Beschwerde

Ally (Verbünden): den Adressaten als Koalitionspartner ansprechen

Intention (Absicht): Klares Benennen dessen, was die Beschwerde bringen soll

Non-aggressive (nicht-aggressiv): Sachlicher, aggressionsfreier Tonfall

Circumstances *(Umstände):* Jede Beschwerde sollte den Adressaten zunächst in die näheren Umstände der Situation einweihen. Das können persönliche und äußerliche Umstände sein. Sie sollten objektiv prüfbar und nachvollziehbar geschildert werden: „Vom 12.03.07 bis 29.03.07 befand ich mich in Ihrem Krankenhaus auf Station 3 wegen eines Schienbeinbruchs. Ich hatte große Schmerzen und durfte 7 Tage lang das Bett nicht verlassen".

Occurrences (*Ereignisse*): Das eigentliche Ereignis, das zur Beschwerde führt, darf nicht nur vage erwähnt werden, sondern muss mit möglichst allen wichtigen Angaben versehen sein, die später oder bei einer Nachprüfung wichtig sein könnten. Es empfiehlt sich, dabei die fünf W-Fragen zu beantworten: *Wer, Wann, Was, Wie, Welche Folgen:* „Am Dienstag, 20.03.07 bei der morgendlichen Visite gegen 10.00 Uhr *[= Wann]* wollte Ihr Oberarzt XY *[= Wer]* offenbar die Wunde inspizieren und drückte mit beiden Händen gegen das Schienbein *[= Wie].* Dadurch erlitt ich so heftige Schmerzen *[= Was],* dass ich noch eine halbe Stunde später die Schwester um Schmerzmittel bitten musste *[= Welche Folgen]*".

Modesty *(Bescheidenheit):* Versuchen Sie lieber nicht, Ihre eigene Bedeutung und das Gewicht, das Ihre Beschwerde besitzt, durch angeberische Wichtigtuerei zu vergrößern. Wer es nötig hat zu schreiben, dass er im selben Tennisclub verkehrt wie der Bürgermeister oder sich gar zu Drohungen herablässt, wie: „Ich kann noch ganz andere Mittel anwenden", der macht sich lächerlich. Menschen, bei denen Sie sich beschweren, haben selbst etwas zu sagen und lassen sich von Wichtigkeitsbekundungen nicht beeindrucken. Bleiben Sie lieber bescheiden, höflich und verbindlich: „Ich weiß, dass Sie viel zu tun haben und mein Anliegen nicht Ihr einziges Problem ist"; „Ich würde mich freuen, von Ihnen Antwort zu erhalten…".

Proof *(Beweis):* Nennen Sie Fakten, die Ihre Aussage unterstützen, auch wenn es sich um eine eher unwichtige und nicht justiziable Angelegenheit handelt! Wenn Sie Befunde, Röntgenbilder oder die Aussage eines Mitarbeiters oder fremden Arztes haben, die Ihre Version unterstützt, ist das ideal. Aber auch die Bestätigung eines Bettnachbarn oder Angehörigen kann hilfreich sein, und selbst wenn Sie nur erwähnen können, dass dieser das betreffende Vorkommnis kennt und im Zweifelsfall bestätigen könnte. Solche Belegquellen erhöhen Ihre Glaubwürdigkeit. „Mein Bettnachbar hat die Visite miterlebt und gehört, wie ich aufgeschrieen habe, und sich hinterher noch sehr darüber gewundert, wie der Arzt mit mir umgegangen ist".

Legitimation *(Legitimierung):* Wo Gesetze und Vorschriften berührt werden (allerdings nur da!) macht es Sinn, diese Gesetze möglichst mit genauer Angabe des Paragraphen anzuführen. Wo ein solcher Gesetzesverweis sich nicht ohne weiteres herstellen lässt, kann immerhin auf die Vermutung eines solchen rechtlichen Hintergrunds hingewiesen werden. „Ich meine, dass sich das Verhalten des Oberarztes schon im Bereich von Körperverletzung bewegte, da es keinen Grund gab, derart heftig und ohne meine Einwilligung auf die Wunde zu drücken".

Ally *(Verbünden):* Insbesondere wenn die Person, die Sie anschreiben, um sich über einen Dritten zu beschweren, nicht der Verantwortliche selbst ist, sondern dessen Vorgesetzter oder eine aufsichtführende Stelle, dürfen Sie davon ausgehen, dass diese Instanz ein Interesse hat, schwarze Schafe zu identifizieren. Das macht Sie zum potentiellen Verbündeten. Das sollten Sie nicht nur bei Ihrer Formulierung oder Ihrem Auftreten (am Telefon, im persönlichen Gespräch) bedenken, sondern auch deutlich zu verstehen geben, damit der andere den Eindruck gewinnt, dass Sie beide im gleichen Boot sitzen und nicht gegeneinander arbeiten. „Als Krankenhausleitung sind Sie sicherlich am guten Ruf Ihres Hauses interessiert. Da ich bisher wenig Schlechtes von Ihrem Krankenhaus gehört habe, erstaunt es mich umso mehr, dass solch ein Verhalten eines leitenden Arztes bei Ihnen vorkommt". Dazu kann es auch gehören, dass Sie dem Anderen zeigen, wie gut Sie sich in die Position des Verantwortlichen hineinversetzen können: „Ich weiß, wie viel Stress ein Arzt heute in einem Krankenhaus aushalten muss".

Intention *(Absicht):* Ob Sie es selbst bedacht haben oder nicht: Sie verfolgen mit einer Beschwerde unter Garantie irgendeinen Zweck, sonst würden Sie sie nicht schreiben. Im einfachsten Fall wollen Sie nur einmal etwas Dampf ablassen. Kein Problem! Dann tun Sie es. Aber vielleicht wollen Sie auch, dass der Verantwortliche bestraft wird oder die Umstände, die Ihnen nicht gefallen, verändert werden und künftige Patienten so davor bewahrt werden, dass ihnen dasselbe passiert. Oder Sie möchten, dass der Verantwortliche sich entschuldigen muss und Ihnen Genugtuung (eine immaterielle Entschädigung für erlittenes Unrecht) zuteil wird. Es empfiehlt sich, dass Sie selbst sich über Ihre Absichten klar werden, bevor Sie sich ans Beschweren machen. Dann können Sie Ihre klar formulierten Absichten ebenso an den Adressaten richten: „Ich bitte darum, dass Sie mich darüber informieren, falls Sie ein Gespräch mit dem betreffenden Oberarzt geführt haben, so dass ich weiß, ob in dieser Angelegenheit etwas unternommen wurde. Insbesondere würde mich interessieren, ob es eine sachliche Begründung für dieses Verhalten gab".

Non-aggressive *(nicht-aggressiv):* Was auch immer Ihre Absicht und Ihr Anliegen ist, machen Sie es sich und dem Gesprächspartner nicht zu schwer durch eine allzu emotionale Sprache. Bleiben Sie sachlich, auch wenn Sie Ihre eigene Befindlichkeit schildern: Zeigen

Sie, dass Sie sich nicht einfach beklagen, sondern einen Missstand deutlich machen wollen, der objektiv und sachlich besteht und nicht nur einer Befindlichkeitsstörung Ihrerseits entspringt. „Ich halte die dabei aufgetretenen Schmerzen für unnötig nicht zu rechtfertigen" ist eine sachliche Aussage, obwohl sie nur Ihre Meinung wiedergibt. Hingegen wäre „Ich bin sehr betroffen von dem, was Ihr Arzt mir angetan hat" weit weniger sachlich, ist aber als Ich-Botschaft (siehe Kapitel 5) immer noch akzeptabel. Wenn Sie meinen, dass es wichtig ist, dass der Angesprochene weiß, wie es Ihnen geht, dann sprechen Sie ruhig über Ihre Gefühle, aber verwenden Sie solche Aussagen sparsam. Und vor allem: Werden Sie dabei niemals aggressiv („Es ist eine Unverschämtheit, ...!"). Beschwerden, ob schriftlich oder mündlich, die ernst genommen werden sollen, sollten so viel wie möglich von den genannten Zutaten enthalten und so wenig wie möglich an anderen Ingredienzen (wie Wut, Herabsetzung, Diffamierung, Drohung).

2. Kategorie: Periphere Behandlungsfehler

Periphere Behandlungsfehler sind Vorgänge, die in einer guten medizinischen Behandlung nichts zu suchen haben, die aber nicht den zentralen Behandlungsauftrag oder Leib und Leben des Kranken betreffen, sondern Bereiche „darum herum", und die deshalb auch von Gerichten, Schlichtungsstellen und Experten weniger ernst genommen werden. Dennoch verursachen sie unnötiges Leiden und Folgekosten und sollten nicht ignoriert werden. Im Wesentlichen handelt es sich um zwei Formen von fehlerhaften medizinischen Interaktionen: Einerseits um körperlich, andererseits um seelisch Verletzendes. Dass Ärzte einem Patienten aus Unachtsamkeit unnötige Schmerzen zufügen, ihm absichtlich Angst machen oder aggressiv ansprechen, ist leider keine Seltenheit. Ob der Oberarzt im obigen Beispiel eine Körperverletzung im juristischen Sinne begangen hat oder nicht, ist hier zweitrangig. Auf jeden Fall hat er „daneben gegriffen". In einigen Krankenhäusern gibt es Ärzte, die berüchtigt dafür sind, ihre Patienten grob anzufassen. Sicherlich sind sadistisch veranlagte Ärzte eine Ausnahme, aber auch der unsensible Holzklotz im Arztkittel richtet genug Schaden an. Unabhängig davon ist zu berücksichtigen, dass bei manchen medizinischen Behandlungen leichte Schmerzen unvermeidbar sind, während heftiger Schmerz durch Schmerzmittel in vielen Fällen verhindert werden kann.

Aber auch „seelischer Schmerz" muss nicht zwangsläufig sein. Es wird leider oft übersehen und auch bestritten, dass zwischenmenschliche Probleme und eine problematische Kommunikation zwischen Arzt und Patient nicht nur seelische Folgen auslösen, sondern direkte Einflüsse auf den Heilungsverlauf nehmen können. Zwar lassen sich solche Zusammenhänge schwer nachweisen, so dass eine Klage auf Schmerzensgeld mit dem Hinweis der psycho-somatischen Folgen verletzender Worte und Handlungen vor Gericht kaum erfolgreich sein dürfte. Dabei gibt es viele wissenschaftliche Argumente dafür, dass der psychische Zustand des Kranken für seine Genesung tatsächlich eine Rolle spielt. Schon der Stress einer Operation, die Krankenhausatmosphäre mit ihrer Technologisierung und Hektik können Selbstheilungskräfte behindern. Wenn dann auch noch ungünstige zwischenmenschliche Bedingungen hinzukommen – entnervte oder arrogante Pfleger und Ärzte –, kann das schwerlich der Heilung förderlich sein.

Psychosomatische Schädigungen

Außerdem wirken sich gestörte Kommunikationsverhältnisse durch die Verhaltensreaktionen des Patienten auf dessen Gesundheitszustand aus. Wer seinem Arzt kein Vertrauen schenkt, hält sich auch nicht so genau an dessen »Anweisungen« und nimmt beispielsweise seine Medikamente nicht regelmäßig ein. Wenn Kranken keine Chance gelassen wird, sich in der Erwachsenenposition zu behaupten, geraten sie in die trotzige Kindrolle und beginnen sich entgegen der Anweisungen des Personals verhalten. Auch der Krankenhauspatient, der trotz strikter Anweisung, nicht selbst aufzustehen, doch alleine zur Toilette geht und dabei stürzt, weil er keine Lust auf die rabiate Schwester hat, verursacht unnötige Folgekosten.

Aber selbst wenn keine körperlichen Folgeschäden aus schlechter zwischenmenschlicher Behandlung resultieren würden: Ist es zu rechtfertigen, wenn ein Patient körperlich gesundet, aber seelisch leidet? Reparaturmedizin hat man es genannt, wenn nur die erkrankten Körperteile wieder „in Ordnung gebracht" werden, aber dem restlichen Menschen keine Beachtung geschenkt wird. Wenn man dieser Logik folgt, ist es wirklich gleichgültig, ob der Kranke unter der Behandlung leidet, solange nur die Lungenentzündung oder der Herzinfarkt gut überstanden wird. Wer aber ist es, dem es schließlich gut gehen soll – die Lunge, das Herz oder der Mensch? Wenn es nur um das Organ geht und der Mensch nichts zählt, kann man ebenso gut das Organ herausoperieren und in einer Nährstofflösung aufpäppeln und hätte einen maximalen Erfolg erzielt. Wenn man das mit allen Körperteilen machte, gäbe es zwar keinen Menschen mehr, der sich über all diese gesunden Organe freuen kann, aber das spielte nach dieser Logik keine Rolle. Das ist offensichtlich absurd und zeigt uns, dass wir immer den ganzen Menschen mitdenken. Aber diesen ganzen Menschen mit seinem psychischen Empfinden ernst zu nehmen, ist keineswegs selbstverständlich.

Wenn ein „peripherer" Behandlungsfehler geschieht, lohnt es sich, das Problem anzusprechen – am besten direkt und unmittelbar beim Verantwortlichen. Wer eine gelungene Konfliktkommunikation beherrscht (siehe Kapitel 5), dürfte damit keine Probleme haben, auch wenn es etwas Mut kostet. Für alle, die sich nicht gut durchsetzen können, muss es jedoch offizielle Wege geben, die sie vor übergriffigen Menschen schützen. Deshalb kann der Beschwerdeweg an übergeordnete Instanzen allemal gerechtfertigt sein.

3. Kategorie: Behandlungsfehler

Frau B. litt unter einer sympathischen Reflexdystrophie am Fuß, auch Morbus Sudeck genannt. Diese sehr unangenehme, seltene Komplikation nach scheinbar normalen Verletzungen führt zu lange anhaltenden, wechselnd intensiven Schmerzen, zur Schwellung und Rötung des verletzten Körperteils. Psychosomatische Komponenten wurden bei dieser Krankheit zwar von Forschern noch nicht gefunden, die meisten Praktiker halten sie jedoch für wahrscheinlich. Frau B. hatte man dreimal operiert. Bei der ersten Operation, die unter Rückenmarksnarkose stattfand, hatte man ihr versprochen, Sie würde aufgrund eines Schlafmittels nichts mitkriegen. Aber offensichtlich wurde das Medikament einfach vergessen oder falsch dosiert, so dass Frau B. die ganze Zeit bei klarem Bewusstsein (aber natürlich ohne Körperempfinden) war. Das war für sie der blanke Horror. Da man bei einer Rückenmarksnarkose die Beine nicht bewegen kann, setzte sich in ihrer ängstlichen Stimmung bei ihr das Bild fest, ihre Beine seien für immer gelähmt oder gehörten nicht mehr zu ihr. Sie träumte noch nächtelang davon, keine Beine mehr zu haben. Als sie noch einmal operiert werden musste, bestand sie auf einer Vollnarkose. Zuvor hatte der operierende Arzt sie darüber informiert, dass der Knochen noch nicht richtig zusammengewachsen sei und man deshalb noch einmal die Fixierungsdrähte neu richten müsse. Nach dem Erwachen aus der Operation eröffnete ihr der Stationsarzt, der nicht bei der Operation zugegen gewesen war, der Operateur habe nicht nur die Drähte gerichtet, sondern auch ein Stück Fremdknochen eingesetzt. Die Patientin, die niemals ihre Zustimmung zu solch einer Transplantation fremden Knochengewebes gegeben hatte, war so schockiert, dass sie nicht fragte, woher dieser Knochen stammte. Erst Tage später sah sie den Operateur. Als sie ihn fragte, wieso man die Knochenimplantation nicht vorher mit ihr abgesprochen habe, erhielt sie die patzige Antwort, die Ärzte hätten das erst während der Operation entscheiden können (was nicht ganz glaubwürdig schien, schließlich musste der Knochen ja auch erst besorgt werden). Außerdem sei man davon ausgegangen, sie hätte ja wohl gesund werden wollen. Da sie sich damit nicht zufrieden gab und nachhakte, geriet der Operateur außer sich und schrie sie an, bei einer so optimalen medizinischen Behandlung müsse sie ja wohl dankbar sein. Seitdem wollte der Fuß einfach nicht mehr heilen. Das war jetzt schon fast ein Jahr her.

Selbst wenn hier medizintechnisch alles korrekt gelaufen sein mag, hat die Patientin einen seelischen Schaden erlitten, dessen Bedeutung für die Entwicklung der Folgekrankheit „Morbus Sudeck“ nicht beweisbar, aber psychologisch sehr nahe liegend ist. Das Versäumnis, ihr Einverständnis zur Erweiterung der operativen Maßnahme einzuholen, muss als Verletzung der Aufklärungspflicht gewertet werden, denn eine plötzliche, unaufschiebbare Indikation zu dieser Erweiterung lag mit Sicherheit nicht vor. Die Patientin hätte ihr Einverständnis vermutlich gar nicht erteilt, so dass der Arzt auch faktisch gegen ihren Willen behandelt hat. Durch die nachträgliche Eröffnung der Fremdknochenimplantation hat sie eine psychische Traumatisierung erlitten. Das Versäumnis, ihr ein Schlafmittel zu verabreichen, stellt ebenfalls einen nicht unerheblichen Behandlungsfehler dar, zumal die Patientin zuvor ausdrücklich darum gebeten hatte. Juristisch wäre zu unterscheiden, ob hier ein organisatorischer Fehler (der Anästhesist ging davon aus, die Schwester hätte das Medikament bereits verabreicht), ein kommunikativer Fehler (der Anästhesist hatte keine Information, dass ein solches Medikament verabreicht werden sollte) oder ein eigenes Versäumnis (er war abgelenkt oder zerstreut) vorlag. Und schließlich stellt das Verhalten des Operateurs eine verbale Entgleisung dar, die einen Beziehungsschaden anrichtete, durch den die schlechte Genesung möglicherweise psychosomatisch weiter beeinflusst wurde. Diese Fehler wiegen so schwer, dass juristische Konsequenzen zu erwägen wären. Obwohl es schwerer durchsetzbar ist, wäre entschieden dafür zu plädieren, auch die hier entstanden seelischen Schädigungen als psychische oder gar psychosomatische Körperverletzungen anzusehen.

Der „echte" Behandlungsfehler (oder »Kunstfehler«) ist vor allem ein juristisches Faktum. Seine Existenz wird primär von Juristen definiert, von deren Definition dann Schadensersatzansprüche oder strafrechtliche Konsequenzen abhängen. Demnach muss ein solcher Behandlungsfehler zu einer nachweisbaren Schädigung geführt haben; zusätzlich muss er – um ein Fehler zu sein und nicht nur der ungünstige Ausgang einer schweren Erkrankung – durch ein Handeln verursacht worden sein, das nicht den Standards der ärztlichen Kunst entsprach. Der Arzt schuldet dem Patienten nach geltendem Recht zwar keinen Behandlungserfolg, sondern nur eine solche Behandlung, die sich fachlich vertretbarer Methoden bedient. Eine deutliche Abweichung vom fachlichen Standard wird aber als Verletzung der Sorgfaltspflicht bezeichnet.

Sorgfaltspflicht

Die Sorgfaltspflicht des Arztes misst sich an dem Verhalten, das man bei sorgfältig und auf dem neuesten Kenntnisstand befindlichen Fachkollegen beobachten kann. Weicht ein Arzt erheblich von diesem Standard ab, kann er sich auch nicht dadurch entschuldigen, dass er „kein besseres Verfahren kannte" oder in seiner Klinik ein veraltetes Verfahren „üblich" gewesen sei. Er ist nämlich zur Fortbildung verpflichtet. Wenn er eine Behandlung, die in Fachkreisen nicht als das Verfahren der Wahl gilt, einsetzt, weil er meint, dass dieses dem Patienten mehr nützt als das Standardverfahren, muss er diese Entscheidung nach sorgfältiger Erhebung aller nötigen Befunde und inhaltlicher Begründung, nach Aufklärung des Klienten und mit seinem Einverständnis getroffen haben. Ansonsten hat er seiner Sorgfaltspflicht ebenfalls nicht genügt. Damit handelt es sich um einen „einfachen" Behandlungsfehler.

Wenn der Arzt nach dem üblichen Ausbildungs- und Wissenstand, der für einen Arzt zu fordern ist, den Fehler keineswegs hätte begehen dürfen und der Fehler deshalb einem Experten nicht mehr verständlich erscheint, ist eine neue Dimension erreicht: Es handelt sich um einen *groben* Behandlungsfehler. Die Unterscheidung in einfache und grobe Behandlungsfehler kann eine wichtige juristische Konsequenz beinhalten: Bei dem bloßen Verdacht auf einen groben Behandlungsfehler gilt nach derzeitiger Rechtssprechung in jedem Fall, dass der Arzt beweisen muss, keinen Fehler begangen zu haben und nicht der Geschädigte den Fehler beweisen muss (Beweislastumkehr).[49] Ein grober Behandlungsfehler liegt auch immer dann vor, wenn Gesetze missachtet wurden.

Die Zahl der ärztlichen Behandlungsfehler in Deutschland wird zwischen 40.000[50] und 680.000[51] pro Jahr angegeben. Erfolgreich als Behandlungsfehler anerkannt werden jährlich allerdings nur (oder immerhin) ca. 12.000 Fälle. Wie viele Behandlungsfehler gibt es denn nun wirklich? Das ist schwer zu sagen, denn es gibt in Deutschland (und ebenso in Österreich und der Schweiz) keine amtliche Erfassung aller ärztlichen Kunstfehler. Bei den 12.000 anerkannten Kunstfehlern handelt es sich wohl nur um die Spitze des Eisbergs, da nicht davon auszugehen ist, dass jeder Behandlungsfehler bemerkt und vom Patienten weiterverfolgt wird und nicht jeder angezeigte Behandlungsfehler als solcher anerkannt wird. Nach einer Umfrage des Meinungsforschungsinstituts Forsa aus dem Jahr 2002 vermuten 19 % aller Patienten, im vergangenen Jahr falsch behandelt worden zu sein. Wenn sie Recht hätten, läge die Zahl der Behandlungsfehler sogar bei mehr als 680.000 pro Jahr.

Behandlungsfehler-Statistik

Besonders erschreckend ist eine weitere Statistik: Für die USA hat das dortige Institute of Medicine errechnet, dass Ende der 1990er Jahre jährlich 44.000 Personen an der Folge von Behandlungsfehlern in Krankenhäusern und 7.000 Personen durch falsche Medikamentenverordnungen verstarben. Eine Übertragung dieser Zahlen auf die deutschen Verhältnis ergibt eine geschätzte Zahl von 31.000 bis 83.000 jährlichen Todesfällen in Krankenhäusern, die auf vermeidbare ärztliche Fehler zurückzuführen sind.[52] Für die Schweiz werden in einer entsprechenden Hochrechnung 2.000 bis 3.000 Todesfälle pro Jahr durch fehlerhafte medizinische Versorgung angenommen.

Wann aber ist eine misslungene medizinische Behandlung ein Kunstfehler? Wenn eine Operation daneben ging, ein Medikament uns mehr schadet als nützt oder das Fortschreiten einer behindernden oder lebensverkürzenden Krankheit nicht aufgehalten werden kann, neigen wir dazu, den Arzt für das Unglück verantwortlich zu machen. In unserem Schmerz und unserer Verzweiflung, unserer Wut und Verletztheit suchen wir einen Schuldigen und finden Ihnen nur allzu leicht in der Person, in die wir zunächst all unsere Hoffnung gesetzt hatten. Zuweilen meinen wir sogar, es könne gar nicht sein, dass die heutige Medizin einer harmlos scheinenden Erkrankung wie beispielsweise einer Grippe hilflos gegenüber steht, dabei sind auch die klassischen Infektionskrankheit in Wirklichkeit eine wieder im Wachsen begriffene Bedrohung. Es wäre doch etwas seltsam, wenn wir gerade dann das alte Bild vom allmächtigen Arzt-Halbgott wieder heraufbeschwörten, wenn wir den Arzt für sein Versagen verantwortlich machen wollen, während wir ansonsten mit der Grundthese dieses Buches übereinstimmen, dass Ärzte keineswegs übernatürliche Wesen sind.

Ärzte sind Menschen und sie machen Fehler. Sie machen sie – und das gilt für den besten Arzt –, weil die Medizin selbst noch weit davon entfernt ist, perfekte Handlungsregeln und perfekte Mittel zu kennen, um auf alle Erkrankungen angemessen antworten zu können. Das Gros ärztlichen Versagens geht auf das Versagen der medizinischen Möglichkeiten zurück und nicht auf persönlichen Versagen. Um Fahrlässigkeit handelt es sich aber auch noch nicht, wenn die Befähigung des Arztes ihm nicht zum Spitzenplatz in der Ärztehitliste verhilft. Qualitätsunterschiede sind ebenso menschlich und müssen hingenommen werden, selbst wenn jeder sich verständlicherweise die beste aller möglichen Behandlungen wünscht. Kritisch wird es erst, wenn der übliche Standard mehr als in einem Fall und in erheblichem Maße oder aus vermeidbaren Gründen unterschritten wird.

Anders verhält es sich, wenn wir die Qualitätsunterschiede von Kliniken betrachten: Hier kommt es neben normalen Schwankungen auch auf echte Versäumnisse der Verantwortlichen an: Wenn die Verwalter von Kliniken und Klinikkonzernen durch schlechte Arbeitsbedingungen nur solche Profis anlocken, die nichts Besseres gefunden haben, oder qualifizierte Arbeitskräfte durch ein schlechtes Betriebsklima vergrault werden, dann liegt durchaus betriebswirtschaftliches Versagen auf höchster Ebene vor. Aber auch in Weltgegenden, wo riesige Qualitätsunterschiede zwischen Privatkliniken und öffentlichen Krankenhäusern gefördert werden, werden manche Krankehäuser zur grundsätzlich schlechten Wahl. Da kann eine organisierte Verletzung der Sorgfaltspflicht schon vorliegen.

Arten von Behandlungsfehlern

Leider kann der medizinische Profi eine ganze Reihe von Fehlern begehen, für die er haftbar gemacht werden kann. Auch für den Nutzer kann die Kenntnis juristisch definierter Fehlerarten nützlich sein.

a) Diagnosefehler

Ziemlich einleuchtend ist uns, dass eine Fehldiagnose schwere Folgen haben kann, auch wenn sie sicherlich unvermeidbar ist und immer wieder vorkommt. Ein Diagnosefehler liegt dann vor, wenn der Arzt es in fahrlässiger Weise versäumt, eine Diagnostik durchzuführen, obwohl diese geboten wäre; wenn er eine falsche Diagnostik durchführt; oder wenn er die Befunde nicht richtig auswerten kann und unzureichende Schlussfolgerungen daraus zieht. Beispielsweise erkennt er nicht, dass eine Behandlungsbedürftigkeit vorliegt und schickt den gefährlich erkrankten Patienten wieder nach Hause, obwohl die Symptome es ihm möglich machen müssten, einen dringenden Handlungsbedarf zu erkennen. Nach einer deutschen Studie[53] machen Fehldiagnosen 20 % aller Fehler in den Hausarztpraxen aus.

b) Therapiefehler

Der typische Behandlungsfehler ist natürlich der Therapiefehler. Wenn die Ärztin die falsche Behandlungsmethode wählt, die Behandlung falsch durchführt oder den Erfolg der Behandlung durch eigene Fehler vereitelt, zum Beispiel indem sie eine ausreichende Nachsorge versäumt, so begeht sie einen Therapiefehler. Relativ häufige Therapiefehler betreffen Medikamentenverordnungen. Einen nicht geringen Anteil darunter bilden schlicht falsche Verordnungen, also solche Medikamentenverschreibungen, bei denen der Arzt ein Medikament verordnet, das für die Krankheit des Patienten in keiner Weise angemessen ist. Auch die Dosierung scheint häufig eher Glücksache zu sein.[54] Und schließlich tritt eine beachtliche Anzahl von Problemen dadurch auf, dass Ärzte die Wechselwirkungen eines Medikamentes mit einem anderen nicht beachten. Obwohl auch viele Schädigungen durch die bekannten Nebenwirkungen von Medikamenten auftreten, können sie nur in Einzelfällen als Behandlungsfehler gelten, denn es ist Äbwagungssache, ob man die Nebenwirkungen um der Hauptwirkungen willen hinnimmt oder nicht.

Besonders gravierend wirken sich natürlich Fehler bei Operationen aus: Der berüchtigte Verwechslungsfehler kommt zwar selten vor, ist aber leider eine Realität: Wenn Patientenunterlagen verwechselt werden oder die zu operierende Körperseite vertauscht wird, hat das katastrophale Folgen (seien Sie also wachsam, ob vor der OP das richtige Körperteil rasiert oder markiert wird). Die häufigsten Operationsfehler bestehen in technisch nicht gut ausgeführten Operationen, in zusätzlichen, unnötigen Verletzungen benachbarter Organe oder einer von Anfang an verkehrten Indikation für die betreffende Operationsmethode und das benötigte Instrumentarium. Auch anschließende Komplikationen – etwa Wundinfektionen und andere Nachversorgungsprobleme – können gegebenenfalls auf Behandlungsfehler hindeuten.

c) Organisationsfehler

Der Arzt ist dazu verpflichtet, die Arbeit nachgeordneter Medizinprofis fachlich zu überwachen, alle wichtigen Maßnahmen zu dokumentieren und für einen reibungslosen Informationsfluss gegenüber Mit- und Nachbehandlern (anderen Ärzten, Krankenpflegern, Physiotherapeutinnen etc.) zu sorgen. Funktioniert diese Kooperation nicht richtig, kann es sein, dass Fehler des Nachbehandlers dem ersten Arzt angelastet werden, etwa wenn der Bereitschaftsarzt im Krankenhaus nicht über ein wichtiges medizinisches Problem informiert war oder die Krankenschwester eine Medikamentenverordnung nicht richtig lesen konnte und deshalb das falsche Medikament aushändigt. Wenn in einem Krankenhaus nicht ausreichend für bauliche Sicherheit oder hygienische Maßnahmen Sorge getragen wird, kann das ebenfalls als Organisationsfehler gelten.

Ein *Übernahmeverschulden* liegt dann vor, wenn ein Arzt einen Patienten übernimmt, obwohl er gar nicht kompetent dafür ist, wenn ein unerfahrener Arzt im Krankenhaus eine Operation ohne Anleitung eines erfahrenen Kollegen durchführt oder in einem Bereitschaftsdienst überfordert wird, ohne Hilfe von seinem Oberarzt in Rufbereitschaft zu verlangen oder zu bekommen.

d) Aufklärungsfehler

Schließlich bildet eine unzureichende Aufklärung des Patienten vor Eingriffen oder medikamentösen Therapien einen echten Behandlungsfehler, insbesondere, wenn die Einwilligung des Patienten zu einem Eingriff gänzlich fehlt (Fehler bei der *Einwilligungsaufklärung*). Von einer fehlenden *Sicherungsaufklärung* spricht man hingegen, wenn der Patient nicht auf Verhaltensregeln hingewiesen wurde, die seiner Sicherheit oder der Sicherung des Behandlungsergebnisses dienen. Schon wenn versäumt wird, dem Patienten mit dem künstlichen Hüftgelenk zu sagen, welche Bewegungsarten er vermeiden sollte, liegt ein Versäumnis vor. So müssen Patienten, die ein Konzentration verminderndes Medikament einnehmen, darüber informiert werden, dass sie kein Auto fahren dürfen.

Reaktionsmöglichkeiten

Manche Geschädigten wünschen sich, die drastischen Maßnahmen würden wieder eingeführt, die König Hammurabi um 1.700 v. Chr. in Babylon verkünden ließ. Darin werden die Schadensersatzleistungen für ärztliche Kunstfehler als direktes Spiegelbild für das zugefügte Leiden festgelegt. So verlangte das königliche Gesetzbuch unter anderem: „§218: Wenn ein Arzt einem Bürger mit dem Skalpell eine schwere Wunde gemacht hat, und der Bürger stirbt, oder mit dem Skalpell die Schläfe eines Bürgers geöffnet hat und das Auge des Bürgers zerstört, so schneidet man ihm [dem Arzt] seine Hand ab".[55] Dass wir heute über dieses so genannte Talionsprinzip hinausgelangt sind, kann man wohl begrüßen. Der hohe ethische Wert von Vergebung ist auch psychologisch bedeutungsvoll: Nur wer vergeben kann, kann auch loslassen. Das ist insbesondere an die Adresse von Patientenvereinen zu sagen, die zu einer rigorosen Verfolgung von Behandlungsfehlern drängen. Für manche Menschen verdoppelt sich der erlittene Schaden, wenn ein zähes juristisches Ringen um das eigene Recht hinzukommt, das dem schon geschädigten Organismus keine Ruhe lässt und die Gefahr einer zusätzlichen Chronifizierung* des Leidens birgt. Deshalb ist es immer eine sehr persönliche Entscheidung, ob man eine Schädigung durch medizinische Professionelle weiterverfolgen will oder nicht. Während der eine erst ruhig schlafen kann, wenn ein erlittenes Unrecht angemessen gesühnt und vergolten, die Gerechtigkeit wieder hergestellt wurde, kann der andere erst zur Ruhe finden, wenn er *verziehen* hat, was ihm angetan wurde.

Es hat allerdings Fälle gegeben, in denen es sehr wichtig war, dass Betroffene sich bei einer öffentlichen Instanz über gravierende negative Behandlungsergebnisse eines Behandlers beschwert haben.

Verdacht auf grobes Fehlverhalten?

Wenn nicht so viele Angehörige geschwiegen hätten, hätte der wohl schwerste bekannt gewordene Fall von vorsätzlichen Patiententötungen, der Fall des britischen Arztes *Harold Frederick Shipman,* viel schneller aufgedeckt werden können und nicht erst nach über 200 Todesopfern. Aber auch weniger gravierende Fehlverhaltensweisen können auf einem der im Folgenden beschriebenen Wege angezeigt und dadurch eventuell Schlimmeres verhütet werden.

> *Geschichts nun, dass durch seine Unerfahrenheit dem Patienten ein unerhoffter Zufall begegnet, so saget er [der Medicus], es wäre ein Stickfluss oder sonsten ein unvermutetes Accidens darzu kommen, und könnte nunmehro der Patient nicht kurieret werden, oder gibet vor, der Kranke hätte sich nicht nach der Vorschrift gehalten oder keine gute Wartung gehabt, gibet wohl auch seinem Mitkollegen oder dem Apotheker die Schuld, und will dadurch die Leute überreden, dass kein Patiente anders als durch seine eigene Schuld sterben, keiner anders als durch des Medici Hilfe wieder gesund werden könne.*
>
> *Agrippa von Nettesheim:*
> *Ungewissheit und Eitelkeit aller Künste und Wissenschaften*

* Chronifizierung = der langsame Prozess, durch den eine Krankheit zu einer chronischen, bleibenden Gesundheitsstörung wird.

Persönliches Gespräch und Schadensfeststellung

Wenn Sie dazu in der Lage sind, führen Sie immer ein persönliches Gespräch mit dem Verursacher. Beginnen Sie das Gespräch nicht mit einer vorwurfsvollen Haltung, sondern bereiten Sie sich innerlich darauf vor, eine gemeinsame Lösung für ein sachliches Problem suchen zu wollen. Wenn Sie gleich mit dem Vorsatz in das Gespräch gehen, es Ihrem Behandler heimzuzahlen, werden Sie auf wenig Gesprächsbereitschaft stoßen. Wenn Sie das brauchen, um ordentlich „Dampf abzulassen", sollten Sie sich zumindest dessen bewusst sein, dass Sie keine Konflikt*lösung* anstreben. Wenn Sie den betreffenden Gesundheitsprofi hingegen ruhig und sachlich darauf aufmerksam machen, was Sie zu bemängeln haben, werden Sie eine gewisse Chance haben, auf Verständnis zu stoßen. Besonders wenn Sie – wie oben besprochen – von sich selbst und Ihren Gefühlen zu sprechen beginnen (so genannte Ich-Botschaft), geben Sie dem anderen etwas Zeit, über den Sachverhalt nachzudenken, ohne sich gleich rechtfertigen und verteidigen zu müssen.

Selbst wenn Sie bereits beabsichtigen, von Ihrem Behandler Schadensersatz oder Schmerzensgeld zu fordern, muss das nicht unbedingt verhindern, dass Sie vernünftig miteinander reden können. Ein besonnener Medizinprofi wird sich nicht persönlich angegriffen fühlen, sondern ihr Anliegen, wenn es berechtigt ist, verstehen. Nicht er zahlt schließlich den Schadensersatz, sondern seine Berufshaftpflichtversicherung. Allerdings werden Sie selten erleben, dass der Arzt sein Verschulden eingesteht. Er wird nämlich befürchten, dass er seinen Versicherungsschutz verliert, wenn er dem Ergebnis eines Haftpflichtverfahrens vorausgreift und seine Schuld offen eingesteht. Diese Befürchtung aber wird von Juristen relativiert: Über den Sachverhalt, dass eine Schädigung bei Ihnen vorliegt, *muss* er Sie sogar aufklären, wenn sich dadurch die Notwendigkeit einer Weiterbehandlung ergibt[56]. Lediglich das Eingeständnis eigenen schuldhaften Handelns ist ihm versicherungsrechtlich verwehrt.

Wenn Sie einen Kunstfehler vermuten und bei dem verursachenden Arzt auf Granit beißen, werden Sie vielleicht andere Ärzte aufsuchen und sich deren Urteil anhören. Für einen Gerichtsprozess ist damit aber nichts erreicht, denn selbst Ärzte, die Ihnen zuvor unter vier Augen bestätigt haben, dass Ihre Knochen schief zusammen gewachsen sind oder dass Sie jahrelang ein falsches Medikament bekommen haben, machen oft einen Rückzieher, wenn Sie gebeten werden, vor Gericht oder schriftlich gegen Berufskollegen Stellung zu beziehen. Auch offizielle Ärztevertreter pflegen Berufskollegen nur dann an den Kadi auszuliefern, wenn er durch seinen schlechten Ruf das Ansehen des Berufsstandes bereits öffentlich zu schädigen beginnt. Getreu dem Grundsatz „Eine Krähe hackt der anderen kein Auge aus" wird nur der Arzt, der noch nie gefehlt hat, auf einen unbescholtenen Berufskollegen den ersten Stein werfen wollen. Alle anderen werden sich dieselbe Solidarität erhoffen, wenn sie einmal einen Fehler machen – und schweigen. Das ist eine menschlich verständliche Haltung. Dem Geschädigten hilft sie freilich nicht sonderlich weiter.

Der Arzt sollte deshalb zuallererst verstehen, dass er weniger leicht Schuld auf sich lädt, wenn weniger Verantwortung auf seinen Schultern lastet. Ein Arzt, der den Patienten in allen Entscheidungen einbezogen, aufgeklärt und ehrlich informiert hat, wird auch den größten Patzer leichter mit seinem Gesundheitspartner klären können, als ein überheblicher, sich über seinen Patienten hinwegsetzender Monarch. Deshalb ist es auch so gefährlich, wenn Ärzte sich als Angehörige einer allen anderen Menschen überlegenen Elite definieren: Sie beginnen eine Festung zu bauen, in der nur ihre Berufskollegen Platz haben, während alle anderen als böse und abzuwehrende Welt draußen bleiben. Das Standesdenken unter Ärzten ist auch innerhalb der Festung noch einmal verschieden stark: Psychiater, operierende Fächer und teilweise auch Internisten gelten als besonders anfällig dafür, sich auch noch innerhalb der Ärzteschaft in eine geschlossene Festung zurückzuziehen. Wie manche Polizisten ihre strafbar gewordenen Kollegen aus falscher Solidarität mafiös decken, so werden auch Ärzte, die sich negativ über einzelne Berufskollegen oder ihren Berufsstand gegenüber Nicht-Ärzten äußern, als Nestbeschmutzer angesehen.

Beratung im Schadensfall

Weil Ärzte nach wie vor eine verschworene Gemeinschaft sind, haben sich Patientenverbände gegründet und ist ein Netz von Beratungsmöglichkeiten bei unabhängigen Patientenberatungen und den gesetzlichen Krankenkassen aufgebaut worden, das eine neutrale Begutachtung von möglichen Arzthaftungsfällen ermöglichen soll. In Österreich unterstützt der staatlich bestellte Patientenanwalt Sie bei der Suche nach Rat, ob ein Behandlungsfehler vorliegt. Genauere Informationen zu diesen Beratungsstellen finden Sie im letzten Kapitel. In Deutschland hat der Gesetzgeber hingegen die Möglichkeit eingeräumt, sich beim Medizinischen Dienst der Krankenkasse (MDK) ein unabhängiges, kostenloses Gutachten einzuholen, ob es sich um einen Behandlungsfehler handelt oder nicht. Für die Objektivität dieser Instanzen spricht, dass ihr Gesetzesauftrag dem Geschädigten zuarbeitet: Die Kosten des Gesundheitssystems, die durch Behandlungsfehler und ihre Folgen entstehen, können auf die Haftpflichtversicherungen der Ärzte abgewälzt werden, wenn ein Kunstfehler festgestellt werden kann. Gegen die Objektivität des MDKs betonen Kritiker, dass auch dieser sich aus Ärzten zusammensetzt (man denke an die Krähen...).

Dokumentation

Sobald sich der erste Verdacht, dass es sich um einen Behandlungsfehler handelt, erhärtet hat, geht es darum, so zeitnah wie möglich alles schriftlich zu dokumentieren, was später von Belang sein könnte:

1. Welcher Schaden ist eingetreten (auch Folgeschäden: zum Beispiel Verdienstausfall) und (Ihrer Meinung nach) wodurch?
2. Wie hat der Schaden sich ereignet?
3. Schildern Sie den Ablauf der Behandlung mit genauen Angaben von Zeitpunkt und beteiligten Personen.
4. Woraus schließen Sie, dass der Schaden auf einen Behandlungsfehler zurückzuführen ist? Welche Belege haben Sie dafür (Dokumente, Zeugenaussagen)?
5. Welche Vorerkrankungen hatten Sie?
6. Welche Schritte haben Sie unternommen? Setzen Sie das Protokoll über den weiteren Verlauf der Sache fort!
7. Notieren Sie die Namen und Adressen aller beteiligten Personen: Wer ist der/die Beschuldigte? Gibt es Zeugen oder weitere Beteiligte?
8. Bewahren Sie alle Rechnungen und Belege über selbst finanzierte Maßnahmen auf.
9. Fordern Sie Kopien der Patientenakte an, einschließlich sämtlicher Befunde und Kurveneinträge sowie das Operationsprotokoll. Lassen Sie sich von dem Verantwortlichen eine Erklärung über die Vollständigkeit der Ihnen zugesandten Unterlagen unterschreiben.

Mit dieser sorgfältigen Dokumentation können sie nun vier Wege beschreiten: Wenn Sie vor dem Verursacher warnen und auf Konsequenzen durch eine übergeordnete Instanz hoffen wollen, können Sie sich über ihn oder sie beschweren. Wenn Sie hingegen Schadensersatz finanzieller Art erwirken möchten, können Sie zivilrechtlich gegen ihn/sie vorgehen. Und wenn es Ihnen auf eine Bestrafung ankommt, können Sie eine Strafanzeige erstatten. Wenn Sie keinen dieser Wege gehen wollen, könnten Sie Ihre Erfahrung wenigstens einem Fehlerberichtsystem melden, das damit wissenschaftliche Studien und Statistiken füttert. Wir werden nun jeden dieser Wege kurz kennen lernen.

Die Beschwerde

Der außergerichtliche Weg einer Beschwerde zielt darauf ab, den Arzt zum Nachdenken zu bewegen, ihn durch eine Rüge oder disziplinarische Maßnahmen zu strafen und seine Kompetenz überprüfbar zu machen. Eine Entschädigung für Sie lässt sich auf diesem Weg nicht erreichen. Die einfachste Form einer Beschwerde in einem Krankenhaus besteht in einer entsprechenden Beantwortung des krankenhausinternen Fragebogens.

Für Beschwerden an den Vorgesetzten ist bei Ärztinnen und Ärzte der jeweilige Chefarzt zuständig, bei Krankenschwestern und -pflegern ist dies die Pflegedienstleitung. Auf der höchsten Ebene der Krankenhaushierarchie richten sich Beschwerden an den Geschäftsführer, den ärztlichen Direktor oder gar den Konzernvorstand. Dort ankommende Beschwerden haben in vielen Fällen ein gewisses Gewicht, wenn sie gut begründet und sachlich formuliert sind, denn die Konzern- oder Klinkleitungen machen sich selbst wegen mangelnder Sorgfaltspflicht haftbar, wenn sie berechtigt erscheinenden Vorwürfen nicht nachgehen.

Beschwerde bei der Kammer

Besonders im ambulanten Bereich hingegen richten sich Beschwerden an die Ärzte-, Zahnärzte- oder Psychotherapeutenkammern der deutschen und österreichischen Bundesländer; in der Schweiz nimmt die Ärzteorganisation FMH berufständische Funktionen wahr und kann bei Behandlungsfehlern angerufen werden. Wenn Sie sich dort über das Verhalten des Gesundheitsprofis beschweren, bezwecken Sie in der Regel, dass der jeweilige Gesundheitsprofi disziplinarisch geahndet wird. Die Ahndung des von Ihnen festgestellten Fehlverhaltens kann in Deutschland im einfachen Fall zu einer *Rüge* führen, die zunächst keine weiteren Konsequenzen beinhaltet. In schwerwiegenden Fällen wird ein Verfahren vor einem *Berufsgericht* eröffnet. Ein Berufsgericht ist keineswegs das Privatgericht eines Berufsverbandes, sondern ein bei einem ordentlichen Verwaltungsgericht angesiedeltes Spezialgericht mit rechtlich bindenden Sanktionsmöglichkeiten. Diese bestehen aus disziplinarischen *Warnungen und Verweisen*, aus *Geldbußen* und im schlimmsten Fall aus dem *Entzug der Approbation*, also der Erlaubnis der Berufsausübung.

Sie dürfen allerdings nicht erwarten, dass Ihre Beschwerde vor der Kammer gleich eine disziplinarische Wirkung hat. Denn dazu muss der von Ihnen vorgetragene Fall nicht nur gut belegt und schwerwiegend genug sein, sondern auch einen Gegenstand berühren, für den die Kammern sich zuständig fühlen. Deshalb wird die Beschwerde in vielen Kammern zunächst von einem so genannten Kammeranwalt geprüft. Dabei ist zu bedenken, dass die Kammern berufständische Organisationen sind, deren Repräsentanten ein Interesse daran haben, den eigenen Berufsstand gegen (ungerechtfertigte) Angriffe von außen zu verteidigen. Die Hürde für ein Berufsgerichtsverfahren liegt deshalb erfahrungsgemäß hoch.

Geltendmachen von Schadensersatzansprüchen

1. Außergerichtliche Einigung

Wenn Sie eine Entschädigung in Form von Schmerzensgeld und/oder Schadensersatzansprüchen (zum Beispiel Verdienstausfall) anstreben, können Sie diese gerichtlich oder außergerichtlich durchsetzen. Zur außergerichtlichen Einigung haben die Ärzte- und Zahnärztekammern der nord- und ostdeutschen Bundesländer *Schlichtungsstellen,* die west- und süddeutschen Ärztekammern *Gutachterkommissionen* ins Leben gerufen. *Schlichtungskommissionen* existieren auch in Österreich und der Schweiz. Sie sind von der jeweiligen Kammer unabhängig und setzen sich aus Ärzten und mindestens einem Juristen zusammen. Wenn der Behandelte einen Behandlungsfehler vermutet, kann er die Prüfung durch die zuständige Kommission dort schriftlich beantragen.

Schlichtungs- und Gutachterstellen

Die Entscheidung der Kommissionen wird von den Haftpflichtversicherungen anerkannt (Sie können Ihre Ansprüche allerdings auch direkt beim Haftpflichtversicherer des Arztes anmelden). Ein außergerichtliches Vorgehen hat den Vorteil, dass Sie keine Gerichts- und eventuell auch keine Anwaltskosten zu tragen haben, denn das Verfahren ist gebührenfrei. Zudem ist das Schlichtungsverfahren oft innerhalb eines Jahres abgeschlossen, während zivilrechtliche Auseinandersetzungen vor den Gerichten viele Jahre dauern können. Obwohl sie bei den Ärztekammern angesiedelt sind, wäre es falsch, von vorneherein Parteilichkeit zu unterstellen, da auch die Schlichtungsstellen ein Interesse daran haben, dass der Geschädigte nicht anschließend den Weg des zivilrechtlichen Gerichtsverfahrens wählt. Denn auch nach einem Schiedsspruch oder Gutachten der Kommission bleibt der Weg von Widerspruch und Gerichtsverfahren offen. Schlichtungsstellen müssen (mit regionalen Abweichungen) innerhalb von fünf Jahren nach dem Eintreten des Schadens angerufen werden.

2. Zivilrechtliche Klage

Bevor Sie eine zivilrechtliche Klage auf Schadensersatz anstreben, sollten Sie sich von einem auf Arzthaftungsrecht spezialisierten Anwalt beraten lassen. Grundsätzlich können Sie in einem Arzthaftungsprozess Ansprüche auf den Ersatz eines materiellen Schadens (z.B. Behandlungskosten, Verdienstausfall) geltend machen, aber auch ein Schmerzgeld für einen so genannten immateriellen Schaden verlangen, nämlich die persönlichen körperlichen oder psychischen Folgen des Arztfehlers. Zivilrechtliche Ansprüche auf Schmerzensgeld verjähren nach 3 Jahren (die Verjährung wird durch ein Verfahren bei der Schlichtungsstelle oder Gutachterkommission aufgehalten).

Strafrechtliche Verfolgung

Wenn Sie gegen Ihren Behandler eine Strafanzeige bei der zuständigen Polizeibehörde beziehungsweise Staatsanwaltschaft erstatten, streben Sie eine strafrechtliche Verfolgung an. Als Straftatbestände, die bei Behandlungsfehlern erfüllt sein können, kommen vor allem Körperverletzung (einschließlich *gefährlicher, schwerer* oder *fahrlässiger* Körperverletzung; in Österreich auch *Körperverletzung mit schweren Dauerfolgen*) und *unterlassene Hilfeleistung* in Betracht sowie, wenn Sie einen verstorbenen Angehörigen vertreten, *fahrlässige Tötung, Körperverletzung mit Todesfolge, Totschlag* (in Österreich: *Körperverletzung mit tödlichem Ausgang*). In diesem Fall muss die Kriminalpolizei im Auftrag der Staatsanwaltschaft ermittelnd tätig werden und prüfen, ob der Vorwurf gerechtfertigt ist oder nicht. Wenn genügend Anhaltspunkte dafür vorhanden sind, wird der Vorgang an ein Strafgericht weitergeleitet, das dann ein Gerichtsverfahren eröffnet. Andernfalls wird das Verfahren bereits zuvor von der Staatsanwaltschaft eingestellt.

Die strafrechtliche Verfolgung des Behandlers hat für den Anzeigenden selbst keine Konsequenzen. Sie können zwar in jenen eher seltenen Fällen, in denen Staatsanwaltschaft und Gericht eine Straftat bestätigen, Ihrem Arzt einen Denkzettel verpassen, und haben das gute Gefühl, dass der Gerechtigkeit Genüge getan wurde. Außerdem können Sie vielleicht dazu beitragen, dass künftige Patienten vor diesem Arzt gewarnt werden. Ansonsten resultieren aus einem Strafverfahren jedoch keinerlei handfeste positive Konsequenzen, etwa Schadensersatzansprüche, für Sie. Diese lassen sich allein auf zivilrechtlichem Weg durchsetzen (siehe oben). Juristen raten sogar von einer Strafanzeige ab, weil dadurch jeder zivilrechtliche Prozess erst einmal gestoppt wird, um das Ergebnis des Strafverfahrens abzuwarten. Und das kann dauern.

Berichterstattung

Wenn Sie nicht die Absicht haben, gegen den Behandlungsfehler vorzugehen, können Sie der Allgemeinheit nützen, wenn Sie den Vorfall anonym melden. Dadurch wird die Dunkelziffer an Behandlungsfehlern aufgehellt und eine genauere Gefahrenanalyse möglich, die dazu beiträgt, künftige Risiken zu verkleinern. Die anonyme Berichterstattung von Behandlungsfehlern ist im Internet auch für Patienten möglich, zum Beispiel über www.cirsmedical.ch/Deutschland. Das Berichtssystem PASIS fordert seine Nutzer zudem dazu auf, auch besonders positive Behandlungsausgänge zu melden, um damit einen einseitig fehlerbezogenen Blickwinkel auf die ärztliche Leistung zu vermeiden: www.pasis.de. Das gleiche gilt für das Berichtssystem der Deutschen Gesellschaft für Anästhesiologie und Intensivmedizin und des Berufsverbands Deutscher Anästhesisten: www.pasos-ains.de. Vielleicht fragen Sie Ihren Gesundheitsprofi, ob er Ihnen für die Meldung erforderliche Angaben macht, damit Sie den Vorfall anonym melden können! Sie zeigen ihm damit, dass Sie das Problem bemerkt haben, auch wenn Sie nicht beabsichtigen, juristisch gegen ihn vorzugehen.

Widerspruch einlegen

Zahlreiche Erfahrungen mit dem Gesundheitssystem scheinen zu beweisen, dass Krankenkassen und andere Kostenträger im Gesundheitswesen nicht für den Versicherten, sondern für sich selbst existieren! Ob Sie bei Ihrer Krankenklasse einen Antrag auf Rehabilitationsmaßnahmen stellen oder bei Ihrer Privatversicherung eine Psychotherapie bezahlen lassen wollen, ob Sie beim Versorgungsamt eine Behinderung anerkennen lassen wollen oder ob Sie gar – in Tagen leerer Rentenkassen fast undenkbar – von der Deutschen Rentenversicherung eine Erwerbsminderungsrente begehren: Sie werden in jedem Fall damit rechnen müssen, erst einmal eine Ablehnung zu bekommen. Machen Sie bloß nicht den Fehler, diese Ablehnung ernst zu nehmen. Es soll Abteilungen geben, bei denen die Ablehnung erst einmal vorsorglich verschickt wird, bevor Ihr Anliegen überhaupt geprüft wurde. Gehen Sie ebenso selbstverständlich in Widerspruch!

Widerspruch bedeutet in den meisten Fällen erst einmal nur, dass Sie dem ablehnenden Bescheid schriftlich widersprechen. Dazu genügt es normalerweise, wenn Sie innerhalb einer angegebenen Frist (zum Beispiel einen Monat) einen Brief an die Behörde schicken, der aussagt, dass Sie in Widerspruch gehen. Oft ist zwar eine Begründung des Widerspruchs gefordert, die Sie aber auch nachreichen können, wenn Sie im Widerspruchsschreiben darauf verweisen („Begründung folgt").

Um einen Widerspruch wirklich erfolgreich durchzusetzen, ist eine gute Begründung unabdingbar. Wichtig ist immer erst einmal die Prüfung, ob Sie ein eindeutiges und unstrittiges Recht auf die von Ihnen beantragte Leistung haben, das Ihnen nicht gewährt wird, oder ob die Berechtigung einer Auslegungsfrage oder Kann-Bestimmung unterliegt. Wenn Ihnen das, was Sie wollen, zusteht, genügt es meist, auf die entsprechenden Paragraphen hinzuweisen.

Wenn Sie diese kennen, können Sie den Widerspruch ohne Hilfe von Profis formulieren. Das gilt beispielsweise für die Behandlung in einer Klinik Ihrer Wahl, wenn Ihr Versicherer eine andere Klinik bevorzugt. Auch ein Gesundheitsprofi Ihres Vertrauens, etwa Ihr Hausarzt, hilft möglicherweise bei der Formulierung. Sachkundige Hilfe erhalten Sie bei Patientenberatungsstellen, Patientenverbänden und den Beratungsstellen der großen Wohlfahrtsverbände (siehe folgendes Kapitel), beispielsweise dem *Sozialverband Deutschland*.

Schicken Sie den Widerspruch stets per Einschreiben (mit Rückschein), damit Sie den fristgerechten Eingang bei der Institution belegen können. Oder geben Sie ihn persönlich dort ab, wobei Sie sich den Eingang schriftlich quittieren lassen müssen. Wenn Ihr Widerspruch bearbeitet wurde, bekommen Sie einen Bescheid. Darin wird entweder ausgesagt, dass der erste Bescheid zurückgenommen wird (so genanntes Abhilfeverfahren), Ihrem Widerspruch stattgegeben wurde (was auf dasselbe hinausläuft) – oder eben nicht. In letzterem Fall bleibt meist nur noch der Weg vor das Sozialgericht – das von Ihnen aber übrigens keinerlei Prozesskosten verlangt und auch ohne Rechtsanwalt angerufen werden kann.

10.
Organisierte Unterstützung

Was Sie in diesem Kapitel lernen sollen:

Verbände, Gruppen und Institutionen, die Ihnen mit Rat und Solidarität zur Seite stehen, gibt es zahlreiche. Sie sollten wissen, wie Sie die für Sie passenden finden.

Herr R. erzählt in der psychologischen Beratung seine Geschichte: „Nach einem Arbeitsunfall, bei dem ich von einer Leiter abgerutscht bin und auf ein Knie fiel, hatte ich eine Schwellung und Schmerzen im Knie und ging deshalb zu einem D-Arzt*. Dieser nahm in seiner eigenen Praxis unter Narkose eine Arthroskopie bei mir vor, bei der er ins Knie hineinschauen wollte, um zu sehen, was nicht stimmte. Als ich aus der Narkose aufwachte, hatte er nicht nur hineingeschaut, sondern auch einen Knorpelschaden durch eine sogenannte Pridie-Bohrung angeblich behoben. Davon war zuvor keine Rede gewesen. Auch hatte dieser Knorpelschaden – das bestätigte er mir selbst – gar nichts mit dem Unfall zu tun. Ich vermute, dass er diese Operation nur durchführte, weil er sonst für die Arthroskopie kaum etwas hätte abrechnen können, wie mir später jemand sagte. Jedenfalls war ich mit diesem Vorgehen nicht einverstanden und das Resultat dieser Operation war mehr als zweifelhaft, denn ich hatte seitdem eine Entzündung nach der anderen in dem Knie mit Schmerzen und Schwellungen. Seit zwölf Jahren kann ich mein Knie nun nicht mehr richtig belasten. Ich habe mich an die Schiedsstelle der Ärztekammer gewandt und habe versucht, mein steifes Knie bei der Berufsgenossenschaft als Arbeitsunfall anerkennen zu lassen, eine Teilrente von der Rentenversicherung zu bekommen oder zumindest eine Anerkennung als Schwerbehinderter. Bis heute habe ich drei Prozesse vor dem Sozialgericht geführt. In allen Fällen

* D-Arzt = Durchgangsarzt; ein Arzt, der von den Unfallversicherern zur Erstbehandlung und Behandlungsweiterleitung anerkannt ist.

habe ich verloren, weil ich den Behandlungsfehler oder die Unfallfolge nicht nachweisen konnte. Mein Knieschaden wird auf natürliche Abnutzung zurückgeführt und weder der Arbeitsunfall noch der Arzt sollen laut Gerichtsurteil dafür Verantwortung tragen. So habe ich bis jetzt weder Geld noch Gerechtigkeit bekommen".

Herr R. ist einer von vielen realen Patienten, die an den Folgen offensichtlichen ärztlichen Fehlverhaltens leiden. Es würde zu weit führen, alles zu schildern, was ihm widerfahren ist – die Gutachter, die nur nach Aktenlage urteilten, ohne den Patienten jemals gesehen zu haben; das Verhalten des operierenden D-Arztes, der unverschämt wurde, als Herr R. eine Erklärung von ihm forderte; das Verhalten der Behörden, die ihm Auskünfte und Bearbeitung seines Falles einfach verweigerten, jeweils so lange, bis er mit einem Rechtsanwalt drohte. Dass Herr R. kein Recht bekam, obwohl er nach menschlichem Ermessen Unrecht erlitten hat, liegt auch in der Natur des juristischen Vorgehens. Da es angesichts leerer öffentlicher Kassen heute schwerer ist als jemals zuvor, Kompensationsleistungen für körperliche Schäden einzufordern, fühlen sich viele Patienten nicht nur im Stich gelassen, sondern regelrecht schikaniert, wenn sie – aus Ihrer Sicht – berechtigte Forderungen durchzusetzen versuchen. Als erstes empfahl ich Herrn R. deshalb, sich an einen Patientenverband zu wenden, eventuell dort Mitglied zu werden, wenn ihm das Programm und das Auftreten der Vertreter des Verbandes gefielen, um sich einerseits Solidarität und Tipps von anderen Betroffenen zu holen und andererseits auf der juristischen Seite beraten zu lassen.

Selbsthilfegruppen und Patientenverbände erfüllen mehrere sehr wichtige Funktionen: Sie geben dem Betroffenen das Gefühl, nicht ganz alleine zu sein, weil er andere trifft, die ein ähnliches Schicksal zu verkraften haben, und erhält brauchbare Ratschläge von Mitgliedern sowie Informationen von Fachleuten. Große Verbände haben auch politischen Einfluss und gewinnen umso mehr Gehör in der Öffentlichkeit, je mitgliederstärker sie sind. Sie können auf der gesellschaftlichen Ebene viel für den Einzelnen bewegen, wie die *Aktion Mensch* gezeigt hat, als sie noch *Aktion Sorgenkind* hieß und erstmals in der alten deutschen Bundesrepublik das Bewusstsein für die Probleme von anders begabten Menschen schärfte. Wer sich in einem Patientenverband oder einer Selbsthilfegruppe ehrenamtlich engagiert, kann aus seiner eigenen Leidensgeschichte Sinn schöpfen und anderen helfen, die Ähnliches durchmachen. Und schließlich wird die Motivation und Kraft, sich mit der eigenen Krankheit auseinanderzusetzen, gestärkt, und der Patient hat es leichter, zum selbstbewussten Klienten zu werden.

So verwundert es nicht, dass „schüchterne" Ärztinnen den rhetorisch geschulten „Selbsthilfepatienten" fürchten, der mehr über seine Krankheit weiß als sein Arzt. Als „Berufskranke" werden Menschen dann verunglimpft, die sich bestens mit ihrer eigenen Krankheit auskennen. Wie bedauerlich ist es, dass solche wohlinformierten Kranken nicht schon längst die Regel statt die Ausnahme sind, stellen sie doch eine echte Chance für jeden „schüchternen" Arzt dar, etwas über gleichberechtigte Umgangsformen und vielleicht sogar über sein eigenes Fach dazuzulernen. Aber leider ist nicht einmal die Mehrheit der chronisch Kranken in Selbsthilfegruppen organisiert. Aktuelle Schätzungen gehen davon aus, dass es in Deutschland ca. 70.000-100.000 Selbsthilfegruppen mit ca. 2,5 bis 3 Millionen Teilnehmerinnen und Teilnehmern gibt[57]. Die Zahl der chronisch Kranken in Deutschland wird hingegen auf zehn Millionen geschätzt.

Selbsthilfegruppen existieren in verschiedenen organisatorischen Formen: Sie können völlig eigenständig operieren oder Teil einer größeren Selbsthilfeorganisation, eines Patientenverbandes sein. Die Selbsthilfedachorganisation NAKOS zählt 358 Patientenorganisationen (Stand: 2004), die Selbsthilfegruppen betreiben, davon die meisten aus den Themenbereichen „angeborene/erworbene Fehlbildungen" (50), „Krankheiten des Nervensystems" (28) und „Endokrine, Ernährungs- und Stoffwechselkrankheiten".[58] Nicht nur Betroffene, auch Angehörige von Betroffenen treffen sich in solchen Gruppen, um Erfahrungen auszutauschen und sich gegenseitig zu unterstützen.

Im Folgenden finden Sie eine Übersicht über die wichtigsten Institutionen und Verbände, bei denen Sie sich Rat und Unterstützung in allen Fragen rund um Selbsthilfe und den Umgang mit dem eigenen Kranksein holen können. Diese Liste stellt nur eine exemplarische Auswahl aus den Hunderten von möglichen Organisationen dar. Wenn Sie sich näher erkundigen wollen, helfen Ihnen die hier erwähnten Dachorganisationen aber weiter, einzelne Organisationen und deren Adressen zu finden.

Betroffenenverbände:

Nicht krankheitsspezifische Verbände und Vereine

Bei den hier vorgestellten Organisationen handelt es sich um Vereine, die sich speziell als Interessenvertretung von Behinderten oder Kranken gegründet haben, und die ein sehr unterschiedliches Profil, unterschiedliche Aktivitäten und Mitgliederstärken aufweisen. Eine genaue Prüfung der Vereinsziele, Vereinsaktivitäten und Leistungen empfiehlt sich vor einem Beitritt in jedem Fall.

Deutschland

Deutscher Behindertenrat

„Die großen Sozialverbände, die Bundesarbeitsgemeinschaft Selbsthilfe sowie unabhängige Behindertenverbände haben am 3. Dezember 1999, dem Welttag der Behinderten, den Deutschen Behindertenrat (DBR) in Berlin gegründet. Unter anderem ist Aufgabe des Deutschen Behindertenrates, Interessen behinderter und chronisch kranker Menschen und ihrer Angehörigen verbandsübergreifend offensiv zu vertreten."*

Email: info@deutscher-behindertenrat.de
Internet: www.deutscher-behindertenrat.de
Adresse: Laut den Statuten des Deutschen Behindertenrates wechselt turnunsmäßig jedes Jahr der Vorsitz und damit die Anschrift zu einem anderen Mitgliedsverband.

DPSB – Deutscher Patienten Schutzbund e.V.

„Der DPSB stellt sich vor als unabhängiger Selbsthilfe-Dachverband mit den angeschlossenen Landesvereinen Baden-Württemberg und Nordrhein-Westfalen. Durch langjährige, engagierte Arbeit haben wir uns zu einer bundesweit tätigen Organisation entwickelt, die auch in der Gesundheitspolitik durch ihren guten Ruf akzeptiert ist".*

---

* Es handelt sich um eine Selbstdarstellung des Verbandes (in der Regel in Form eines Zitates aus der jeweiligen Homepage zum Zeitpunkt der Drucklegung).

DPSB – Deutscher Patienten Schutzbund e.V.
Schloßstraße 37
41541 Dormagen
Telefon: 0 21 33 / 4 67 53
Telefax: 0 21 33 / 24 49 55
E-Mail: info@dpsb.de
Internet: www.dpsb.de

Deutsche Gesellschaft für Versicherte und Patienten e. V.

„Wir sind eine unabhängige, gemeinnützige und überparteiliche Organisation und vertreten Interessen von Bürgerinnen und Bürger im Gesundheitssystem. Wir sind frei von staatlicher, parteipolitischer oder sonstiger Einflussnahme und verfolgen ausschließlich gemeinnützige Zwecke.“*

Deutsche Gesellschaft für Versicherte und Patienten (DGVP) e.V.
Postfach 1241
64630 Heppenheim
Telefon: 06252 / 94298-0
Telefax: 06252 / 94298-29
E-Mail: info@dgvp.de
Internet: www.dgvp.de

Österreich

Als Interessenvertretung der Menschen mit Behinderungen fungiert in Österreich der ÖZIV mit seinen Landesverbänden sowie als Dachverband die ÖAR.

ÖZIV – Österreichischer Zivil-Invalidenverband

Bundessekretariat (Dachverband)
Humboldtplatz 6/1. Stock/Tür 4
A-1100 Wien
Telefon: +43-1 / 513 15 35-0
Telefax: +43-1 / 513 15 35-250
E-Mail: buero@oeziv.org

---

* Es handelt sich um eine Selbstdarstellung des Verbandes (in der Regel in Form eines Zitates aus der jeweiligen Homepage zum Zeitpunkt der Drucklegung).

Österreichische Arbeitsgemeinschaft für Rehabilitation
Dachorganisation der Behindertenverbände Österreichs (ÖAR)
1010 Wien, Stubenring 2/1/4
Telefon: 01 513 15 33-0
Telefax: 01 513 15 33-150
E-Mail: dachverband@oear.or.at

Schweiz

Schweizerische Patienten-Organisation
Postfach
8023 Zürich
Tel. 044 25254 22

SPO Schweizerische Patienten- und Versichertenorganisation
Häringstrasse 20
8001 Zürich
Telefon: 044 252 54 22
Telefax: 044 252 54 43
E-Mail: spo@spo.ch

Spezialisierte Patientenverbände

In Deutschland gibt es fast 400 auf Bundesebene tätige Selbsthilfeverbände, die sich auf Patienten mit einer bestimmten Erkrankung oder Erkrankungsart spezialisiert haben und Hilfe von anderen Betroffenen bieten. Sie dienen oft als Schnittstelle zwischen Patienten, Wissenschaftlern, praktizierenden Ärzten und Politikern. So stärken sie die Kommunikation in beide Richtungen: Von Profis zu Betroffenen und umgekehrt. Ihre Spezialisierung hilft ihnen, Erfahrungen von einer Vielzahl von Erkrankten zusammen zu tragen und aktuelles Wissen aus der Wissenschaft in patientengerechter Form weiterzugeben. Vor allem aber bedeutet die Mitgliedschaft in einem Patientenverband im Idealfall praktische und emotionale Unterstützung bei der Bewältigung einer Erkrankung oder Behinderung. Adressen von spezialisierten und versierten Ärzten, Vortagsangebote oder Informationsschriften sind bei Patientenverbänden zu bekommen. Neben Informationsangeboten und Mailforen im Internet bilden sich unter dem Dach eines Betroffenenverbandes häufig auch lokale Selbsthilfegruppen. Am besten finden Sie einen zu Ihrem Krankheitsbild passenden Verband über eine Internetrecherche. Außerdem gibt es Literatur mit Adressenlisten zum Thema Selbsthilfeverbände und Selbsthilfegruppen im Buchhandel (zum Beispiel *Jürgen Matzat: Wegweiser Selbsthilfegruppen. Psychosozial-Verlag*).

> *Die Selbsthilfegruppe nutzt die einfachen und wahrscheinlich wichtigsten gesundheitsbildenden Funktionen, die natürlichen Ressourcen optimal: mit anderen sprechen; ihnen zuhören; sich austauschen; sich besinnen; sich Zeit lassen; Beziehungen eingehen und erleben.*
>
> *Michael Lukas Moeller: Selbsthilfegruppen*

Selbsthilfegruppen: Dachverbände

Selbsthilfegruppen sind lokale Gruppen, die sich mit einem bestimmten thematischen Schwerpunkt treffen, der im Bereich einer körperlichern Erkrankung, einer psychischen oder einer sozialen Problematik liegen kann. Manche finden sich in Kleinstädten, andere muss man in größeren städtischen Zentren suchen. Selbsthilfegruppen können in jeder nur denkbaren Form arbeiten: Manche funktionieren nach klaren Gruppenregeln und treffen sich regelmäßig, andere gestalten sich eher wie Kaffeekränzchen, wieder andere kommen nur zu bestimmten thematisch vorgegebenen Anlässen wie Vorträgen oder Ausflügen zusammen. Sie finden eine zu Ihrem Anliegen passende Selbsthilfegruppe am ehesten über die oben genannten thematischen Patientenverbände, über eine Internetrecherche oder die oben genannte Literatur sowie über eine Anfrage bei den Stadtverwaltungen (Bürgerbüros). Sehr hilfreich ist aber auch eine Anfrage bei einem Dachverband von Selbsthilfegruppen, deren Adressen wir Ihnen unten angeben.

Und wenn Sie keine Selbsthilfegruppe in Ihrer Nähe finden: Gründen Sie einfach selbst eine. Das ist wirklich viel einfacher als

Sie denken. Nach der Regel: Drei Personen bilden eine Gruppe, können Sie ganz klein anfangen. Wichtig ist, dass sie Ihre Gruppe publik machen, um andere Betroffene einzuladen. Wenn Sie niemanden mit dem gleichen Thema kennen, dann geben Sie eine Anzeige auf oder machen Sie einen Anschlag am schwarzen Brett eines Selbsthilfe- oder Gemeindezentrums. Und fragen Sie bei einem Verband an, der Ihr Thema vertritt, ob Mitglieder in Ihrer Nähe wohnen, die angeschrieben werden könnten, ob sie bei der Gründung einer Selbsthilfegruppe mitwirken wollen. Auch Fachärzte könnten einen Einladungsflyer in ihrer Praxis auslegen. Lassen Sie sich auch bei NAKOS (siehe unten) beraten und registrieren. Und dann geht es nur noch darum, dass Sie sich treffen – in welcher Form, das bestimmen Sie selbst!

Deutschland

Bundesarbeitsgemeinschaft Selbsthilfe e.V.

„Die Bundesarbeitsgemeinschaft Selbsthilfe von Menschen mit Behinderung und chronischer Erkrankung und ihren Angehörigen e.V. (BAG Selbsthilfe) ist die Vereinigung der Selbsthilfeverbände behinderter und chronisch kranker Menschen und ihrer Angehörigen in Deutschland."*

Bundesarbeitsgemeinschaft Selbsthilfe e.V.
Kirchfeldstraße 149
40215 Düsseldorf
Telefon: 0211-31006-0
Telefax: 0211-31006-48

NAKOS (Nationale Kontakt- und Informationsstelle zur Anregung und Unterstützung von Selbsthilfegruppen)

Die NAKOS ist eine deutschlandweit operierende Organisation, deren Aufgabe die Vermittlung von Einzelnen an Selbsthilfegruppen, die Anregung von Neugründungen und die Koordination von Selbsthilfegruppen und -organisationen ist. Jeder und jede kann bei

* Es handelt sich um eine Selbstdarstellung des Verbandes (in der Regel in Form eines Zitates aus der jeweiligen Homepage zum Zeitpunkt der Drucklegung).

www.nakos.de oder über die unten angegebene Kontaktstelle die für ihn passende Selbsthilfegruppe finden.

NAKOS
Wilmersdorfer Straße 39
D-10627 Berlin
Telefon: 030 / 31 01 89 60
Telefax: 030 / 31 01 89 70
E-Mail: selbsthilfe@nakos.de
Internet: www.nakos.de

Österreich

ARGE Selbsthilfe Österreich

„Themenübergreifende Selbsthilfe-Dachverbände und -Kontaktstellen Österreichs haben sich im Jänner 2000 zu einer Arbeitsgemeinschaft, der ARGE Selbsthilfe Österreich, zusammengeschlossen, um eine Stärkung, Qualifizierung und Bündelung der Ressourcen in den unterschiedlichen Formen der Selbsthilfe zu erreichen."*

ARGE Selbsthilfe Österreich
Koordinationsstelle Kärnten
Telefon: 0463 / 504871 DW 25
Telefax: 0463 / 504871 DW 24
E-Mail: arge@selbsthilfe-oesterreich.at

Schweiz

Stiftung KOSCH

„Die Stiftung KOSCH ist die Dachorganisation der regionalen Kontaktstellen für Selbsthilfegruppen in der Schweiz. Die Stiftung hat gemeinnützigen Charakter und verfolgt keinerlei Erwerbszweck. Sie ist politisch und konfessionell neutral."*

Stiftung KOSCH – Koordination und Förderung
von Selbsthilfegruppen in der Schweiz
Laufenstrasse 12
4053 Basel

* Es handelt sich um eine Selbstdarstellung des Verbandes (in der Regel in Form eines Zitates aus der jeweiligen Homepage zum Zeitpunkt der Drucklegung).

Telefon: 061-333 86 01
Telefax: 061-333 86 02
Auskünfte über Selbsthilfegruppen: 0848 810 814
E-Mail: gs@kosch.ch
Internet: www.selbsthilfe.ch

Beratung

Allgemeine Sozialverbände:

In Deutschland, Österreich und der Schweiz gibt es einige große Verbände, die sozialpolitische Aufgaben wahrnehmen und auch als Interessenvertretung von Patienten auf dem politischen Parkett wie im Einzelfall fungieren. Zudem gibt es zahlreiche Vereine, die sich speziell für die Beratung und Vertretung von Patienten – insbesondere in Streitfällen mit Angehörigen des Medizinsystems – gegründet haben.

Deutschland

Zu den großen Verbänden, die sich um die Belange akut oder chronisch Kranker sowie behinderter Menschen kümmern, gehören der *Sozialverband Deutschland* (früher: „VdK – Verband der Kriegsbeschädigten, Kriegshinterbliebenen und Sozialrentner Deutschlands") und der *Deutsche Behindertenrat.* Beratungsangebote und Hilfe im Einzelfall leisten auch die anderen großen Sozial- und Wohlfahrtsverbände (wie das *Deutsche Rote Kreuz, Arbeiterwohlfahrt, Arbeiter Samariterbund, Johanniter Unfallhilfe, Diakonisches Werk, Caritasverband, Malteser Hilfswerk, die Volkssolidarität* im Osten Deutschlands sowie als Dachverband zahlreicher Verbände und Vereine der *Paritätische Wohlfahrtsverband*), allerdings liegen ihre Schwerpunkte nicht allein im gesundheitlichen Sektor, so dass wir sie an dieser Stelle nur erwähnen wollen. Interessenten finden ihre Adressen im Internet oder Telefonbuch.

Sozialverband VdK Deutschland e.V.

„Der Sozialverband VdK ist mit 1,4 Millionen Mitgliedern der größte Sozialverband in Deutschland. Er vertritt die Interessen von

Menschen mit Behinderungen, chronisch Kranken, Seniorinnen und Senioren, Patientinnen und Patienten gegenüber der Politik und an den Sozialgerichten."**

Sozialverband VdK Deutschland e.V.
Wurzerstraße 4 a
53175 Bonn
Telefon: 02 28 / 8 20 93-0
Telefax: 02 28 / 8 20 93-43
E-Mail: kontakt@vdk.de

Österreich

Die großen, in der *Bundesarbeitsgemeinschaft Freie Wohlfahrt* (BAG) zusammengeschlossenen Wohlfahrtsorganisationen in Österreich sind das Österreichische Rote Kreuz, Caritas Österreich, Diakonie Österreich, Österreichisches Hilfswerk und Volkshilfe Österreich.

Spezielle Patientenberatung

Deutschland

Beratungen in Fragen des medizinischen Vorgehens, bei Schwierigkeiten mit Ärzten oder Behandlungsfehlern sowie in Kostenfragen werden mittlerweile im Auftrag des Gesetzgebers von allen *gesetzlichen Krankenkassen* – auch telefonisch – angeboten. Darüber hinaus gibt es Beratungsangebote von verschiedenen freien Trägern:

Unter dem Dach der Bundesarbeitsgemeinschaft PatientInnenberatungsstellen (BAGP) haben sich 1989 Beratungsstellen aus dem gesamten Bundesgebiet zusammengeschlossen, die kranken wie gesunden Ratsuchenden Orientierung im Gesundheitssystem bieten. Die Beratungsstellen arbeiten unabhängig und in freier Trägerschaft gemeinnütziger Vereine. Zentrales Ziel der BAGP ist „ein soziales, solidarisches, demokratisches, nicht hierarchisches Gesundheitssystem, in dem BürgerInnen/Versicherte/PatientInnen gleichberechtigte PartnerInnen sind".*

---

* Es handelt sich um eine Selbstdarstellung des Verbandes (in der Regel in Form eines Zitates aus der jeweiligen Homepage zum Zeitpunkt der Drucklegung).

BAGP
Waltherstraße 16 a
80337 München
Telefon: 089 / 76755131
Telefax: 089 / 7250474
E-Mail: mail@bagp.de
Internet: www.bagp.de

Aus der BAGP ist 2006 ein Modellprojekt „Unabhängige Patientenberatung Deutschland“ (UPD) hervorgegangen, das von den Spitzenverbänden der Krankenkassen finanziell gefördert wird. Träger des Modellprojekts sind der Sozialverband VdK Deutschland e.V., der Verbraucherzentrale Bundesverband e.V. und der Verbund unabhängige Patientenberatung e.V. Die UPD hat Zweigstellen für die persönliche Beratung in allen großen deutschen Städten sowie zentrale Beratungsstellen für bestimmte Themenbereiche (zum Beispiel zahnärztliche Fragen oder Arzneimittel). Wer Beschwerden über eine dieser Beratungsstellen hat, kann sich an die BAGP wenden.

Unabhängige Patientenberatung Deutschland – UPD gGmbH
Bundesgeschäftsstelle
Littenstraße 10
10179 Berlin
www.unabhaengige-patientenberatung.de
Telefonische Hotline: 01803 / 11 77 22

Verbraucherzentralen
Die 16 Verbraucherzentralen der deutschen Bundesländer bieten Beratung über Wahlmöglichkeiten von Ärzten, Zahnärzten und Krankenhäusern, über (zahn)ärztliche Kostenpläne und Abrechnungen und über rechtliche Möglichkeiten bei Konflikten mit Ärzten und Krankenkassen (zum Beispiel bei einem Verdacht auf Behandlungsfehler). Die Verbraucherzentralen sind zusammengeschlossen im

Verbraucherzentrale Bundesverband e.V. – vzbv
Markgrafenstraße 66
(Besuchereingang: Kochstraße 22)
10969 Berlin

Telefon: 030 / 25800-0
Telefax: 030 / 25800-218
E-Mail: info@vzbv.de
Internet: www.vzbv.de und www.verbraucherzentrale.de

Österreich

Auch in Österreich werden Beratungsfunktionen in gewissen medizinischen Fragen von den Krankenkassen wahrgenommen. Darüber hinaus gibt es in Österreich das lobenswerte Amt des *Patientenanwalts*, der bei den Landesregierungen der österreichischen Bundesländer angesiedelt ist und Patienteninteressen in Streitfragen vertritt, aber auch in Einzelfällen beratend tätig wird. Die Beratungsfunktion der Patientenanwälte bezieht sich vor allem auf juristische Fragen (Patientenfragen). Als Beispiel geben wir die Adresse des Patientenanwalts von Niederösterreich an.

NÖ Patienten- und Pflegeanwaltschaft
Rennbahnstrasse 29 (Glaswürfel)
Tor zum Landhaus
A- 3109 ST. PÖLTEN
Telefon: 02742 / 9005-15575 oder 02742 / 9005-15635
Telefax: 02742 / 9005-15660
E-Mail: post.ppa@noel.gv.at

Schweiz

Dachverband Schweizerischer Patientenstellen
Hofwiesenstrasse 3, 8042 Zürich
Postgebäude Schaffhauserplatz
Telefon: 044 361 92 56

Hilfe bei Behandlungsfehlern

Deutschland

Allgemeiner Patienten-Verband e.V.

Der Allgemeine Patienten-Verband e.V. hat die gesundheitspolitische Zielsetzung, Missstände im Gesundheitswesen zu beseitigen.

Bei den Folgen dieser Missstände – insbesondere bei ärztlichen Behandlungsfehlern – übernimmt er die Organisation der Hilfe. Der Verband wurde im Jahr 1975 gegründet.*

Allgemeiner Patienten-Verband e.V.
Deutschhaus-Straße 28
35037 Marburg
Internet: www.patienten-verband.de

Patientenschutzbund

Unsere Leistungen: Allgemeine Aufklärung im Rahmen regelmäßiger Publikationen; Beratung in Erstattungsfällen; Vermittlung bei Streitigkeiten; Überprüfung von eingereichten Rechnungen oder Behandlungsanfragen.*

Ansprechpartnerin: Ulrike Mandelartz
Zur Rainleiten 15
83620 Feldkirchen-Westerham
Telefon: 08063 9729998
Telefax: 08063 972886
E-Mail: info@patientenschutzbund.de
Internet: www.patientenschutzbund.de

Österreich

Auch hier hilft der bereits im vorigen Abschnitt genannte, von den Landesregierungen bestellte Patientenanwalt. Die Anschrift des Patientenanwalts von NÖ finden Sie ebenfalls unter *Beratungsangebote.*

Notgemeinschaft Medizingeschädigter
Südbahngürtel 50
9020 Klagenfurt
Telefon: 0463 50 25 61

* Es handelt sich um eine Selbstdarstellung des Verbandes (in der Regel in Form eines Zitates aus der jeweiligen Homepage zum Zeitpunkt der Drucklegung).

Schweiz

Schweizerische Patienten-Organisation
Postfach
8023 Zürich
Telefon: 0 44 – 25 25 42 2
Internet: www.spo.ch

Training und Kurse

Patientenkompetenz-Trainings

Der Autor bietet ein Trainingsseminar zur Einübung der in diesem Buch behandelten Themen an. Über Ort und Zeitpunkt der Trainingsseminare informiert sie die Internetseite: www.patientenkompetenztraining.de.

Patientenuniversität

Die Medizinische Hochschule der Universität Hannover bietet allgemeinverständliche medizinische Kurse für Laien an, die unter der Bezeichnung „Patientenuniversität" jedermann offen stehen.

Patientenuniversität an der
Medizinischen Hochschule Hannover
Carl-Neuberg-Straße 1
30625 Hannover
Telefon: 0511 / 532 - 8425
Telefax: 0511 / 532 - 5347

Verfügungen für den Fall der Fälle

Zum Schluss dieses Kompendiums der Patientenautonomie noch ein Wort zu den schriftlichen Willenserklärungen des Kranken: Jeder kann jederzeit krank werden, und zuweilen sogar so krank, dass er nicht mehr dazu in der Lage ist, seine eigenen Angelegenheiten zu ordnen. In diesen Fällen entscheiden andere über ihn – eine oftmals unangenehme Vorstellung. Ärzte unterwerfen den Kranken einem Regime lebenserhaltender Maßnahmen, weil sie juristisch und im Sinne ihres beruflichen Ethos dazu verpflichtet sind, obwohl der Kranke vielleicht keinesfalls von Maschinen am Leben erhalten werden wollte. In anderen Fällen wird eine psychiatrische Zwangsunterbringung vor Gericht erwirkt und niemand kann den persönlichen Willen des Kranken wahrnehmen, während er selbst dazu nicht in der Lage ist. Schließlich wird vom Gericht ein Betreuer eingesetzt, der den Kranken nicht kennt und der kam dazu in der Lage ist, für dessen selbstbestimmtes Wohl einzutreten. Vor solchen Situationen, die uns alle betreffen können, schützen Verfügungen, die jede(r) treffen kann, solange er oder sie gesund genug und geistig dazu in der Lage ist. Die wichtigsten derartigen Verfügungen sind die Patientenverfügung, die Betreuungsverfügung und die Vorsorgevollmacht:

Patientenverfügung

Die *Patientenverfügung* regelt, was geschehen soll, wenn Sie nicht mehr dazu in der Lage sind, Ihren Willen zu äußern oder eine rechtswirksame eigene Entscheidung zu treffen. Sie ist eine detaillierte Willenserklärung, an die sich Ärzte, aber auch gerichtlich bestellte Betreuer oder von ihnen Bevollmächtigte juristisch verbindlich zu halten haben. So präzise wie möglich sollten Sie darin festlegen, welche medizinischen Maßnahmen – beispielsweise Aufrechterhaltung oder Abbruch lebenserhaltender Versorgung – Sie wünschen und in welchen Fällen Sie diese ablehnen. Auch wenn Sie möchten, dass in einer kritischen Situation bestimmte religiöse oder weltanschauliche Vorgehensweisen eingehalten werden (Besuch eines Geistlichen etc.), ist es sinnvoll, dies vorab festzulegen.

Wer eine Patientenverfügung verfasst, muss sich gründlich mit Fragen auseinandersetzen, die die meisten von uns eher beiseite zu schieben gewohnt sind. Deshalb sind Patientenverfügungen häufig erst nach einer Beratung sinnvoll. Aktuelle Informationen zur obligaten Form einer solchen Verfügung finden Sie im Internet und in den aktuellen Broschüren des Gesundheitsministeriums (zum Download ebenfalls dort). Die Patientenverfügung sollten Sie an einem zugänglichen Ort aufbewahren und einen Hinweis darauf oder eine Kurzform in Checkkartengröße stets bei sich tragen. Noch einmal: Für Ärzte, denen diese Vollmacht zur Kenntnis gebracht wird, ist Ihr darin erklärter Wille juristisch verbindlich!

Betreuungsverfügung

Die *Betreuungsverfügung* ist hingegen eine Erklärung, die dem Gericht eine Person Ihres Vertrauens nennt, die als Betreuer Ihre Rechte wahrnehmen soll, falls das Vormundschaftsgericht eine solche Betreuung über Sie verfügt. Im Wesentlichen beinhaltet sie: „Falls für mich ein Betreuer bestellt werden muss, weil ich nicht mehr dazu in der Lage bin, für mich selbst rechtswirksame Entscheidungen zu treffen, so wünsche ich dass Person X mein Betreuer wird bzw. Person Y keinesfalls mein Betreuer wird". Eine solche Erklärung ist für das Vormundschaftsgericht dann verbindlich, wenn der Bestellung des benannten Betreuers nichts entgegen steht (das wäre z.B. eine durch Vorstrafen offenbare Unfähigkeit, mit Geld umzugehen).

Vorsorgevollmacht

Die *Vorsorgevollmacht* dient der Bevollmächtigung einer Person, die Ihre Angelegenheiten jederzeit (nicht nur im Falle Ihrer Entscheidungsunfähigkeit oder einer gerichtlich verfügten Betreuung) für Sie regeln darf. Im Unterschied zur Betreuungsverfügung wird die Vorsorgevollmacht also bereits zu dem Zeitpunkt wirksam, zu dem Sie ausgestellt wird. Zu den Vorteilen gehört, dass der Bevollmächtigte ohne Verzögerung aktiv werden kann, sobald Ihnen etwas zugestoßen ist. Für Rettungsdienste und Behandler ist es wichtig, dass Sie hier wie bei allen Verfügungen eine Karte mit einem Hinweis bei Ihrem Personalausweis tragen. Der Bevollmächtigte kann Ihre Rechte dann unmittelbar wahrnehmen. Er muss dazu nur die von Ihnen verfasste Vorsorgevollmacht vorlegen. Diese sollte genauestens dazu Auskunft geben, welche Ihrer Rechte der Bevollmächtigte in Ihrem Namen ausüben darf. Dazu kann das Recht auf Bestimmung des Aufenthaltsorts (Krankenhaus, Heim, eigene Wohnung etc.), auf Ablehnung bzw. Einwilligung bei medizinischen Maßnahmen, sowie die Wahrnehmung von finanziellen und sozialrechtlichen Angelegenheiten (z.B. Vertretung gegenüber Behörden) gehören.

Der Nachteil einer Vorsorgevollmacht ist der weitgehende Spielraum, den Sie dem Bevollmächtigten damit einräumen. Deshalb ist es unerlässlich, dass Sie eine Person wählen, der Sie wirklich vertrauen. Sie können die Vorsorgevollmacht jederzeit widerrufen, allerdings nur mit Schwierigkeiten, wenn Sie bereits als nicht geschäftsfähig gelten. Musterformulare zur Vorsorgevollmacht und den übrigen hier vorgestellten Verfügungen finden Sie im Internet, können aber auch über die Ärztekammern bezogen werden.

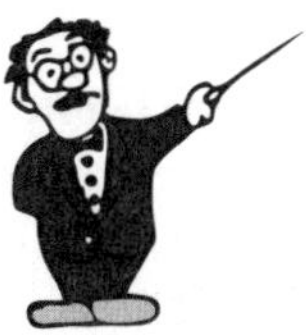

Tipp: „Das regelt mein Anwalt!"

Nicht jeder kann sich seinen eigenen Anwalt leisten und nicht jeder braucht einen. Auch wenn Sie unverhofft im Krankenhaus landen sollten, brauchen Sie – glücklicherweise – nicht gleich nach einem guten Anwalt Ausschau zu halten. Aber nicht nur um die eigene Urheberschaft plausibel zu machen, auch zu ihrer Durchsetzung in der Praxis empfielt es sich, seine Willensbestimmungen bei einem Anwalt, der (wie in vielen Bundesländern möglich) zugleich Notar ist, hinterlegt und mit ihm besprochen zu haben. Wenn Sie vorher mit abgesprochen haben, dass Sie seinen unmittelbaren Rechtsbeistand wünschen, falls Sie sich gegenüber Gesundheitsprofis durchsetzen müssen, haben Sie für den Fall der Fälle gut vorgesorgt. So können Sie im Krankenhaus beispielsweise gleich auf die Frage: „Wen sollen wir im Notfall benachrichtigen?" neben den eigenen Angehörigen hinzufügen: „Und meinen Anwalt!". Lassen Sie die Adresse des Anwalts, in die Patientenunterlagen eintragen und informieren Sie Angehörige oder Freunde darüber.

Anhang

Checklisten

Vor dem Arztbesuch

1. Eigene Anliegen und Anlass des Arzttermins
   a) Welche Anliegen will ich klären? Was will ich erfahren oder welches Problem will ich gelöst bekommen?

   b) Welches ist meine persönliche Krankheitstheorie?

2. Genaue Beschreibung der Symptome
   a) Hauptsymptome

   b) Nebensymptome

   c) Wie fühlt es sich an? Gibt es dafür ein anschauliches Bild?

   d) Wann tritt das Symptom auf? (Zeitpunkt)

   e) Unter welchen Umständen?

   f) Seit wann?

   g) Wie häufig tritt es auf?

   h) Wann tritt es nicht auf oder bessert sich? Gibt es dafür bestimmte Umstände?

   i) Handelt es sich um ein objektives oder ein subjektives Symptom?

Nach dem Arztbesuch

Die folgende Checkliste zum Informationsfluss zwischen Arzt und Klient im Sinne der Partizipativen Entscheidungsfindung ist für die Auswertung eines Arztbesuchs gedacht. Sie kann allerdings nur leicht erkennbare Anhaltspunkte enthalten, so dass Sie sie um die für Ihre persönliche Situation besonders wichtigen Fakten erweitern sollten.

	Ja	Nein
Der Arzt hat mein gesundheitliches Problem **ernst genommen.**	☐	☐
Der Arzt hat mich **befragt** (nach Beschwerden, meiner Lebenssituation, meiner Krankheitsvorgeschichte etc.).	☐	☐
Der Arzt hat eine **Diagnose** nach sorgfältiger Beachtung aller Informationen (Vorbefunde, Symptome, eigene Befunde) gestellt/geprüft und mir mitgeteilt.	☐	☐
Der Arzt hat vor Einleitung einer Therapiemaßnahme die Diagnose sowie mögliche Kontraindikationen und Wechselwirkungen ausreichend **abgeklärt**.	☐	☐
Der Arzt hat mich über Behandlungsmaßnahmen (Medikamente wie andere), ihre Wirkungen und Risiken verständlich **aufgeklärt** und sie mir gegenüber begründet.	☐	☐
Der Arzt hat auf meine Fragen bereitwillig **geantwortet.**	☐	☐
Der Arzt war bereit, mit mir über **alternative Vorgehensweisen** zu reden.	☐	☐
Der Arzt konnte meine Fragen **inhaltlich befriedigend** beantworten, konnte sich auf Studien berufen oder plausible Begründungen liefern bzw. hat mich auf weitere Informationsquellen hingewiesen.	☐	☐

	Ja	Nein
Der Arzt lässt mich an allen Entscheidungsschritten **mitwirken**, interessiert sich für meine Meinung.	☐	☐
Eigenverantwortlichkeit (z.B. Aushändigung einer Kopie des Befundes/der Krankenakte, Einholen einer Zweitmeinung nach der Konsultation) bereitet keine Probleme.	☐	☐
Der Arzt war freundlich, hat sich Zeit genommen und mich **respektvoll behandelt**.	☐	☐
Die **AssistentInnen** (ArzthelferInnen) waren freundlich und kompetent.	☐	☐
Terminvergabe, Wartezeit und Abfertigung waren o.k.	☐	☐
Die Praxis ist gut **erreichbar**	☐	☐

Vor dem Krankenhausaufenthalt

Checkliste: Den Krankenhausaufenthalt planen

1. **Steht mein Entschluss fest, ins Krankenhaus zu gehen?**
   ➲ Siehe Entscheidungshilfen oben
2. **Welches Krankenhaus ist das richtige für mich?**
   ➲ Siehe Entscheidungshilfen oben
3. **Was muss geklärt/erledigt werden?**
   - z.B. Betreuung von Kindern/Haustieren/Zimmerpflanzen
   - Wer soll wissen, dass ich im Krankenhaus bin?
   - Habe ich den Einweisungsschein?
   - Falls zusatzversichert: Kostenübernahme erklären lassen
4. **Was muss in das Krankenhaus mitgenommen werden?**
   Unterlagen:
   - Krankenversichertenkarte
   - Einweisungsschein
   - Eine Liste der Medikamente, die Sie einnehmen

- Impfpass, Blutgruppenausweis, Allergiepass
- Name, Adresse, Telefonnummer des Hausarztes
- Evt. Vorbefunde (Röntgenbilder, Laborbef., Arztberichte)
- Evt. Entlassungsberichte der letzten Krankenhausaufenthalte
- Evt. Datum und Ort der letzten Operationen
- Evt. Zusicherung der privaten Zusatzversicherung .

Persönliche Dinge:

- Waschzeug; Handtücher und Waschlappen
- Schlafanzug/Nachthemd; Bademantel; Hausschuhe
- Brille
- Medikamente
- Unterwäsche
- Tagesbekleidung, evt. Trainingsanzug
- Badeanzug/Badehose (falls Bewegungsbäder anstehen)
- Telefonnummern von Angehörigen und Freunden
- Dinge zum Zeitvertreib: zum Beispiel Brettspiele, Bücher, Schreibzeug, Zeitschriften, CD-Spieler mit Kopfhörern
- Ohrstöpsel und Schlafbrille, falls Sie einen leichten Schlaf haben und im Mehrbettzimmer untergebracht sind
- Etwas Geld. Größere Mengen an Bargeld und Wertgegenstände (Schmuck) sollten Sie besser zu Hause lassen (Diebstahlgefahr!).

Literatur

Allgemeiner Patienten-Verband: Ärztefehler – pfuschen und vertuschen. Frankfurt/Main 1986.

Bartens, Werner: Das Ärztehasserbuch. Ein Insider packt aus. München 2007

Beecher, Henry K.: Surgery as placebo. A qualitative study of bias. *JAMA* 1961, 176, 1107

Berne, Eric: Was sagen Sie, nachdem Sie Guten Tag gesagt haben? Frankfurt 1983

Beyer, Martin & Gerlach, F. M.: Medikationsfehler in deutschen Allgemeinarztpraxen – Eine Forschungsnotiz. *Zeitschrift für Allgemeinmedizin* 2003; 79: XX-XX

Beyer, Martin; Rohe, J.; Rusitska, M. et al.: Das Frankfurter Fehlerberichts- und Lernsystem – Struktur und erste Ergebnisse. *Zeitschrift für Allgemeine Medizin* 2005; 81: 147-153

Bisig, Brigitte; Gutzwiller, Felix & Domenighetti, Gianfranco: Die Häufigkeit von Operationen in der Schweiz nach Versicherungsstatus. *Swiss surgery* 1998 (3), 109-117

Bittins, Rudolf: *Ihr Rechte als Patient.* Planegg 2004.

Blech, Jörg: Die Krankheitserfinder. Wie wir zu Patienten gemacht werden. Frankfurt 2003

Bliesener, Thomas & Köhle, Karl: *Die ärztliche Visite. Chance zum Gespräch.* Opladen 1986

Bochnik, H. J., Gärtner-Huth, C. & Richtberg, W. (Hg.): *Schwierige Patienten – schwierige Ärzte.* Köln 1986

Bochnik, H. J.: *Störbare Grundlagen der Praxis: Verhalten und Vertrauen.* In Bochnik, H. J., Gärtner-Huth, C. & Richtberg, W. (Hg.): Schwierige Patienten – schwierige Ärzte. Köln 1986

Boeckh-Behrens, Wend-Uwe: *maxxF. Das Super-Krafttraining.* Reinbek 2006

Brody, Howard & Brody, Daralyn: *Der Placebo-Effekt. Die Selbstheilungskräfte unseres Körpers.* München 2002

Büchi, M.; Bachmann, L. M.; Fischer, J. E. et al.: Alle Macht den Patienten? Vom ärztlichen Paternalismus zum Shared Decision Making. *Schweizerische Ärztezeitung 2000 (81), 49, 2776-2780*

Byrne, A. & Byrne, D. G.: The effect of exercise on depression, anxiety and other mood states: A review. *Journal of Psychosomatic Research* 1993, 37 (6), 565-574

Coleman, Vernon: Wie Sie Ihren Arzt davon abhalten, Sie umzubringen. Rottenburg 2005

Dierks, Marie-Luise & Seidel, Gabriele: *Gleichberechtigte Beziehungsgestaltung zwischen Ärzten und Patienten – wollen Patienten wirklich Partner sein?* In

Martin Härter; Andreas Loh & Claudia Spies (Hg.): Gemeinsam entscheiden – erfolgreich behandeln. Neue Wege für Ärzte und Patienten im Gesundheitswesen. Köln 2005

Domenighetti, Gianfranco; Casabianca, Antoine; Gutzwiller, Felix et al.: Revisiting the Most Informed Consumer of Surgical Services, in: *International Journal of Technology Assessment in Health Care* 1993 (9), 505-513

Dossey, Larry: Wahre Gesundheit finden. Krankheit und Schmerz aus ganzheitlicher Sicht. München 1991

Dunant, Henry (1979; Orig. 1862): Erinnerungen an Solferino. Bern: Schweizerisches Rotes Kreuz

Egbert Lawrence D.; Battit G. E.; Welch C. E.; Bartlett M. K.: Reduction of postoperative pain by encouragement and instruction of patients. A study of doctor-patient rapport. *New England Journal of Medicine* 1964 (Apr 16); 270: 825-7

Ehlert, Ulrike (Hg.): *Verhaltensmedizin*. Berlin 2003

Elias, Norbert: Über den Prozess der Zivilisation. Amsterdam 1997

Emanuel, Ezekiel & Emanuel, Linda: Four models of the physician-patient relationship. *JAMA* 1992, 267: 2221-2226. Deutsche Übersetzung in Urban Wiesing (Hg.): Ethik in der Medizin. Ein Studienbuch. Stuttgart 2004

Fischer-Homberger, Esther: Hebammen und Hymen. *Sudhoffs Archiv* (61), 1977, 75-94

Frank, Jerome D.: *Die Heiler*, München 1985

Franks, Peter; Fiscella, Kevin & Shields, Cleveland G. et al.: Are Patients' Ratings of Their Physicians Related to Health Outcomes? *Annals of Family Medicine* 2005, 3:229-234

Franks, Peter; Fiscella, Kevin & Shields, Cleveland G. et al.: Studying physician effects on patient outcomes: physician interactional style and performance on quality of care indicators. *Social Science and Medicine* 2006; 62(2):422-32

Freidson, Eliott: *Profession of medicine*. New York 1972

Geisler, Linus: Arzt und Patient – Begegnung im Gespräch. Frankfurt/Main 2002.

Geisler, Linus: *Der mündige Patient ist ein Phantom*. AOK-Forum „Gesundheit und Gesellschaft", September 2003

Goffman, Erving: Wir alle spielen Theater. Die Selbstdarstellung im Alltag. München 1983

Gordon, Thomas & Edwards, Sterling: *Patientenkonferenz. Ärzte und Kranke als Partner*. München 1999

Gross, Franz; Beecher, Henry K.: *Placebo – das universelle Medikament?* Mainz 1984

Grossinger, Richard: *Wege des Heilens*, München 1982

Haferlach, Torsten: Das Arzt-Patient-Gespräch. Ärztliches Sprechen in Anamnese, Visite und Patientenaufklärung. München, 1994

Haisch, Jochen: *Der mündige Patient und sein Arzt.* Heidelberg 2002.

Hambrecht, Rainer; Wolf, Anamaria; Gielen, Stephan et al.: Effect of Exercise on Coronary Endothelial Function in Patients with Coronary Artery Disease. *New England Journal of Medicine* 2000; 343: 147-148

Härter, Martin; Loh, Andreas & Spies, Claudia (Hg.): Gemeinsam entscheiden – erfolgreich behandeln. Neue Wege für Ärzte und Patienten im Gesundheitswesen. Köln 2005

Haun, Rainer: Der mündige Patient. Vom kritischen Umgang mit Ärzten. Düsseldorf 1985.

Heinemann, A.; Leutenegger, M. & Cordes O. et al.: Höhergradiger Dekubitus: Risikofaktoren und Pflegebedingungen in der letzten Lebensphase. *Zeitschrift für Gerontologie und Geriatrie* 2001, 34 (6), 509-516.

Heinemann, A.; Lockemann, U.; Matschke, J. et al.: Dekubitus im Umfeld der Sterbephase: Epidemiologische, medizinrechtliche und ethische Aspekte. *Deutsche Medizinische Wochenschrift* 2000, 125 (3), 45-51.

Hemprich, R. D. & Kisker, K. P.: Die „Herren der Klinik" und die Patienten. *Der Nervenarzt* 1968, 39 (10), 433-440

Herzlich, Claudine & Pierret, Janine: Kranke gestern, Kranke heute. Die Gesellschaft und das Leiden. München 1991.

Hick, Christian: *Klinische Ethik.* Heidelberg 2007

Hoffrage, Ulrich & Gigerenzer, Gerd: *How to Improve the Diagnostic Inferences of Medical Experts.* In E. Kurz-Milcke & G. Gigerenzer (Hg.): Experts in science and society. Norwell, MA 2004

Holzhüter, Rainer: Wehrt Euch, Patienten! Ein Kassenarzt packt aus. Frankfurt 1994

Hundertmark-Mayser, Jutta & Möller, Bettina: *Selbsthilfe im Gesundheitsbereich. Reihe „Gesundheitsberichterstattung des Bundes"*, hg. vom Robert Koch Institut. Berlin 2004

Illich, Ivan: Die Nemesis der Medizin. Die Kritik der Medikalisierung des Lebens. 4. überarb. u. erg. Aufl.: München 1995

Jonson, Albert R.; Siegler, Mark; Winslade, William J.: *Klinische Ethik.* Köln 2002

Jütte, Robert: Ärzte, Heiler und Patienten. Medizinischer Alltag in der frühen Neuzeit. München 1991.

Kaelin, Carolyn M.; Coltrera, Francesca: *Living through breast cancer.* 2005 New York

Kemper, Peter (Hg.): *Die Geheimnisse der Gesundheit.* Medizin zwischen Heilkunde und Heiltechnik. Frankfurt 1994

Kim, S. S.; Kaplowitz, S.; Johnston, M. V.: The effects of physician empathy on patient satisfaction and compliance. *Evaluation and the Health Professions* 2004; 27:237-251

Kolenda, Klaus-Dieter: Sekundärprävention der koronaren Herzkrankheit: Effizienz nachweisbar. *Deutsches Ärzteblatt* 2005, 102 (26), A 1889–1895

Kranich, Christoph: *Brauchen wir den Diplom-Patienten? – oder: Patientenbeteiligung erfordert Kompetenz.* In Martin Härter; Andreas Loh & Claudia Spies (Hg.): Gemeinsam entscheiden – erfolgreich behandeln. Neue Wege für Ärzte und Patienten im Gesundheitswesen. Köln 2005

Langbein, Kurt & Ehgartner, Bert: *Das Medizinkartell.* München 2002

Langbein, Kurt; Martin, Hans-Peter & Weiss, Hans: *Bittere Pillen. Nutzen und Risiken der Arzneimittel.* Köln 2004

Lind, Ulf: *Medizin bei Naturvölkern.* In Schipperges, Heinrich; Seidler, Eduard & Unschuld, Paul U. (Hg.): Krankheit, Heilkunst, Heilung. Freiburg 1978

Linton, Ralph: *The study of man.* New York 1936

Loh, Andreas & Härter, Martin: *Modellentwicklungen zur Partizipativen Entscheidungsfindung.* In Härter, Martin; Loh, Andreas & Spies, Claudia (Hg.): Gemeinsam entscheiden – erfolgreich behandeln. Neue Wege für Ärzte und Patienten im Gesundheitswesen. Köln 2005

Löning, Petra: Das Arzt-Patienten-Gespräch. Gesprächsanalyse eines Fachkommunikationstyps. Arbeiten zur Sprachanalyse. Bd. 3. Bern 1985

Lown, Bernhard: *Die verlorene Kunst des Heilens.* Stuttgart 2002.

Matzat, Jürgen: Wegweiser Selbsthilfegruppen. Gießen 2004

McRae, Cynthia; Cherin, Eva; Yamazaki, T. Gayle et al.: Effects of Perceived Treatment on Quality of Life and Medical Outcomes in a Double-blind Placebo Surgery Trial. *Archives of General Psychiatry* 2004; 61:412-420

Merkl, Joachim: Die 100 besten Tipps. Patienten und ihre Rechte. München 1998.

Meyerhardt, Jeffrey A.; Giovannucci, Edward L.; Holmes, Michelle D. et al.: Physical Activity and Survival After Colorectal Cancer Diagnosis. *Journal of Clinical Oncology*, 2006, 24 (22), 3527-3534

Miller, William R. & Rollnick, Stephen: *Motivierende Gesprächsführung.* Freiburg 2004.

Moeller, Michael Lukas: *Selbsthilfegruppen.* Reinbek 1978

Moseley J. B., O'Malley K., Petersen N. J. et al.: A controlled trial of arthroscopic surgery for osteoarthritis of the knee. *New England Journal of Medicine* 2002 (11. Juli); 347: 81-8

Müller, Konstanze: Kenntnisse und Einstellungen klinisch tätiger Ärzte zum Patienten-Gespräch. Eine Untersuchung zum ärztlichen Kommunikationsverhalten. Dissertation FU Berlin. Berlin 2004

Müri, Walter (Hg.): Der Arzt im Altertum. Griechische und lateinische Quellenstücke von Hippokrates bis Galen mit der Übertragung ins Deutsche. München 1986

Nelson, Miriam E.; Layne, Jennifer E.; Bernstein, Melissa J. et al.: The Effects of Multidimensional Home-Based Exercise on Functional Performance in Elderly People. *The Journals of Gerontology Series A: Biological Sciences and Medical Sciences* 2004, 59: M154-M160

O'Connor AM, Tugwell P, Wells G, Elmslie T, Jolly E, & Hollingworth G.: A decision aid for women considering hormone therapy after menopause: Decision support framework and evaluation. *Patient Education & Counseling* 1998 Mar; 33(3): 267-279.

Parsons, Talcott: *The social system*. Free Press London 1951

Pfleiderer, Beatrix; Greifeld, Katarina & Bichmann, Wolfgang: *Ritual und Heilung. Eine Einführung in die Ethnomedizin*. Berlin 1995

Roth, Günter: Qualität in Pflegeheimen. Expertise im Auftrag des Bundesministeriums für Familie, Senioren, Frauen und Jugend. Dortmund 2002

Ruebsam-Simon, Ekkehard: Arztberuf in der Krise: Veränderung beginnt im Kopf. *Deutsches Ärzteblatt* 2002, 99 (43), A-2840

Ruiz, Isabe; Hernandez-Aguado, Ildefons; Garrido, Pablo: Variation in Surgical Rates: A Population Study. *Medical Care*. 1998, 36(9):1315-1323

Sass, Martin (Hg.): *Medizin und Ethik*. Stuttgart 1989

Scheibler, Fülöp; Schwantes, Ulrich; Kampmann, Margareta & Pfaff, Holger: Shared decision making. *G + G Wissenschaft* 2005 (1), 23-31

Schipperges, Heinrich: *Die Kranken im Mittelalter*. München 1990.

Schipperges, Heinrich: Homo patiens. Zur Geschichte des kranken Menschen. München 1985

Schipperges, Heinrich; Seidler, Eduard & Unschuld, Paul U. (Hg.): *Krankheit, Heilkunst, Heilung*. Freiburg 1978

Schmid, Gary B.: Tod durch Vorstellungskraft. Das Geheimnis psychogener Todesfälle. Wien 2000

Schmidbauer, Wolfgang: Hilflose Helfer. Über die seelische Problematik der helfenden Berufe. Reinbek 1977

Schmitz, Klaus & Schnabel, Eckart: Staatliche Heimaufsicht und Qualität in der stationären Pflege. *Nachrichtendienst des Deutschen Vereins*, 2006 (4), 170-178

Schultz von Thun, Friedemann: *Miteinander reden*. Reinbek, 2006 (3 Bd.)

Szimak, Josef: Der mündige Patient. Ihr Arzt als Partner. Frankfurt 1978.

Tausch, Anne-Marie: *Gespräche gegen die Angst*. Reinbek 1981.

Traue, Harald C.: Emotion und Gesundheit. Die psychobiologische Regulation durch Hemmungen. Heidelberg 1998

Unschuld, Paul U.: *Professionalisierung und ihre Folgen.* In Schipperges, Heinrich; Seidler, Eduard & Unschuld, Paul U. (Hg.): Krankheit, Heilkunst, Heilung. Freiburg 1978

Vollborn, Marita & Georgescu, Vlad: Die Gesundheitsmafia. Wie wir als Patienten betrogen werden. Frankfurt 2005

Wiesing, Urban (Hg.): *Ethik in der Medizin. Ein Studienbuch.* Stuttgart 2004

Wirth, Alfred: Lebensstiländerung zur Prävention und Therapie von arteriosklerotischen Krankheiten. *Deutsches Ärzteblatt* 2004, 101 (24)

Wittern, Renate & Schnalke, Thomas: *Asklepios trifft Hippokrates.* In Peter Kemper (Hg.): Die Geheimnisse der Gesundheit. Medizin zwischen Heilkunde und Heiltechnik. Frankfurt 1994

Zachariae, R.; Pedersen, C. G. & Jensen, A. B. et al.: Association of perceived physician communication style with patient satisfaction, distress, cancer-related self-efficacy, and perceived control over the disease. *British Journal of Cancer* 2003; 88: 658-665

Zaugg, Katharina: *Wellness beim Putzen.* Basel 2006

Anmerkungen

1 Dunant, 1979, 55

2 Vgl. für diesen Abschnitt Lind 1978; Pfleiderer et al. 1995; Frank 1985; Grossinger 1982

3 Emanuel & Emanuel 1992. In der deutschen Übersetzung findet sich auch das sperrige Fremdwort „deliberativ" statt „beratend"

4 Illich 1995

5 Jütte 1991

6 Allensbacher Berichte 12/2005

7 Illich 1995

8 Laut Homepage des Bundesministeriums für Gesundheit vom 12.11.2008 sind es sogar 80%. Die Quelle hierfür ist jedoch ungewiss.

9 Plinius Minor, Epistula I, 12

10 Jütte 1991

11 Fischer-Homberger 1977

12 Jütte 1991

13 Unschuld 1978, 546

14 Vgl. Pfleiderer et al., 1995

15 Pfleiderer et al., 1995, 47

16 Dierks & Seidel 2005

17 Goffman 1983

18 Schmidbauer 1977

19 Freidson 1972, 43; Übersetzung und Zitat nach Unschuld 1978

20 Lown 2002

21 Szimak 1978

22 Szimak 1978, 18

23 Bisig et al. 1998

24 Haferlach 1994, 19

25 Parsons 1951

26 Bauer 2001

27 Angaben der Bundesärztekammer: www.bundesaerztekammer.de, heruntergeladen am 30.05.2007

28 Angaben der Bundesärztekammer: www.bundesaerztekammer.de

29 Alexander Neubacher, Mangel im Überfluss, in: Der Spiegel vom 29.03.2008

30 Schipperges 1985, 159

31 Gordon & Edwards 1999

32 Vgl. Moseley, O'Malley, Petersen 2002
33 Kolenda 2005
34 Hoffrage & Gigerenzer 2004
35 Prof. Herbert Weber laut Pressemitteilung der TU Berlin
36 Laut Vortrag Dr. Dieter Hager, Ärztegesellschaft für Erfahrungsheilkunde
37 VdAK: Basisdaten 2004
38 BPI Pharmadaten 2002, 2004, 2006
39 Loh & Härter 2005
40 Nach Jütte, 1991, 112
41 Löning 1985
42 Müller 2004
43 Haferlach 1994, 12/13
44 Haferlach 1994
45 Ruebsam-Simon 2002
46 Langbein & Ehgartner 2002, 169
47 Hemprich & Kisker 1968
48 Welt online: www.welt.de vom 07.04.08
49 BGH, Urteil vom 27. April 2004 – VI ZR 34/03 – OLG Braunschweig, LG Braunschweig
50 Laut Prof. M. L. Hansis in Ärzte Zeitung vom 05.09.2002
51 Laut Patientenschutzbund
52 Angaben durch Sachverständigenrat für die Konzertierte Aktion im Gesundheitswesen in: Deutsches Ärzteblatt 100, Ausgabe 18 vom 02.05.2003
53 Beyer et al. 2005
54 Beyer & Gerlach, 2003, 2
55 zitiert nach Schipperges 1985, 50
56 Peter W. Gaidzik in Hick, 194
57 Quelle: Dr. Jörg Steinhausen; Gerhard Schulte: Der Paritätische in NRW: Partner bei der Gestaltung des Sozialstaates
58 Hundertmark-Mayser et al. 2004

...Diskutieren Sie mit!

Dies ist ein Buch, das zum Mitdenken und Mitreden anregen will. Das gilt für das Thema dieses Buches wie für das Buch selbst. Haben Sie Anregungen, Verbesserungsvorschläge, eigene Erlebnisse, Lob und Kritik? Der Autor ist für jeden Hinweis, der eine Neuauflage verbessern könnte, dankbar.

Besuchen Sie dazu die Internetseite zum Buch:

www.partner-statt-patient.de

Weitere Exemplare dieses Buches können Sie über jede Buchhandlung bestellen oder direkt beim Verlag:

W. Beckert Verlag
Postfach 51 02 44
13362 Berlin
Tel.: (+49) (0)30 / 81 82 76 57
Fax: (+49) (0)30 / 81 82 76 59
E-Mail: versand@w-beckert-verlag.de
